ÉTUDE

SUR LES

INVAGINATIONS INTESTINALES

CHRONIQUES

PAR

Le Dr F.-G. RAFINESQUE

Ancien interne des hôpitaux,
Membre titulaire de la Société clinique.

ACCOMPAGNÉE DE TABLEAUX STATISTIQUES
ET D'UNE PLANCHE LITHOGRAPHIÉE

PARIS

LIBRAIRIE J.-B. BAILLIÈRE ET FILS

19, rue Hautefeuille, près le boulevard St-Germain

1878

ETUDE

SUR LES

INVAGINATIONS INTESTINALES

CHRONIQUES

ÉTUDE

SUR LES

INVAGINATIONS INTESTINALES CHRONIQUES

PAR

Le Dr F.-G. RAFINESQUE

Ancien interne des hôpitaux,
Membre titulaire de la Société clinique.

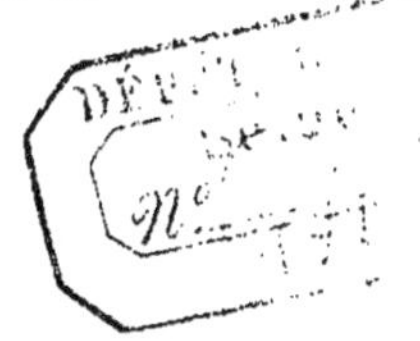

ACCOMPAGNÉE DE TABLEAUX STATISTIQUES
ET D'UNE PLANCHE LITHOGRAPHIÉE

PARIS

LIBRAIRIE J.-B. BAILLIÈRE ET FILS
19, rue Hautefeuille, près le boulevard St-Germain

1878

ÉTUDE

SUR LES

INVAGINATIONS INTESTINALES CHRONIQUES

INTRODUCTION.

Cette étude a pour but de combler une lacune et d'étudier d'une manière plus complète que cela n'a été fait jusqu'à ce jour la forme chronique de l'invagination des intestins.

Deux faits curieux qu'il m'a été donné de rencontrer pendant mon internat dans le service de mon excellent maître, le Dr Archambault, ont frappé mon esprit et m'ont conduit à rechercher ce qui a été écrit sur cette forme souvent méconnue de l'intussusception. J'ai été surpris de ne trouver dans les ouvrages que j'ai consultés à ce sujet rien qu'une simple mention de faits qui sont cependant loin d'être exceptionnels, puisque j'ai pu en réunir plus de cinquante. Cela m'a décidé à rapprocher ces observations pour en faire une étude d'ensemble.

J'aurais pu intituler ce travail « Etude sur l'Invagination simple ou non compliquée d'étranglement. » Ainsi aurait été signalée dès le début la confusion faite, à mon sens, entre l'invagination et l'invagination étranglée. Ainsi j'aurais également pu exprimer l'idée que l'intussusception est un déplacement de l'intestin, comparable sous plusieurs rapports à une hernie et susceptible comme elle, tantôt d'exister pendant un temps plus ou moins long sans menacer directement la vie, tantôt de présenter des symptômes d'occlusion et d'étranglement.

Ce titre aurait eu néanmoins l'inconvénient de trop restreindre le sujet ; les observations réunies ici n'offrent pas une uniformité assez grande pour qu'on puisse les comparer à ce seul point de vue, et l'étranglement, pour tardif qu'il ait été en général, a cependant eu lieu dans nombre de cas. D'autres raisons s'opposent à ce qu'on accepte d'une façon trop absolue l'analogie qui existe entre l'invagination et la hernie ; telles sont : la gravité bien plus grande de la première qui doit presque fatalement aboutir à la mort, sa réduction difficile et exceptionnelle, l'extrême fréquence, enfin, de la coïncidence de l'étranglement avec sa production. Malgré cela, je crois que cette manière d'envisager la lésion offre quelque intérêt et une exactitude suffisante au point de vue de la pathologie générale.

« Les cas curieux que nous venons de rapporter, » disait Lobstein, en parlant de faits d'invagination, « semblent constituer une sorte de hernie interne ; la portion d'intestin invaginée représente l'intestin déplacé ; celle dans laquelle il s'invagine forme une sorte de sac herniaire ; l'anneau est figuré par le point où s'opère l'étranglement » (1).

En transportant dans le domaine de la clinique, la comparaison anatomo-pathologique que faisait Lobstein, j'établirai d'abord que l'étranglement est loin d'être toujours, comme il semble le croire, un phénomène contem-

(1) Traité d'anatomie pathologique. Strasbourg, 1829-1833, vol. I, p. 140.

porain de la production de l'invagination. Bien plus, l'étranglement peut manquer complètement, à quelque période que ce soit de la maladie. C'est même là un cas fréquent dans la marche chronique que je vais décrire et où la mort succède souvent à des accidents de rétrécissement intestinal et à des troubles de la nutrition qui peuvent simuler une maladie constitutionnelle.

On peut voir, d'après ce qui précède, que les mots d'*invagination intestinale*, devraient signifier, non plus une forme d'étranglement interne ou d'occlusion des intestins, mais une lésion, ordinairement accompagnée, il est vrai, ou suivie à bref délai des symptômes de l'étranglement, mais pouvant n'y donner naissance qu'au bout d'un certain temps ou même ne les jamais produire.

Bien que j'aie surtout pour but dans ce travail l'étude clinique de l'invagination intestinale à forme chronique, il me serait difficile de ne parler que d'elle, et les observations de cas aigus, sur lesquelles j'aurai plus d'une fois à m'étendre, serviront à élucider le sujet.

Le premier chapitre sera consacré à un exposé très-bref Divisions. des travaux qui ont touché, bien légèrement il est vrai, à cette variété de l'intussusception. On s'étonnera peut-être de me voir donner de si longs développements au chapitre de l'anatomie pathologique. Les divers déplacements et les lésions anatomiques qui les suivent ne diffèrent, en effet, que par des points de détail dans les formes aiguë et chronique, et leur étude a été faite d'une façon magistrale et complète dans le remarquable mémoire de M. Besnier (1). J'ai considéré cependant que les particularités qui sont à signaler prennent de l'intérêt par leur rapprochement avec les faits ordinaires ; de plus, ces détails anatomiques, assez

(1) Des étranglements internes de l'intestin. Mémoire couronné par l'Académie de médecine, 1860.

compliqués, sont en général, je crois, peu familiers à l'esprit, et leur exposé assez complètement achevé dès le début
me dispensera d'avoir à y revenir avec détail à propos de
chaque observation.

L'étiologie et la physiologie pathologique formeront un
chapitre dont la longueur sera excusée si l'on songe à
l'obscurité des faits et aux controverses auxquelles ils ont
donné lieu ; je ne pouvais non plus ici m'occuper exclusivement des formes lentes. Les chapitres qui ont trait aux
symptômes, à la marche et au diagnostic représentent le
point capital de cette étude. J'ai dû, dans les pages consa-
crées au traitement, tenir compte des méthodes employées
à l'étranger et donner surtout une large place à la discussion des indications de la gastrotomie. Enfin, l'étendue de
ce travail m'a paru nécessiter, sous forme de conclusions,
le court résumé des principaux faits qui doivent en ressortir.

Tel est le sommaire de la première partie de cette thèse.
Dans une seconde partie, j'ai placé le résumé des nombreuses observations sur lesquelles elle est édifiée et quelques tableaux statistiques qui n'ont pas encore été traduits
en français.

Je ne veux pas terminer cette entrée en matière sans
remercier chaleureusement mes deux chers amis et collè-
gues, G. Decaisne et A. Lapierre, le premier pour les tra-
ductions allemandes qu'il a faites pour moi avec une
complaisance inépuisable, le second pour l'excellent dessin
qu'on trouvera reproduit à la fin de ce travail et qui aidera
beaucoup à suivre les descriptions anatomiques.

HISTORIQUE.

L'invagination intestinale est étudiée à peu près complè-
temement au point de vue anatomo-pathologique, et cela
depuis fort longtemps. Parmi les plus anciens auteurs,
plusieurs la connaissaient, et si Velse, Helmont, Patin
niaient sa possibilité, des hommes tels que Peyer, Haller
et Ruysch l'avaient mise hors de doute par des expériences
sur les animaux inférieurs et par des autopsies. Monro,
Abercrombie, Hunter, Cruveilhier surtout, d'autres depuis,
ont fait sur elle des travaux de réelle valeur. Mais l'étude
de son expression symptomatique, qu'on limitait presque
universellement aux signes de l'iléus, n'a donné lieu qu'à
un petit nombre de mémoires, presque tous récents, et n'a
fourni que des notions à la fois moins positives et moins
complètes.

Malgré cela, les caractères de l'invagination aiguë sont
aujourd'hui connus d'une manière assez satisfaisante, et le
diagnostic peut être fait dans la majorité des cas.

Il n'en est plus de même pour le type chronique de la
maladie, et ce chapitre fera ressortir la disette presque
absolue de recherches antérieures ayant trait à cette forme
de l'intussusception.

Beaucoup d'auteurs ont parlé de l'invagination chronique, mais sans paraître la connaître exactement, ni surtout s'entendre sur la signification donnée à ces mots. Cela
devient évident quand on jette un coup d'œil sur les traités
généraux classiques.

Une des causes qui ont certainement contribué à jeter
beaucoup d'incertitude et de vague dans l'étude de cette
lésion a été la confusion faite longtemps entre les invagi-

nations agoniques et les invaginations morbides. Plus tard, on a méconnu l'évolution de l'intussusception et l'on n'a point tenu compte des modifications qui se produisent dans la condition des parties par suite du passage de la constriction simple à l'étranglement.

Je crois que c'est là qu'il faut chercher la raison de l'omission des particularités dont je m'occupe dans l'histoire de l'invagination.

C'est dans le siècle dernier qu'on trouve pour la première fois mentionnés des faits d'invagination intestinale de longue durée. Un des plus anciens, sans contredit, est celui de Boudou (1740), cité par Hévin dans son mémoire sur la gastrotomie.

Ces observations, isolées d'abord, ont cessé bientôt d'être des exceptions ; elles se sont multipliées surtout depuis une cinquantaine d'années, et j'ai pu en colliger cinquante-six avec autopsie, sans parler d'un assez grand nombre de faits douteux ou accompagnés de détails trop succincts pour permettre à la critique de s'exercer sur eux.

Ces observations n'ont nulle part encore été rapprochées. La plupart ont provoqué, au moment de leur publication, une leçon clinique, un mémoire, ou tout au moins quelques réflexions. De ces petites études partielles et limitées, on a tiré des aperçus ingénieux, et j'y ferai des emprunts, mais les conséquences les plus intéressantes, ont été omises, ou bien elles ont conduit à des conclusions erronées. Tel est le cas pour les observations XVI et XVII, où Dance n'a pas voulu voir la forme chronique, et pour l'intéressant mémoire de M. Bucquoy (1), où la marche lente de la maladie a paru à tort, faute de points de comparaison, spéciale à l'invagination de l'intestin grêle.

____

(1) Recueil des travaux de la Société médicale d'observations, 1857-1858, t. I, p, 181.

Parmi les traités généraux, ceux qui s'occupent des ma- Traités généraux de pathologie.
ladies de l'enfance sont plus excusables de passer cette
forme lente sous silence ou à peu près, à cause de sa rareté
chez les très-jeunes enfants.

Billard (1), qui parle de l'iléus et du miserere comme
d'une névrose et ne consacre qu'une demi-page à l'invagination, ne paraît pas connaître celle-ci, même dans sa
forme commune. Il n'y a rien à tirer des quelques notes
de Jahn (2), Dœpp (3) et Burns (4) sur cette affection.

Rilliet (5) admet que dans la seconde enfance, dans des
cas rares, la maladie peut suivre une marche assez lente ;
mais, pour lui, dans les faits de cette espèce, l'apparence
de chronicité est probablement le résultat d'une maladie
antécédente.

Barrier (6) ne prononce le mot chronique, d'après Clarke
(voy. page 16), qu'en l'appliquant aux cas où a lieu l'élimination spontanée.

M. Bouchut (7) ne mentionne pas la forme chronique.

MM. d'Espine et Picot (8), dans un excellent petit manuel
publié l'an dernier, citent sans commentaires un cas de
vingt-six jours de durée, dans lequel le cours des matières
ne fut jamais interrompu.

Si les auteurs qui s'occupent des maladies de l'enfance
donnent aussi peu de renseignements au point de vue qui

(1) Traité des maladies des enfants nouveau-nés, 3ᵉ édition, 1837,
p. 400.

(2) Analekten über Kinder Krankheiten. Heft VII, s. 125.

(3) Id. Heft III, s. 163.

(4) Id. Heft III, s. 39.

(5) Gazette des hôpitaux, 1852. Tirage à part *in* Mélanges de Pathologie médicale, vol. XVI de la Bibliothèque de l'Ecole de médecine et
dans la 2ᵉ élition du Traité des maladies des enfants de Barthez et
Rilliet, 1858.

(6) Traité des maladies de l'enfance, 3ᵉ édition. 1861, vol. II, p. 168.

(7) Traité des maladies des nouveau-nés, etc., 6ᵉ édit., 1873.

(8) Manuel pratique des maladies de l'enfance, 1878, p. 383

nous occupe, du moins pourrions-nous espérer trouver plus de détails dans nos traités généraux de pathologie. Il n'en est rien, et la simple mention qui s'y trouve parfois n'est certainement pas suffisante pour donner l'éveil ni surtout pour permettre, le cas échéant, d'éviter l'erreur du diagnostic.

Cruveilhier, il est vrai, avait reconnu la forme chronique et l'a signalée expressément dans plusieurs passages (1) que j'aurai occasion de citer plus tard.

Après lui, l'existence de cette forme n'est encore indiquée qu'en quelques mots. Valleix (2) se borne aux lignes suivantes :

« Tantôt il y a, avant que la dernière atteinte du mal ait lieu, des alternatives plus ou moins fréquentes et de plus ou moins longue durée de calme et de souffrance, tantôt l'atteinte mortelle survient tout d'abord. Aussi la durée est-elle très-variable ;.... dans certains cas la maladie se prolonge pendant plusieurs mois ; on l'a même vu avoir une durée de deux ans et plus. »

Grisolle (3) signale en passant l'observation d'invagination à forme chronique donnée par Cruveilhier et ajoute : « Les accidents d'étranglement sont alors si peu intenses qu'on croit n'avoir à traiter qu'une entérite, aussi la maladie passe-t-elle presque toujours inaperçue. »

M. Raige-Delorme écrivait en 1846, dans le Dictionnaire en 30 volumes (vol. 30, page 874) : « Il arrive quelquefois que l'invagination, quelque profonde qu'elle soit, n'obstrue pas le conduit intestinal et l'on n'observe que les symptômes d'une colite, » et plus loin (page 893) : « d'autres fois, soit que l'invagination ait été formée lentement, soit

(1) Traité d'anatomie pathologique, 1849, vol. I, et Atlas, livr. 21 et 22.

(2) Guide du médecin prat., vol. III, p. 52, 3e édition, 1853.

(3) Traité de pathologie interne, 9e édition, vol. II, p. 361.

qu'elle ait préexisté longtemps à la cause accidentelle d'obstruction complète du conduit intestinal, elle a produit, bien avant que de déterminer l'iléus, des symptômes communs à l'entérite chronique. »

Trousseau ne signale point, dans sa clinique sur les occlusions intestinales, la possibilité d'une invagination traînée en longueur.

M. Jaccoud (1) admet que « le processus de l'invagination a une évolution variable : » et qu'une fois les séreuses contiguës unies par une inflammation adhésive, les phénomènes phlegmasiques tombent, la turgescence diminue et malgré la persistance de l'invagination, le cours des matières devient assez libre pour que le malade survive ; c'est une guérison, mais une guérison incomplète, parce qu'il reste une sténose intestinale qui, d'un moment à l'autre, peut ramener les accidents de l'occlusion. » Plus loin (page 355), il dit encore, parlant du diagnostic de l'obstacle qui produit l'occlusion : « l'invagination est en outre distinguée par la lenteur de sa marche, par les rémissions assez fréquentes, » etc. Mais ici, il est question de l'invagination en général, et je doute que ces caractères aient grande valeur dans l'immense majorité des cas, où la forme est aiguë et où la marche est à peu près régulièrement progressive.

Enfin M. A. Luton, dans le Dictionnaire de médecine et de chirurgie pratiques (1874, vol. XIX), ne consacre qu'une page à l'invagination et ne mentionne pas la possibilité de formes prolongées.

Remarquons enfin que si le fait d'une invagination à forme lente est indiqué dans un certain nombre des articles qui traitent de l'invagination, il n'en est pas fait même une simple mention à propos du diagnostic des maladies avec lesquelles on pourrait la confondre.

(1) Traité de pathologie interne, 1872, vol. II, p. 347.

Thèses
et
Mémoires
spéciaux.

Les thèses et les mémoires spéciaux nous donneront-ils du moins plus d'éléments utilisables? Non, en général, à part les observations qu'on en peut détacher ; presque tous les auteurs ont signalé les cas chroniques, mais en quelques mots seulement et sans les étudier.

Dance (1) disant que des troubles intestinaux peuvent précéder pendant longtemps l'invagination avant qu'elle ait atteint le degré qui la rend mortelle, ajoutait qu'il est impossible de statuer rien de précis sur leur cause. Renaud (thèse de Paris, 1833) consacrait un alinéa à discuter la valeur des symptômes qui peuvent faire soupçonner que l'invagination se forme. Mais ni l'un ni l'autre ne tire de ces faits leur conséquence et ne parle de l'invagination chronique.

M. Bayon (thèse de 1858) n'en parle qu'incidemment. « Les invaginations à marche lente, » dit-il à la page 13, ne se confondront pas avec l'étranglement interne, parce qu'elles auront fait éprouver aux malades divers dérangements du côté des organes digestifs, tels que des coliques, des alternatives de diarrhées et de constipations, du météorisme et des vomissements, et cela pendant plusieurs semaines ou plusieurs mois. Ce n'est qu'après que ces accidents auront duré un temps assez long.... que les symptômes bien caractérisés d'étranglement interne finiront par s'établir. »

M. Bucquoy (2), après avoir donné une observation où les symptômes ont fourni le type de la chronicité (obs. xxxv), conclut en disant que l'invagination de l'intestin grêle peu ne pas se compliquer d'inflammation, que sa marche es alors lente et que la terminaison funeste résulte de l'épui-

(1) Répertoire général d'anatomie et de physiologie pathologiques de Breschet, vol. I, p. 441 (1826).

(2) Loc. cit., p. 209.

sement du malade. C'est la contre-partie de l'opinion de M. Bristowe qui applique seulement aux invaginations iléo-cæcales l'allure lente ; il ne manque à l'une comme à l'autre de ces remarques qu'un peu plus de généralité.

M. Besnier, dans sa thèse (1857) et surtout dans son mémoire (1860), bien qu'il ne regarde pas l'étranglement comme un résultat toujours précoce de l'invagination, n'insiste pas sur l'expression symptomatique que revêt alors l'intussusception.

Après avoir décrit les lésions anatomiques de l'étranglement et son mécanisme dans l'invagination, M. Houel (mémoire de 1860), n'étudie pas avec le même soin et le même détail la symptomatologie. Voici tout ce qu'il en dit : « La marche des accidents est presque toujours au début intermittente ; ce n'est que quand, par suite de l'étranglement, l'oblitération est complète, qu'il y a persistance dans les symptômes. »

M. Bosia, dans les réflexions dont il accompagne une observation publiée en 1863 dans la *Gazette des hôpitaux*, signale aussi brièvement que possible les troubles digestifs qui peuvent précéder les invaginations. « Il n'y a pas toujours, » ajoute-t-il, « la même rapidité dans les symptômes et dans la marche. »

M. Larguier des Bancels (thèse de 1870) admet que, dans les cas les plus fréquents, c'est-à-dire lorsque l'intussusception s'est produite dans le gros intestin, les accidents se développent moins rapidement que lorsqu'elle a lieu dans l'intestin grêle, et sont précédés d'alternatives de constipation et de diarrhée.

La courte thèse de M. A. Claret (1873), enfin, n'est qu'une paraphrase du mémoire de Rilliet.

Il est juste d'ajouter que parmi les observations que j'ai résumées à la suite de cette étude, il en est peu qui ne soient accompagnées de quelques réflexions où il est parlé de la forme chronique ; simple appel à l'attention du lecteur, ou critique qui manque d'intérêt faute du rapprochement de faits analogues.

Les auteurs allemands ne paraissent s'être occupés de la forme chronque que dans ces dernières années. Niemeyer (1) n'en parle pas. Il n'en est pas question dans la discussion de la Société de médecine de Berlin à propos de la gastrotomie dans l'intussusception (1876) (2). Cependant on trouve sur elle d'assez longs développements dans le mémoire de M. Leichtenstern (3).

Le Dʳ Hirschsprung (4), enfin, lui consacre un court alinéa, au point de vue du diagnostic.

Dans les auteurs anglais on trouve des indications beaucoup plus précises et l'on voit se compléter graduellement la description et l'explication de la forme chronique.

L'expression d'invagination chronique a été employée d'abord par Clarke (5) à propos d'une présentation à la Société médicale de Westminster. Il admettait deux espèces d'invagination, l'une aiguë, l'autre chronique. La première, disait-il, arrive subitement et est presque toujours mortelle ; la seconde se déclare lentement et peut guérir par la séparation et la chute de la portion invaginée. Mais évidemment Clarke n'avait en vue que l'invagination terminée par gangrène et qui est un des modes de la forme aiguë.

---

(1) Traité de pathologie interne, 8° édit. franç., 1873.

(2) Berlin Klin. Wochens., 1876. p. 510 et suiv., et Medical Times, 1876, II, 393.

(3) Vierteljahrschrift f. d. prakt. Heilk.,vol. 118 et 119. Prague, 1873-1874. Ueber Darm.-Invagination.

(4) Nordiskt med. Arkiv. Bund, IX, n° 25, et Gaz. hebd. de méd. et de chirurg., 1878, p. 59.

(5) Lancet, 1838, cité par Barrier, 3ᵉ édit., II, p. 171 et *in* Gazette médicale, 1838, p. 218.

M. Holmes (1) qui connaissait cependant des cas d'invagination chronique, consacre seulement quelques lignes à la forme aiguë. M. Maunder, dans le Dictionnaire de chirurgie de Cooper, n'en parle pas davantage, mais M. John Gay (2) après avoir cité quatre observations dont deux lui sont personnelles (ob. xxxix et lv) écrivait ce qui suit : « Je dois avertir que l'intussusception peut exister pendant des semaines ou même des mois, sans donner de signes spéciaux. Les fonctions intestinales ne paraissent pas assez troublées pour faire penser à une lésion physique et bien que les fonctions de l'alimentation et de la nutrition puissent être en partie détruites, les symptômes qui pourraient faire rapporter l'émaciation à sa cause véritable, manquent parfois complètement. Quelques années plus tard M. Bristowe (3) a donné en quelques lignes fort exactes le résumé des symptômes de la forme chronique ; mais il les rapporte uniquement aux symptômes de l'invagination du gros intestin. Son interprétation pathogénique paraît juste. Il établit très-clairement qu'il ne faut pas toujours compter le début de l'invagination à partir du moment où les accidents d'étranglement se sont produits, car l'invagination peut alors exister depuis des semaines ou des mois. Dans ce cas l'étranglement peut manquer complétement et le malade mourir par épuisement.

M. Georges Pollock (4) donne deux observations de faits chroniques et ajoute simplement que dans quelques cas les symptômes paraissent se prolonger pendant une période beaucoup plus longue pour aboutir finalement à la mort.

(1) Maladies chirurg. des Enfants, 1869, p. 568.
(2) Trans. of the medical Society of London, 1862, et tirage à part in mélanges de Pathologie médicale, vol. XVI, à la Bibliothèque de l'Ecole de médecine.
(3) System of medicine de Reynolds, III, p. 93, 1871.
(4) System of surgery de Holmes, vol. IV, p. 617.

Rafinesque.   2

Dans des cas exceptionnels, la guérison pourra encore avoir lieu, si l'intestin étranglé se gangrène et s'élimine; mais c'est pour lui le seul résultat heureux qu'on puisse espérer dans les cas chroniques.

D'autres auteurs, enfin, ont insisté particulièrement sur l'invagination chronique au double point de vue des modifications qu'elle fait subir à ses parties constituantes et des indications thérapeutiques qui en découlent. Ce sont surtout MM. Hutchinson et Hilton Fagge en Angleterre et Sands en Amérique, auteurs auxquels j'aurai plus tard à faire divers emprunts et que, pour cette raison, je me contente de mentionner ici.

Il est intéressant de voir cependant avec quelle difficulté, même en Angleterre, a été admise la possibilité de l'existence de l'invagination avec une survie de plusieurs mois. Il suffira pour s'en convaincre de se reporter au compte-rendu de la séance de la Société pathologique de Londres (1) où M. Hutchinson présenta l'observ. VIII, et dans laquelle MM. Crisp, Hare et Barclay se refusèrent à admettre une durée aussi prolongée de l'intussusception.

Il résulte de cette longue et sèche énumération, qui n'a la prétention de passer en revue que les classiques les plus lus et les mémoires les plus importants, la preuve que presque tous les auteurs admettent les formes lentes de l'invagination et les signalent même en général sous le nom de forme chronique. Est-ce suffisant et devons-nous nous contenter d'indications aussi brèves? Les faits dont j'ai été témoin et surtout les recherches auxquelles je me suis livré m'ont persuadé du contraire. Une affection aussi insolite sera presque forcément méconnue si l'on n'a pas présente à l'esprit la possibilité de son occurrence : la preuve en est dans ce fait, que sur les cinquante-six cas d'invagi-

(1) The Lancet, 1855, II, p. 415.

nation chronique que j'ai pu rassembler, le diagnostic exact n'a été fait et cela souvent d'une manière tardive, que dix fois. Cela paraîtra grave si l'on songe que plus long-temps la nature de la maladie est méconnue, moins l'inter-vention du médecin conserve de chances de succès et plus la mort du patient devient inévitable.

ANATOMIE PATHOLOGIQUE.

I. Anatomie pathologique générale.

Le chapitre de l'Anatomie pathologique des invaginations intestinales est fait d'une façon à peu près suffisante par les auteurs qui ont étudié les occlusions et les étrangle-ments de l'intestin. Mais les éléments en sont disséminés dans divers recueils et chacun de ces mémoires n'en ren-ferme, en général, qu'une étude partielle. Il m'a donc semblé utile d'écrire ici une revue complète, j'espère, mais aussi succincte que possible, des dispositions générales qu'affectent les intussusceptions ; j'insisterai un peu plus sur l'anatomie pathologique spéciale, et sur ces modifica-tions intimes que la persistance du déplacement fait subir aux parties malades.

Qu'est-ce qu'une invagination intestinale ? Définitions.

Les définitions données par les auteurs sont fort nom-breuses et l'on doit, peut-être, considérer la plus courte comme la meilleure. Telle est, je crois, celle de Velse (in *Haller disp.*) : « Intussusceptio medicis dicitur, quum tubi « intestinalis pars in proximam partem impulsa, in ea « absconditur.» M. John Gay, dans un remarquable travail sur l'invagination, disait encore plus brièvement, mais peut-être avec moins de clarté : «L'invagination intestinale est, anatomiquement, une *inversion*, et chirurgicalement, une *hernie entérique.* »

Rien ne remplace, du reste, pour faire comprendre la disposition des parties déplacées, cette comparaison souvent rééditée depuis Cruveilhier, de l'invagination avec un doigt de gant partiellement engaîné par lui-même (1). Quant à l'invagination chronique, il suffit de dire que c'est celle dans laquelle l'étranglement se produit tardivement, incomplètement ou manque tout à fait ; les développements que comporte cette thèse prouveront plus tard, je le pense, l'exactitude de cette définition.

Aspect général de l'invagination.

A l'ouverture de l'abdomen d'un malade mort d'intussusception, on constate au premier coup d'œil, en général, que l'intestin a subi de grandes modifications dans sa situation, sa forme, son volume et sa longueur. Au-dessous d'une partie du canal tantôt très-distendue et tantôt à peine modifiée, se trouve un changement brusque d'aspect et cette partie, devenue dure et formant une sorte de tumeur quelquefois aussi volumineuse que le bras d'un adulte, semble recevoir, et, en effet, reçoit l'autre dans son calibre. On a comparé avec plus ou moins de bonheur l'aspect ainsi offert, à celui que donne parfois à la tige d'un jeune arbre la saillie exubérante d'une greffe ancienne (2). Une partie de l'intestin semble s'engouffrer directement dans l'autre (Rilliet) ; et cette dernière dilatée, offrant de la résistance et une consistance pâteuse à la pression, ressemblant (qu'on nous passe comme à Rilliet la vulgarité de l'expression) à

(1) L'opération journellement pratiquée dans les amphithéàtres d'autopsie dans le but de retourner un intestin malade, et qui consiste à faire renverser sur elles-mèmes, au moyen d'un courant d'eau, les parois de l'intestin détaché de son mésentère, n'est autre chose qu'une invagination expérimentale.

(2) M. Lemaistre, cité par Butaud. Gaz. Hôp., 1863, p. 405.

un saucisson, constitue avec les parties qu'elle contient le *cylindre de l'invagination*, ou plus brièvement l'*invagination* elle-même.

Pour se rendre exactement compte de la disposition des parties, il est nécessaire de faire ou de supposer par la pensée, sur une invagination une coupe longitudinale, puis une coupe transversale. La section dans le sens de la longueur montrera de chaque côté d'un canal central et, parallèles entre elles, trois couches de paroi intestinale ; la section perpendiculaire à l'axe permettra de voir trois cercles concentriques, formés chacun par la circonférence entière d'une portion d'intestin.

Il y a donc trois cylindres d'intestins superposés (1) : l'un, paroi externe de l'invagination, couche invaginante, cylindre engaînant, ou gaîne de l'invagination ; l'autre, formant la couche moyenne ; le troisième enfin, le plus central, cylindre ou paroi interne de l'invagination. Ces deux derniers qui doivent dans beaucoup de cas être envisagés simultanément prennent alors le nom d'*anse invaginée*, de *boudin de l'invagination*. Il est nécessaire d'être bien familiarisé avec cette terminologie pour que les descriptions anatomo-pathologiques ne causent pas d'hésitation ou ne laissent pas de doutes dans l'esprit.

L'extrémité libre de l'anse invaginée, qui ne peut être étudiée que quand l'intestin est ouvert, prend le nom de *tête de l'invagination*. Le collet est constitué par le rebord obtus et arrondi, gorge ou bourrelet circulaire formé par la plicature de la gaîne de l'invagination au moment où elle se replie pour former le cylindre moyen et pour recevoir l'anse d'intestin qui va former le cylindre interne. Cette partie est aussi appelée collier, ou encore anneau extérieur

____

(1) Je ne parlerai pas ici des invaginations à deux cylindres, qui ne rentrent que très-indirectement dans mon sujet.

ou externe par opposition à l'anneau intérieur ou interne qui se trouve à la tête de l'invagination, au niveau du repli.

Après ce qui précède, il est facile de se rendre compte des rapports anomaux qu'affectent maintenant les surfaces de l'intestin. La surface séreuse du cylindre externe a conservé ses rapports avec les organes contenus dans l'abdomen ; la surface muqueuse du cylindre interne continue à s'opposer régulièrement à elle-même : mais il n'en est plus ainsi des parois intestinales dans la portion intermédiaire où les séreuses des couches interne et moyenne et les muqueuses des couches moyenne et externe s'adossent deux à deux en interceptant à leur point d'inflexion deux culs-de-sacs, l'un muqueux, l'autre séreux. Ainsi l'on trouvera dans la coupe que j'ai supposée tout à l'heure, et en allant de dehors en dedans, une séreuse, deux muqueuses accolées, deux séreuses accolées et une muqueuse. Des modifications anatomiques du plus haut intérêt, ainsi qu'on le verra tout à l'heure, résultent de cette disposition.

Je n'ai parlé jusqu'ici que des parois intestinales, sans m'occuper des parties qu'elles entraînent avec elles. Le mésentère suit, en effet, l'anse d'intestin à laquelle il est attaché et vient se placer entre les cylindres moyen et interne. Cette partie acquiert alors un volume et prend une forme variables selon la longueur de l'intestin invaginé. Son extrémité la plus avancée vient se placer, réduite de volume et terminée en pointe, au voisinage de la tête de l'invagination ; puis le mésentère s'élargit à mesure qu'il se rapproche du collet, affectant ainsi une forme triangulaire. Son influence est assez grande sur le degré et sur la forme de l'invagination ; sa tension continue met obstacle, en effet, à la progression de la partie invaginée et la retarde ; et son insertion latérale à l'intestin, d'autre part, le tirant dans un sens déterminé, fait prendre au boudin de l'invagination une courbure dont la concavité regarde l'insertion du mésentère.

De cela résultent deux faits sur lesquels Rokitansky a attiré l'attention. C'est d'abord que « la partie invaginée n'est pas couchée parallèlement à la partie qui l'engaîne, mais offre toujours une plus grande courbure, le tube invaginé étant raccourci sur sa concavité par des plis tendus et transversaux ; » puisque, par suite de cette disposition, « l'orifice de la portion invaginée n'est pas placé dans l'axe ou au centre de la gaîne, mais latéralement et du côté de l'insertion du mésentère ; enfin que l'ouverture n'est pas circulaire, mais représente une fissure. » Rokitansky insiste sur la valeur diagnostique que ce fait peut avoir dans l'examen des invaginations du rectum qui sont à portée de l'exploration digitale.

L'intestin invaginé reste rarement stationnaire après sa formation et sa longueur peut s'accroître dans une très-grande étendue. Les limites à sa progression sont très-variables et l'intestin n'est arrêté après une marche en avant quelquefois très-longue que par la tension du mésentère arrivée à son dernier terme ou bien par la constriction poussée à un degré considérable, ou encore par l'inflammation des parois du boudin et spécialement de ses séreuses. Encore ce dernier fait est-il quelquefois insuffisant, de sorte qu'on trouve des anses invaginées dans une grande longueur et dont la tête ou son voisinage présente *seule* des lésions inflammatoires.

Progression des invaginations.

Le très-grand nombre de variétés que les invaginations intestinales peuvent présenter, rend absolument nécessaire leur classement méthodique. Il faut donc établir des divisions basées sur diverses considérations :

Divisions.

a) La première division doit être faite entre les invaginations *passagères*, appelées encore *fugaces*, *agoniques* ou *ul-*

Variétés selon l'espèce d'invaginations.

times et les invaginations *proprement dites*, ou *morbides*. Je n'insisterai pas sur cette distinction qui après avoir soulevé de nombreuses discussions et avoir conduit même de bons observateurs à des conclusions erronées, est considérée maintenant à peu près comme un lieu commun.

Il est intéressant cependant de voir Cruveilhier admettre que toutes les coliques passagères, regardées comme venteuses ou autres sont dues à ces intussusceptions fugaces spontanément réduites.

Variétés selon le siége.

b) La deuxième division est d'une bien autre importance, et justifiera, dans l'anatomie pathologique spéciale, d'assez longs développements. Elle porte sur la distinction des variétés selon le siége qu'occupe l'invagination, siége qui détermine des différences de premier ordre tant dans les lésions, que dans l'évolution et la marche de la maladie. Il suffit ici d'indiquer les variétés que je crois devoir admettre. La plupart des auteurs modernes comptent les variétés suivantes :

1º Invaginations de l'intestin grêle ;

2º Invaginations du gros intestin ;

3º Invaginations portant à la fois sur ces deux parties de l'intestin.

Or cette classification est insuffisante et a le tort de confondre des lésions à allures très-dissemblables ; j'établirai plus loin les différences qui me semblent justifier l'admission des variétés suivantes : 1º Invaginations de l'intestin grêle, qu'on peut appeler encore invaginations *entériques* ou *iléiques* à l'imitation des auteurs anglais (1) ; — 2º Inva-

(1) Je dois me justifier ici de proposer et d'employer quelques mots nouveaux. Les termes d'invagination *iléique* (*ileic*) ou *entérique* (*enteric*), dont se servent plusieurs auteurs anglais, ont le double avantage d'abréger l'appellation, et de se faire bien comprendre. La dénomination d'invagination *iléo-cœcale* ou *cœcale* a été proposée par Brinton et est adoptée depuis 1868 en Angleterre et en Allemagne. Celles d'invagination *coliquc, iléo-colique, jéjunale...* sont également employées couramment dans la littérature médicale étrangère.

ginations du côlon ou *coliques* ; — 3° invaginations du cæcum retourné, entraînant les parties voisines du côlon et de
l'iléon, dans le gros intestin (invaginations complexes du
gros intestin de M. Besnier), *iléo-cœcales* ou plus brièvement
cœcales ; — 4° invaginations de l'iléon dans le cæcum, à travers la valvule de Bauhin ou *iléo-coliques* ; — et enfin
5° invaginations du rectum ou *rectales*.

c) 3° *division :* Variétés selon la direction. — Dans l'immense majorité des cas, c'est une portion supérieure de
l'intestin qui s'invagine dans une portion inférieure ; c'est
alors la variété qu'on nomme ordinairement *descendante*.
La variété est dite *ascendante* dans le cas contraire.

Hunter (1) a proposé en 1789, à la place de ces dénominations, celles beaucoup plus scientifiques et ne prêtant pas à
la même confusion, de *rétrograde* pour la première et de
progressive pour la seconde, et je m'étonne que ces termes
n'aient pas été adoptés à l'exclusion des autres. Au reste,
il suffit d'être prévenu pour ne pas se laisser prendre au
vice de langage que les premiers consacrent.

d) 4° et 5° *divisions* : Variétés suivant la composition ou
la complexité, et suivant le nombre. — Dans des cas assez
rares une invagination pénètre en conservant sa disposition,
dans l'anse intestinale qui se continue avec elle ; il en résulte une invagination à *cinq cylindres*, ou invagination
double. Cette invagination à cinq cylindres peut encore,
en conservant ses rapports, pénétrer dans une portion d'intestin contiguë et former alors une invagination à *sept cylindres*, invagination *triple*. Mais ces dénominations, de
double et de *triple* adoptées par de nombreux auteurs et en
première ligne par M. Besnier (2), ont l'inconvénient de prêter
à l'amphibologie avec le nombre des invaginations qui peu-

Variétés selon la direction

Variétés selon la complexité et le nombre.

(1) The works of Hunter, by Palmer, 1837, III, p. 587.
(2) Loc. cit., p. 3.

vent exister sur la longueur du tube intestinal, et bien que celles-ci puissent alors être désignées comme le veut ce dernier auteur sous les noms de simple ou de multiple, de risquer de mettre du trouble dans l'esprit du lecteur. Je préfère donc aux termes d'invagination double et triple, ceux d'invagination *doublée* et *triplée* que M. Duchaussoy (1) donne aux mêmes invaginations.

Une complexité plus grande de l'invagination, qui aurait alors neuf cylindres ou plus, n'a jamais été observée : il est probable que la superposition de trois invaginations atteint les dernières limites de la laxité et de la distension possible de l'intestin.

L'auteur que je viens de nommer, M. Duchaussoy, admettait encore des invaginations *compliquées* ou *symptomatiques*; c'étaient celles qui reconnaissaient pour cause un polype, une altération de la valvule ou du cæcum, un cancer du rectum, des vers, ou dans lesquelles il y avait coexistence d'étranglements par brides ou par bandes. Je ne vois pas bien l'utilité d'admettre une division spéciale pour ces variétés.

LÉSIONS ANATOMIQUES.

Lésions anatomiques. Les résultats des autopsies offrent, en ce qui touche aux altérations intimes des invaginations, des différences extrêmes. Tantôt l'intestin, facile à replacer dans ses rapports normaux, ne présente pour ainsi dire, aucune lésion anatomique; tantôt les diverses parties constituantes de l'invagination sont frappées de lésions inflammatoires graves, ou même réduites à l'état de putrilage gangréneux. Dans un cas, la totalité des organes renfermés dans la ca-

(1) Mémoires de l'Académie de médecine, 1860, vol. XXIV, p. 102.

vité abdominale ont conservé complètement leur apparence normale ; dans un autre on trouve les traces d'une péritonite généralisée suraiguë. Entre ces extrêmes se trouvent tous les intermédiaires.

L'importance de l'étude de ces lésions est très-grande, car de leur connaissance exacte et des moyens de préjuger leur degré pendant la vie dépendent en grande partie les indications de l'intervention thérapeutique.

Duchaussoy a divisé, d'une façon un peu artificielle, les altérations subies par les cylindres de l'invagination en trois degrés. Dans le premier, sont rangés les cas où les cylindres n'ont offert que des altérations légères, strictement limitées à la surface ; dans le second, les altérations sont plus profondes et consistent en injection plus ou moins prononcée, en ulcérations plus ou moins graves et en adhérences ; le troisième degré renferme les cas où ces lésions ont été poussées à l'extrême et où elles ont amené le sphacèle, les perforations et les ruptures. Ces trois ordres de fait se rencontrent aux autopsies des cas chroniques comme des cas aigus, et leur existence peut souvent être présumée pendant la vie. Mais pour étudier les lésions avec plus de fruit et sans omettre de particularités importantes, il me paraît préférable de suivre un ordre différent et de passer en revue d'abord les cas où il n'y a que des lésions négligeables, puis successivement dans les cas où les parties sont sérieusement lésées, la gaîne de l'invagination, le boudin de l'invagination, le reste du canal intestinal, et les parties voisines. Je dirai ensuite quelques mots des faits, très-rares dans la forme chronique et dus à une poussée aiguë, où l'anse invaginée est éliminée spontanément.

Ce travail ayant spécialement en vue les formes chroniques, j'appuierai sur mes seules observations cette partie de l'anatomie pathologique, me réservant cependant de

Divers
degrés des
lésions.

comparer, quand cela sera utile, mes résultats avec ceux précédemment acquis.

Invaginations sans lésions anatomiques graves des cylindres.

Invagina-
tions sans
lésions
anatomiques
graves des
cylindres.

C'est toujours une découverte inattendue, et les observations portent la marque de la surprise éprouvée, quand dans une nécropsie on rencontre le déplacement complexe d'une invagination indemne d'altérations anatomiques. Le fait n'est pas très-rare cependant. Je n'ai pas à parler ici des cas suraigus où la mort arrive au bout d'une période trop courte pour que des lésions profondes, inflammatoires ou autres, aient eu le temps de se produire. Les observations publiées en sont assez nombreuses. Dans les cas chroniques les plus prolongés, on peut trouver les tuniques intestinales presque parfaitement saines. Il en est ainsi dans les observations IX, XXXIV, XXXV, où ne se rencontrent même pas de traces de vascularisation. La durée de ces cas avait été cependant des plus longues, quatre mois et demi pour l'un, treize mois pour l'autre et au delà de dix mois pour le troisième. De plus, j'ai de sérieuses raisons pour croire que, dans la plupart des cas chroniques, les adhérences et les lésions inflammatoires ont souvent été tardives ou même ont manqué complètement jusqu'au moment des accidents d'étranglement ultimes. Dans les observations XXIV et XXV, la gastrotomie faite au bout d'un mois et de dix-huit jours, et sans que la mort fût imminente, a permis de réduire des intestins presque parfaitement sains. Quelle est l'explication de ces faits ? Elle me paraît simple. La mort arrive par divers mécanismes dans les cas chroniques ; le plus souvent c'est à la suite d'accidents d'étranglement qui mettent le malade dans les conditions des cas aigus où les altérations anatomiques sont de règle ; dans d'autres cas le malade meurt seulement par épuisement dû aux souffrances et à l'inanition, et alors on trouve l'intestin déplacé, mais non altéré. Que si la mort arrivant par ce mécanisme, on rencontre cependant des adhérences ou d'autres lésions inflammatoires, celles-ci sont récentes et tiennent à la complication ultime; ou bien sont anciennes et sont dues alors à une poussée aiguë qui a retrocédé et dont on retrouvera souvent la trace dans l'histoire du malade.

Lésions de la gaîne.

Dans la plupart des cas, l'intestin invaginant, distendu, offre un certain degré d'altération qui se traduit par un changement de couleur, de l'épaississement et des modifications plus ou moins prononcées de la muqueuse. Ces lésions n'offrent pas grand intérêt et ne peuvent opposer d'obstacles à la réduction ni offrir de dangers consécutifs. Dans un petit nombre de cas, son revêtement séreux a subi un degré plus considérable d'altération et cette péritonite localisée peut aller jusqu'à la production de fausses membranes abondantes. Dans l'observation XLIX on voit que la rupture complète de toute la circonférence n'avait laissé épancher des matières que dans une cavité limitée, celle-ci se trouvant circonscrite par des fausses membranes : ajoutons cependant qu'ici la péritonite était généralisée. Mais les lésions véritablement importantes et dont la valeur est grande au point de vue du traitement, sont celles qui portent sur toute l'épaisseur de la tunique et tendent à produire son ulcération ou sa rupture. Sur les quatorze observations où l'état de la gaîne est donné avec détails, elle est désignée comme saine (obs. xxxiv) ou comme simplement congestionnée et hypertrophiée (obs. ii et v), *trois* fois seulement; dans *trois* cas elle était altérée au point d'être friable ou même voisine de la gangrène (obs. viii, xviii, xlviii); dans sept cas elle offrait une ou plusieurs perforations complètes (obs. xv, xvi, iii), assez étendues parfois pour permettre au boudin de l'invagination de faire hernie dans le péritoine (obs. vii, xii, xvii, xxi). Dans une observation (obs. xlix), on trouva à l'autopsie le cylindre engaînant divisé entièrement vers le milieu de l'invagination et l'anse invaginée faisant saillie à la partie supérieure, en face de l'autre extrémité de la gaîne béante. Dans les autres observations, l'absence de mention de l'état de l'intestin invaginant laisse supposer qu'il était à peu près sain.

Nous aurons occasion de revenir, à propos du traitement, sur les conclusions qu'on peut tirer de ces faits. Mais qu'il me soit permis dès à présent de faire remarquer leur importance au point de vue du résultat de l'entérotomie : si, en effet, cette opération, faite dans le triple but de permettre l'évacuation des matières, de laisser à la nature le temps de réparer ce qui est réparable, et d'empêcher les ruptures et les perforations au-dessus de l'obstacle, peut être suivie de succès dans les occlusions par brides, torsion, rétrécissement, etc., il n'en sera plus de même dans le cas où la perforation gangréneuse aura lieu, non au-dessus, mais au-dessous de l'obstacle. Or nous venons de voir que cette lésion prend place dans le quart environ des invaginations chroniques.

Lésions de l'anse invaginée.

C'est sur l'anse invaginée que portent les lésions les plus variées et les plus constantes. Dans les cas même qui rentrent dans la première classe de Duchaussoy, cette partie présente toujours quelque désordre. On rencontre là tous les degrés, depuis les altérations les plus légères que je signalais tout à l'heure, jusqu'à la gangrène et à la destruction complète. Toutefois les divers éléments qui constituent le boudin d'invagination ne s'altèrent pas avec la même rapidité.

a. La *muqueuse* est la première partie lésée. Au début, il y a simplement de la congestion, qui se traduit par une coloration pourpre, rouge foncé, rouge lie de vin ou violacée de la surface. La muqueuse peut être en outre infiltrée de sang dans toute son épaisseur. Sa teinte passe quelquefois plus tard au brun foncé, au noir, au noir verdâtre et ces diverses couleurs annoncent en général l'imminence du sphacèle. Il faut remarquer cependant que dans plusieurs autopsies, celle de l'observation ix notamment, où l'examen histologique a été fait et où la durée de la maladie avait été très-longue, on a trouvé que la coloration noirâtre de la muqueuse était due à l'infiltration des cellules épithéliales par du pigment. Quelquefois, enfin, ainsi que l'a noté Lobstein, qui rapporte cet aspect à la longue durée de la maladie, sa coloration est grisâtre et ardoisée.

La surface de la muqueuse, à laquelle le tassement et le raccourcissement qu'elle a subis donnent déjà une physionomie spéciale, ridée et contractée, est recouverte de matières diverses ; tantôt c'est un exsudat composé de sang plus ou moins altéré ; tantôt une couche de matières muqueuses plus ou moins modifiées ou mélangées à des matières fécales et à du sang ; quelquefois un revêtement analogue a du *sébum*, ou a une sorte de gelée ; dans d'autres cas enfin, ce sont des matières de nature fécale ou bien des détritus et une sanie gangréneuse. On a pu comparer son aspect à celui de la surface de l'utérus peu de temps après l'accouchement (obs. xlv).

Adhérences. Les *adhérences* de la muqueuse de l'anse invaginée avec l'anse invaginante sont absolument exceptionnelles et ne sont jamais totales ; elles restent limitées à une petite portion de leur étendue et sont constituées par une exsudation plastique d'apparence organisée (Hunter), ou par une sorte de gelée transparente ou très-dense (obs. xx). Mais ces exsudats, quand ils existent, se bornent presque toujours à recouvrir et à masquer plus ou moins les villosités ou les valvules conniventes (obs. xxxvii), sans déterminer d'adhérences.

Epaississement. L'*épaisseur* de la muqueuse est toujours accrue ; ce qui tient à trois causes: D'abord, au raccourcissement subi dans la longueur par le boudin invaginé, raccourcissement qui a pour effet de la plisser transversalement et de la tasser en la raccourcissant elle-même ; puis ensuite à la congestion dont elle est le siége et qui détermine de l'œdème et des hémorrhagies ; enfin à l'inflammation fréquente et aux altérations qui en résultent.

Consistance. Sa *consistance* est souvent à peine diminuée dans les cas chroniques ; ou bien elle est réduite au point de ne plus former qu'une sorte de putrilage ou de détritus, quelquefois même elle paraît avoir disparu. Cela a lieu tantôt dans toute l'étendue, tantôt en un point seulement de la surface du cylindre moyen, et c'est alors presque toujours vers la tête de l'invagination, où les lésions sont généralement le plus avancées, dans la forme qui nous occupe.

Les lésions sont ou bien de la nature de l'ulcération simple et ne diffèrent pas des ulcérations ordinaires de l'intestin, ou bien de celle de la gangrène. Quand cette dernière existe, elle est rarement limitée à la surface et le plus souvent intéresse les couches sous-jacentes.

Les altérations de la muqueuse du cylindre interne doivent suivre une marche à peu près parallèle à celle des lésions de la muqueuse du cylindre moyen. Cependant les renseignements suffisants manquent à cet égard, aussi bien dans les observations que j'ai recueillies que dans les principaux mémoires sur l'invagination.

b. Les lésions des *parois musculaires* et *celluleuses*, ont été rarement bien étudiées. « On en est donc réduit à dire », écrit M. Besnier, « que la tunique musculaire et les plans celluleux participent aux diverses altérations décrites pour la muqueuse ; à savoir : injection, épaississement, œdème, et le plus souvent, infiltration sanguine, gangrène locale, ulcération et destruction plus ou moins complète. » Les cas chroniques permettent cependant quelquefois une dissection des tuniques. Lésions des tuniques musculaires et celluleuses.

Disons, dès à présent, que la gangrène est, dans cette forme, bien moins fréquente que dans celles qui ont une marche aiguë et surtout subaiguë. 12 fois seulement sur les 32 cas où l'état du boudin est décrit avec soin, la gangrène l'avait atteint (obs. ii, iii, vii, viii, xvii, xxx, xxxvii, xlii, xliv, li, lii). Il est juste d'ajouter que dans 4 autre cas, la friabilité était grande (obs. xxvi, xxvii, xlviii) ou le sphacèle paraissait imminent (obs. xviii). Remarquons en outre que 4 fois au moins la gangrène n'avait atteint que l'extrémité libre de l'anse invaginée (obs. ii, iii, vii et xiii), tandis qu'elle s'était limitée (si l'on omet les cas où l'élimination spontanée a eu lieu), une fois seulement aux environs du collet (obs. li). Enfin, dans deux cas d'invagination iléo-cæcale (obs. viii et xvii), l'intestin grêle qu'elle renfermait, beaucoup plus atteint que le reste de l'invagination était détruit dans une grande partie de son étendue. Gangrène.

Rafinesque. 3

Le point intéressant à faire ressortir ici, c'est la disposition de la gangrène à se produire, non pas comme dans les invaginations aiguës aux environs du lieu où la constriction s'exerce, mais bien plutôt à l'extrémité libre de l'anse invaginée. Il est remarquable que le début du sphacèle par la tête de l'invagination représente encore une sorte de tendance à la guérison spontanée. C'est l'inverse de ce qui se passe dans les cas où la masse invaginée est expulsée en bloc. On conçoit cependant que si l'organisme du malade pouvait résister assez longtemps, la guérison pourrait se produire à la rigueur après fonte gangréneuse et élimination graduelle. L'observation II, où la gangrène occupait la valvule iléo-cæcale et ses environs et l'observation XXX, où les trois pouces de l'anse invaginée qui restaient étaient presque entièrement gangréneux, montrent les deux degrés extrêmes du processus. Malheureusement celui-ci ne peut pas être achevé avant que l'organisme épuisé succombe.

Infiltration et tuméfaction. — Une altération presque fatale dans les cas de longue durée est l'augmentation de volume des parois invaginées. C'est souvent le caractère le plus-frappant de l'invagination dont l'extrémité acquiert ainsi quelquefois le volume du poing (obs. XLIX, etc.), et qui peut prendre alors, avec le concours des lésions inflammatoires ou gangréneuses, l'aspect d'une tumeur de mauvaise nature. Tel a été probablement le cas dans l'observation incomplète que Cruveilhier cite en note à la page 523 de son traité d'Anatomie pathologique; la même erreur a été commise quelquefois à l'autopsie.

Quelle est la cause intime de cette tuméfaction, de ce boursouflement quelquefois si considérable des invaginations chroniques? Est-ce à l'infiltration séreuse et plastique et aux hémorrhagies interstitielles ou bien à l'hypertrophie des tuniques qu'il faut l'attribuer? Cela tient en partie disons-le de suite, à ces deux causes réunies, puis aux altérations du mésentère dont je parlerai tout à l'heure. L'œdème, en premier lieu, est un résultat très-fréquent et ordinairement précoce de l'invagination ; il existe dans le plus grand nombre des cas même les plus rapides ; Cruveilhier a démontré par un examen minutieux l'existence de l'infiltration du sang dans toutes les tuniques, dans les couches celluleuses et surtout dans la couche sous-muqueuse. Il a aussi constaté par la dissection du cylindre moyen un épaississement considérable, dû évidemment à l'hypertrophie des membranes fibreuse et musculeuse (obs. v).

La même constatation a été faite dans le cas de M. Bucquoy (obs. xxxv), et la mensuration de l'épaisseur de ces couches a été pratiquée plusieurs fois. Dans l'observation de M. Butaud (obs. xii), il est dit que les parois de l'anse invaginée avaient 17 mm. d'épaisseur ; M. Moxon, cité par MM. Howse et Fagge (1), dit avoir trouvé dans un cas les parois de l'intestin invaginé épaisses de 3/4 de pouce ; mais il paraît s'agir ici de l'épaisseur totale des tuniques, y compris le gonflement œdémateux. Buet enfin a trouvé la paroi moyenne épaisse de 4 à 5 lignes, et Sydney Jones l'évalue dans son observation (obs. xliv), à un tiers de pouce ou à un demi-pouce.

Thos. Whately (obs. xx) a noté l'épaississement tout à fait spécial des diverses couches musculaires comprises dans l'invagination. Il fait remarquer à ce propos que l'exagération des contractions, liée nécessairement à leur inversion, doit accroître le volume de leurs fibres, ainsi qu'il arrive, par exemple pour la vessie quand elle se contracte fréquemment. Cette hypertrophie atteint cependant en général son maximum à l'extrémité la plus inférieure et la plus éloignée du collet.

On fait remarquer avec raison que ce gonflement doit

souvent être moins prononcé après les pressions que l'en-
lèvement de la pièce a nécessitées pendant l'autopsie. En
effet, la turgescence étant due aussi bien à l'œdème qu'à
l'hypertrophie, la malaxation doit diminuer ou supprimer
le premier élément ; on sait depuis longtemps quel bénéfice
on peut tirer de la compression méthodique pour réduire
une invagination œdématiée (1).

Lésions des séreuses.   *c.* Les lésions des *séreuses* accolées dans les parties invaginées ont une importance de premier ordre. C'est de leur
intégrité que dépendent la possibilité de la désinvagination
et par suite les chances de guérison par les injections forcées,
etc. Desault se trompait quand il affirmait que la réduction
est toujours possible quel que soit le nombre et la densité
des adhérences, quels que soient le volume et l'ancienneté du
déplacement (2). Aussi l'existence d'adhérences anciennes
contre-indiquerait-elle absolument certaines méthodes de
traitement, les injections forcées par exemple, s'il était possible de diagnostiquer pendant la vie leur existence. On ne
peut malheureusement réunir à ce sujet que des présomptions, quelquefois très-fortes, mais jamais une certitude.

Il faut bien avouer qu'il est de règle, dans les invaginations intestinales chroniques, contrairement à l'opinion de
M. Hutchinson (3), de trouver à l'autopsie des adhérences
entre leurs séreuses. Ces adhérences qui se sont, je crois,
le plus souvent produites tardivement, ne laissent pas que
d'être souvent solides, allant jusqu'à l'adhérence intime
et la soudure des deux feuillets.

Dans 23 des observations suivies d'autopsie qui sont
résumées à la fin de cette thèse, l'état de ces feuillets est

(1) Voyez à ce sujet Desault, Journal de chirurgie de Desault, I,
p. 187.

(2) Journal de chirurgie de Desault, t. I, p. 201.

(3) Med. chir. trans., LVII, p. 31. Résumé dans la Revue des sciences
méd., V, p. 730.

décrit. On peut constater qu'ils sont unis par de fortes et anciennes adhérences dans 10 cas (obs. II, V, XIII, XV, XXIII, XXX, XLIV, XLVI, XLVIII et LX) ; dans 5 cas par des adhérences sans désignation d'àge (obs. VI, VIII, XVI, XXVI, XXVII) ; dans 4 cas par des adhérences récentes et permettant la réduction avec plus ou moins de difficultés (obs. III, XVII, XLIX et LIX), ces cas ayant respectivement onze semaines, trois mois, trois mois et demi, et quatre mois de durée. Dans 4 cas enfin, l'absence complète de fausses membranes et même d'inflammation entre les séreuses est expressément signalée (obs. XXXIV, XXXV, XLV et XII).

Absence d'adhérences.

Il est à remarquer dès à présent que ces derniers faits ne sont pas en rapport avec les maladies les moins longues, car elles ont eu treize, dix, trois mois et l'une seulement, vingt jours de durée.

Ajoutons de suite à ces faits les observations XXIV et XXV, où la gastrotomie a montré, en permettant d'effectuer la désinvagination, l'absence de toute adhérence au trentième et au dix-huitième jour. Dans un autre cas, dont le résultat a été couronné du même succès (obs. XXVIII), la réduction a été difficile au quinzième jour et après 12 heures seulement d'étranglement, sans que la présence d'adhérences soit indiquée. Il est enfin extrêmement probable que, dans un grand nombre des cas mentionnés ci-dessus une opération effectuée à une époque éloignée de la mort aurait montré les séreuses encore saines.

Quelques particularités méritent d'être signalées brièvement. Ce sont, 1° la limitation des adhérences au niveau du collet seulement dans les observations III, VIII et XXIII. De ces dernières, il faut rapprocher celles où l'évacuation spontanée de l'anse invaginée, a eu lieu (obs. X, XXXIII, XXXVI, XXXVIII et XLI). 2° Leur limitation, au contraire, aux environs de la tête de l'invagination,

ce qui doit tenir évidemment à ce que cette invagination s'est faite au moins en deux fois, des phénomènes
inflammatoires ayant eu lieu la première fois seulement
(observation xxvii). 3° L'adhérence totale ou à peu près
des surfaces séreuses opposées (obs. ii, xv, xl, xliv,
liv...), et dans d'autres cas leur adhérence partielle par
quelques bandes ou des filaments résistants (obs. iv, lix).
Elles peuvent encore être réunies par des amas de fausses
membranes que séparent par places des espaces renfermant un peu de sérosité et de fibrine (obs. lx), des appen-
dices graisseux et des ganglions (obs. vi), ou même un peu
de pus crémeux (obs. v).

d. Le *mésentère*, entraîné par l'anse invaginée à laquelle
il sert d'attache, participe naturellement aux lésions de l'intestin. Son rôle est assez important, en ce sens que c'est lui
qui tend à limiter la progression de l'invagination et qui,
d'autre part, contribue puissamment par son volume à
produire l'effacement du calibre du canal resté perméable
et à déterminer l'étranglement de la portion renversée. Ses
altérations consistent d'abord en une modification de sa
forme produite par la compression qu'il éprouve entre les
cylindres de l'intussusception. Il se plisse, se comprime, se
tend et s'allonge en prenant une forme triangulaire et irrégulièrement bosselée. Puis il s'infiltre comme les tuniques
voisines et peut probablement participer à leur hypertrophie. Les ganglions qu'il a entraînés avec lui subissent
enfin des altérations diverses, mais dont l'intérêt paraît
médiocre ; on ne trouve que peu de chose du reste à ce sujet
dans les observations qui disent simplement, quand il en
est question, que les ganglions étaient gonflés, altérés ou
noirs. Nous admettrons donc, par analogie, que les lésions
du mésentère, du mésocôlon ou de l'épiploon, éprouvent
des modifications parallèles à celles de l'intestin qui les a
entraînés dans l'invagination à sa suite.

e. Le *canal central*, formé par la cavité du cylindre interne et qui n'est autre que la continuation de la cavité de l'intestin supérieur, éprouve des changements de forme et de calibre, mais reste forcément, dans les intussusceptions chroniques, plus ou moins perméable. La preuve en est dans la permanence de l'accomplissement normal quelquefois, plus souvent pénible, mais jamais interrompu, des fonctions intestinales. Dans un grand nombre de cas cependant des alternatives de constipation et de diarrhée indiquent que les modifications subies par l'invagination effacent son canal d'une manière temporaire ; mais bientôt, sauf dans les circonstances où l'étranglement devient permanent, le cours des matières se rétablit. Toutes les fois que la mort n'a pas été causée par étranglement aigu, la perméabilité du canal est constatée à l'autopsie. C'est ce que prouve la lecture des observations dans près de la moitié desquelles on a vérifié que du liquide, une sonde, ou même le doigt pouvaient passer ; quelquefois cependant un stylet seul réussissait à y pénétrer, et le canal était presque oblitéré (obs. xiv, xlii, liii).

Tous les degrés existaient donc depuis cette constriction produisant presque l'oblitération, jusqu'à la réduction de la cavité au tiers de son calibre normal (obs. v), ou à un diamètre permettant le passage très-facile d'une sonde ou d'un liquide (obs. vi), ou encore lui laissant une perméabilité parfaite (obs. ii et iii). Dans un cas, il n'y avait un peu de rétrécissement qu'au collet où le petit doigt pouvait passer (obs. xv). Il faut remarquer, il est vrai, avec M. Duchaussoy (page 127) que l'autopsie ne donne pas la mesure exacte de ce qui existait sur le vivant.

f. Pour terminer l'étude de l'anse invaginée, il convient de jeter sur elle un coup d'œil général et de l'étudier brièvement dans son ensemble. Sa *forme* varie dans des limites assez étendues, et qui changent avec son siége, sa longueur, sa durée et le degré d'étranglement qu'elle a subi. Souvent cylindrique et donnant à la paroi engaînante la même forme, elle est d'autres fois régulièrement conique, ou, au contraire, renflée au niveau de sa tête. On la trouve comparée dans les relations d'autopsies à un boudin cylindrique, à une masse de la forme et du volume d'un œuf de dinde, à une tumeur de mauvaise nature, à un gros moignon conoïde, à un gros champignon fongueux et gangréneux, etc., tandis que la partie de l'intestin qui la recouvre n'est décrite en général que comme un gros cylindre, à concavité bien marquée d'un côté et à extrémités, l'une, celle du collet, renflée, l'autre atténuée.

Le collet n'est modifié en général que selon que la quantité de mésentère entraînée par l'invagination est plus ou moins grande ; sa forme et son volume varient alors dans de certaines limites. L'anneau interne est surtout modifié par l'arrivée de la gangrène qui l'attaque presque toujours du côté où est incliné l'orifice. Quand celui-ci n'est pas altéré, il offre au doigt une sensation très-analogue à celle que donnerait un museau de tanche très-volumineux ; je trouve cette sensation particulière signalée dans un grand nombre d'observations (obs. IV, VI, VIII, LI, etc.).

Un aspect spécial et des caractères différents sont souvent donnés à l'invagination par l'existence de lésions complexes ou de productions étrangères. On a signalé des fissures portant sur toute l'épaisseur des parois moyenne et interne, et faisant communiquer le canal central directement avec l'intestin situé au-dessous de l'invagination (obs. VIII); la portion du canal située au-dessous pouvant être presque oblitérée. Mais les déformations les plus intéressantes sont fournies par ce que M. Duchaussoy (*loc. cit.*, p. 143) appelait les *invaginations compliquées*, invaginations dans lesquelles existe une production nouvelle, qui est en général la cause du déplacement.

C'est ainsi qu'on trouve un polype plus ou moins longuement pédiculé, fixé en général sur la tête de l'invagination (obs. xxxviii, xlii, etc.), ou encore sur une de ses parois latérales à une hauteur variable. L'observation xliii est intéressante, en ce que le polype, fixé à l'extrémité de l'iléon invaginé dans le cæcum, formait à l'orifice rétréci du cylindre interne une sorte de valvule (1). Mais ces polypes provoquent bien plus souvent des invaginations aiguës.

Ailleurs on a trouvé un adénome circulaire formant la tête de l'invagination (obs. liii), disposition dont Cruveilhier ne connaissait pas d'exemple. Il est bon de rappeler à ce propos que l'on a cru plusieurs fois rencontrer des tumeurs de mauvaise nature là où l'on n'avait affaire qu'à une invagination très-altérée.

Dans une observation de Dance (obs. lix), des végétations de la valvule de Bauhin occupaient la tête de l'invagination. Il ne faut pas oublier enfin que dans un grand nombre de cas, on a attribué à des altérations inflammatoires ou autres de la valvule et du cæcum la production de l'invagination. C'était notamment l'opinion de Dance. Or ces complications sont probablement plus souvent effet que cause.

Signalons enfin les altérations inflammatoires et atrophiques trouvées parfois à l'autopsie dans des cas où une invagination méconnue pendant la vie paraissait avoir existé pendant de très-longues années. L'observation de M. Nicaise (obs. liv) en est un bon exemple. Les altérations de l'invagination étaient assez prononcées pour rendre difficile la démonstration de sa nature. Ce fait n'est pas unique dans la science, et plusieurs fois on a trouvé de la sorte des rétrécissements ou des obstacles au cours des

______

(1) Voir la figure qui accompagne l'observation de Jackson dans l'American journ. of med. science, 1833, vol. XII, p. 372.

matières, formés par des restes plus ou moins complets d'une ancienne invagination. Velpeau (1) en cite un cas en quelques lignes que j'ai reproduites sous le titre d'observation XL.

PERFORATIONS.

Perforations.

J'en aurai fini avec les altérations anatomiques de l'invagination elle-même quand j'aurai passé rapidement en revue, à l'imitation de M. Besnier, le chapitre des perforations. Celles-ci sont un peu plus fréquentes dans les invaginations chroniques que dans les aiguës, et j'ai pu en relever douze cas (obs. III, V, VII, XII, XV, XVI, XVII, XXI, XXVI, XXIX, XLIX et L).

De ces douze perforations, quatre seulement siégeaient au-dessus de l'invagination, trois immédiatement au-dessus (obs. V, XVII et XXIX), et une seule à une distance assez grande (obs. L).

Dans les huit autres cas, les perforations portaient sur la gaîne même de l'intussusception, avec hernie (obs. VII, XII, XVII, XXI et XLIX) ou sans hernie du boudin d'invagination (obs. III, XV et XVI); dans l'observation XLIX, il y avait rupture totale du fourreau.

La perforation résulte ou d'une perte de substance produite par ulcération ou chute d'une eschare, ou d'une déchirure, ou d'une rupture. La lésion peut porter sur une des parois ou sur deux ou sur les trois ensemble, ce qui n'a rien de surprenant si l'on se reporte à ce qui a été dit à propos des lésions subies par ces diverses parties. Si la perte de substance paraît se produire, en général, du centre à la périphérie de l'invagination, il n'en est pas moins vrai que les lésions de la gaîne sont quelquefois les plus précoces. Le fait seul que cette altération peut se produire avant l'élimination des cylindres

(1) Médecine opératoire, vol. IV, p. 119.

invaginés me paraît une contre-indication formelle à l'opération de l'anus artificiel simple, tout au moins dans les
cas d'invagination chronique.

L'explication de la production des perforations doit être
rapportée surtout, s'il faut en croire MM. Lhonneur et
Vulpian, Dance et Besnier, à la compression énergique
exercée par le mésentère, le méso-côlon et l'épiploon contre
les surfaces de l'anse invaginée, et par celle-ci sur l'intestin
qui lui sert de fourreau. Causes
des
perforations.

La rareté relative des épanchements stercoraux dans
l'abdomen, s'explique par la fréquence plus grande des
perforations au-dessous qu'au-dessus du collet de l'invagination, et par ce fait, qu'en général le passage des matières
était complètement empêché au moment de la rupture.

Les ulcérations qui portent sur la partie située au-dessus
de l'invagination peuvent être expliquées par la distension
exagérée qui a lieu à ce niveau et par la stagnation des matières.

La fréquence des perforations varie enfin avec le siége
de l'invagination. On s'en rendra compte en jetant les yeux
sur le tableau suivant où sont analysés à ce point de vue
55 observations de cas chroniques avec autopsie : Fréquence
des
perforations.

Sur 33	invaginations	iléo-cæcales,	il y a eu	10 perforations	soit 30 %	Tableau I.
Sur 8	—	coliques et rectales,	2	—	25 %	
— 8	—	entériques,	0	—		
— 6	—	iléo-coliques,	0	—		
Sur 55	—		12	—		

Voici, d'autre part, quelques chiffres tirés du mémoire
de M. Leichtenstern et qui, pour l'ensemble des invaginations aiguës et chroniques, donnent des résultats un peu
différents :

Tableau II. Sur 67 cas d'inv. iléo-cæc. mortelles il y eut 15 perforations ou 21,5 0/0

— 46	—	de l'intestin grêle,	—	9	—	20 0/0
— 35	—	du côlon,	—	3	—	9 0/0
— 27	—	iléo-coliques,	—	1	—	3,7 0/0
175	—			28	—	

Ainsi, pour lui, la fréquence des perforations dans les invaginations de l'angle iléo-cæcal et de l'intestin grêle est à peu près la même, et se produit environ dans le cinquième des cas mortels. Celle du côlon n'aurait lieu que dans moins d'un dixième des cas.

Sur d'autres points cependant nous sommes mieux d'accord avec M. Leichtenstern ; ainsi, nous pensons comme lui que la terminaison par péritonite générale et par perforation est plus fréquente chez l'adulte que chez l'enfant, et qu'elle est surtout beaucoup plus commune dans les cas chroniques que dans les cas aigus.

ALTÉRATIONS DU RESTE DU TUBE INTESTINAL.

Autres
altérations
du
tube
intestinal.

Les lésions de l'intestin sont loin d'être toujours bornées au niveau même de l'invagination. Les troubles apportés à la progression des matières, les difficultés opposées à la circulation du sang, enfin la violente inflammation qui se déclare souvent plus tard retentissent plus ou moins loin du siége primitif de la maladie.

Bout
supérieur.

Ces lésions portent presque toujours sur le bout supérieur et n'atteignent presque jamais la partie située plus loin que le niveau inférieur de l'invagination.

Elles sont quelquefois bornées à la muqueuse, même dans des cas de très-longue durée et de très-grande gravité : on la trouve alors plus ou moins injectée, rouge ou rouge violacé, portant des traces d'inflammation en plusieurs points ; d'autres fois il y a seulement de l'œdème très-marqué et l'injection ne dépasse pas une petite étendue au dessus de l'invagination. Mais une lésion à peu près constante dans l'invagination chronique, c'est l'épaississement hypertrophique de toutes les tuniques, hypertrophie déterminée surtout par la longue continuité des efforts faits par la tunique musculaire pour vaincre l'obstacle. L'augmentation d'épaisseur ainsi produite est souvent considérable; elle atteignait 3 millimètres dans l'observation viii et je l'ai trouvée expressément mentionnée dans un grand nombre d'observations (obs. ii, xiv, xv, xxvi, xxxv, etc.). Il s'y joint d'une façon à peu près constante un degré de dilatation plus ou moins considérable.

Dans des cas qui ne sont point rares, des ulcérations superficielles ont atteint la muqueuse en des points indéterminés (obs. iii, xvi, xlviii), ou au niveau des plaques de Peyer (obs. xlv). Mais ces ulcérations sont quelquefois beaucoup plus profondes et peuvent aller jusqu'à perforer l'épaisseur totale des parois ; (obs. xxvi, xxix). Il n'est pas toujours possible de dire si elles sont le résultat d'une ulcération simple ou de la chute d'une eschare gangréneuse. Ce dernier processus est cependant indiqué dans les observations xxvi et lix. Dans l'observation v, il y avait une large déchirure de l'intestin grêle qui ne paraissait ni aminci, ni ulcéré.

« C'est quelque chose de très-remarquable », disait M. Duchaussoy (loc. cit p. 135), « que dans cette forme d'obstruction intestinale (l'invagination), il y ait si rarement des matières accumulées au-dessus de l'obstacle....

Cette rareté de l'accumulation des matières s'explique... par la possibilité de leur passage à travers le tube intestinal rétréci, mais non oblitéré par le boudin d'invagination. Cela est bien plus frappant encore si l'on se borne à examiner les cas chroniques. On trouve alors les anses intestinales placées au-dessus de la lésion quelquefois distendues par des gaz, mais cela est rare. Plus souvent elles sont vides et affaissées (obs. v, xi, xiv, xviii....), d'apparence normale (obs. iv, xxxiv, lii...), ou contiennent une certaine quantité de matières féculentes ou pulpeuses, (obs. xxvi, lix...). Dans l'observation xvii est signalée la présence de matières fécales liquides dans la partie inférieure de l'iléon, matières qui devenaient graduellement plus dures et plus sèches à mesure que l'on remontait vers l'estomac.

Quand la distension gazeuse existe elle est rarement très-prononcée et souvent reste limitée à une longueur de quelques décimètres au-dessus de l'obstacle.

La raison de ces faits réside naturellement dans la conservation relative de la perméabilité du canal.

Bout inférieur. Le bout inférieur, au delà de la gaîne de l'invagination, est généralement sain ; il est le plus souvent vide ou ne contient que quelques matières fécales, des détritus gangréneux ou du sang ; les altérations de couleur qu'il peut présenter sont probablement dues à son imbibition ou à la présence à sa surface des matières qu'il contient.

Une modification qui offre un certain intérêt est le relâchement du sphincter, sa traction en haut et la dilatation du rectum consécutives aux invaginations qui prennent leur point de départ à l'extrémité inférieure du gros intestin ou qui y sont descendues. Nous reviendrons sur ces particularités qui n'ont jusqu'ici été signalées que par M. Duchaussoy (qui cite Holmes), et par des auteurs étrangers.

ETAT DES PARTIES AUTRES QUE L'INTESTIN.

Estomac. L'*estomac* est très-ordinairement sain ; on le trouve à l'autopsie complétement vide, ou plus souvent renfermant les mêmes matières que contient l'intestin grêle, liquide aqueux trouble, jaunâtre ou grisâtre. On a signalé dans plusieurs observations, un état mamelonné tout spécial de sa face interne.

Le *péritoine* qui est souvent enflammé dans les autopsies des cas d'intussusception aiguë, l'est bien plus souvent encore dans celles des cas chroniques. Ce n'est pas à dire que ces cas aient plus de tendance que les autres à produire la péritonite, car bien au contraire celle-ci le plus souvent paraît être seulement une complication tardive ou ultime. Dans le plus grand nombre des cas chroniques les phénomènes inflammatoires attendent quelquefois des mois avant de se produire ou même manquent d'une façon permanente. On est vivement surpris alors de constater à l'ouverture de l'abdomen de malades qui ont lutté pendant trois mois, dix mois ou plus d'un an avant de succomber, de trouver, dis-je, le péritoine lisse, poli et n'offrant pas même d'injection vasculaire. Six de mes observations signalent cet état d'intégrité *complète* du péritoine (obs. ii, iv, xxxv, xxxvii, xlv, xlvi *bis*).

Lésions
du
péritoine.

Cette péritonite, quand elle existe, a pour caractère particulier ainsi que l'a fait remarquer M. Besnier (loc. cit. p. 16), d'être *adhésive*, et de ne donner lieu, comme dans la péritonite qui se développe sous l'influence de l'inflammation herniaire, que très-rarement à un épanchement. Cet épanchement est très-peu abondant ; sa nature est séro-purulente ou purulente. Dans deux cas, (obs. xi et xlvi), il était séreux et semblait dater de fort loin ; dans l'un de ces cas, il ne paraissait pas avoir un rapport bien direct avec l'invagination.

Je n'ai trouvé signalée que deux fois la limitation de la péritonite à l'invagination et à son niveau (obs. xlvii et lx). Je tiens surtout à faire bien remarquer que la péritonite générale n'est pas précoce dans l'invagination à marche chronique, car cela peut avoir une grande importance au point de vue du pronostic et du traitement. En effet, M. Besnier, parlant de l'invagination en général, a pu dire que la péritonite survenait le plus ordinairement dans les cas qui se terminent par la mort.

Or, si l'on parcourt les observations qui sont à la fin de ce mémoire, on verra que sur les trente autopsies où l'état du péritoine a été noté avec soin, trois fois seulement on a signalé la péritonite comme ancienne (obs. ix, xxxiv, et xliii) ; l'ancienneté dans cette dernière observation est même indiquée d'une façon dubitative. Dans trois cas, elle paraissait être tout à fait aiguë et récente (obs. vi, xlviii et lii), dans douze cas enfin elle accompagnait une perforation et était sans doute ultime. Quatre fois les indications ne permettent pas de préjuger l'époque à laquelle la péritonite a débuté (obs. viii, xiii, xviii, xlii).

Le principe établi par M. Besnier que lorsque le péritoine se trouve intact, la durée de la maladie a été en général fort courte, n'est exact que pour les formes aiguës. En effet nous venons de voir que, dans le quart environ des chroniques, le péritoine était indemne quelque longue qu'ait été la durée de la maladie. De plus la gastrotomie faite dans des cas à marche lente a montré le péritoine sain au 15ᵉ (obs. xxviii), au 18ᵉ (obs. xxv), au 30ᵉ jour (obs. xxiv et xxvii) ; et il n'est pas douteux que, dans d'autres cas plus chroniques encore et où les symptômes d'acuité et de fièvre ont tardé pendant plusieurs mois à se montrer, la gastrotomie aurait permis de reconnaître que jusqu'à cette époque le péritoine était dépourvu de toute lésion inflammatoire.

On retrouvera, dans l'observation xii, la particularité signalée par M. Besnier dans une des siennes de l'existence d'une péritonite généralisée intense, coïncidant avec l'intégrité des séreuses en contact dans l'invagination ; il y avait, dans ce cas, perforation de la gaîne et saillie de l'anse invaginée au travers.

Souvent on constate que la péritonite n'existe pas au même degré dans les divers points de la cavité abdominale ; elle est généralement plus prononcée sur le péritoine viscéral que sur le péritoine pariétal. Elle est souvent d'autant plus accusée, ainsi que l'a remarqué également M. Besnier, que l'on se rapproche davantage de la tumeur d'invagination. Il en résulte quelquefois que les fausses membranes accumulées obturent l'ouverture d'une perforation, et empêchent l'épanchement des fèces ou des matières septiques dans la cavité péritonéale.

ELIMINATION SPONTANÉE DE L'ANSE INVAGINÉE.

Les faits curieux d'élimination d'une portion de l'intestin par les selles à la suite d'invagination ont été constatés très-anciennement et sont aujourd'hui fort nombreux. Ils parurent d'abord inexplicables ; on ne concevait pas en effet la possibilité de la conservation de la continuité de l'intestin après l'élimination d'une de ses parties. Aussi n'accepta-t-on ces observations qu'avec une expresse réserve. Albrecht en 1696 et Frankenau en 1700, en publièrent des observations. Les faits mis au jour se multiplièrent pendant le xviii° siècle (1) et le scepticisme qui avait accueilli leur publication fut vaincu quand Hévin eut reproduit, dans son mémoire sur la gastrotomie, trois cas présentés à l'Académie royale de chirurgie et étudiés par elle.

Le nombre des observations n'a fait qu'augmenter depuis

Elimination spontanée.

(1) Les principales observations publiées dans le xviii° siècle, sont dues à Lembke et Westphal, Muir, Cullen et Monro, Sobaux, Fauchon, Sebire et Gautier, Boucher.

lors et a donné lieu à un certain nombre de mémoires spéciaux parmi lesquels ceux de Gaultier de Claubry (1), de
Thompson (2) et de Peacock (3) tiennent le premier rang.

Ce n'est pas ici la place de développer ce chapitre de l'élimination spontanée, malgré le grand intérêt qu'il présente
et je dois me borner à en parler au point de vue des invaginations chroniques. Il était intéressant en effet de rechercher
si l'expulsion de la partie invaginée pouvait avoir lieu après
que la maladie avait duré plusieurs mois. Or, les recherches faites prouvent à la fois et la possibilité du fait, et son
extrême rareté.

Rareté de l'élimination spontanée. Cette rareté ne pouvait être prévue *à priori*, la prolongation de la maladie devant au contraire donner l'espoir que
l'élimination aurait le temps de s'opérer. N'a-t-on pas souvent trouvé dans les cas aigus l'élimination en bonne voie ?
Et n'a-t-on pas déploré alors que l'organisme n'ait pu résister assez longtemps pour permettre au boudin de l'invagination de se détacher complètement et d'être expulsé par
les selles ? Aussi M. Bucquoy pouvait-il dire (*loc. cit.* p. 200)
avec grande apparence de raison que ces invaginations
« par leur marche en général plus lente, et par l'intensité
ordinairement moindre de leurs symptômes, ont sur les
autres ce grand avantage de laisser plus de temps à l'action
bienfaisante de la nature... »

Epoque de l'évacuation de l'anse invaginée. L'élimination se fait d'après Thompson, dont la statistique porte sur 35 cas, généralement avant le trentième
jour. Il cite cependant des cas où elle eut lieu après plus
d'un mois, une autre fois le quarantième jour, une troisième enfin après plus d'un an.

(1) Journ. univers. et hebd. de méd. et de chir., 3e année, 1833 ;
t. XII, p. 373.

(2) Edinburgh med. and surg. journ., t. XLIV, 1835, p. 296.

(3) Path. transact., vol. XV, p. 113.

Dans les vingt cas de Peacock, l'expulsion du séquestre eut lieu une fois après un mois, une fois après quatre mois, une fois après six mois et toutes les autres avant le vingt et unième jour. On trouvera dans le travail de M. Duchaussoy des chiffres qui se rapprochent beaucoup de ceux-là.

Les chiffres que fournit M. Leichtenstern sur ce sujet sont les suivants :

Sur 125 cas (1) l'évacuation aurait eu lieu 94 fois avant la quatrième semaine, douze fois après la quatrième semaine, neuf fois après le deuxième mois, trois fois après le quatrième, trois fois après le sixième mois. Enfin dans trois cas douteux elle aurait tardé plus d'un an.

Il est fâcheux que les indications bibliographiques ne soient pas données plus exactement, ce qui nous aurait permis de vérifier ces faits et de les ajouter aux nôtres sans crainte de reproduire des cas douteux ou de faire double emploi.

Dans les cinquante-six observations de longue durée que j'ai réunies je trouve six fois la terminaison par sphacèle et évacuation de l'anse invaginée.

Dans ce nombre celui de Carswell (obs. xli) est absolument exceptionnel et paraît en dehors de toute règle : c'est celui d'une femme, (et non d'un homme, comme le traduit Duchaussoy) qui rendit par l'anus, en trois ans de temps, environ 12 pieds d'intestin et qui survécut un an à une lésion aussi considérable. Je crois pouvoir négliger ce fait dont aucun, dans les centaines d'observations d'invaginations publiées, ne se rapproche même de loin. Un autre, (obs. li) s'éloigne encore de ceux qui peuvent entrer en ligne de compte : c'était une invagination de la

______

(1) Voir le détail dans le tableau XIX, aux pièces justificatives.

courbure sigmoïde qui fut extirpée comme tumeur et dont le détachement commencé n'aurait certainement pas été complet au moment de la mort, rendue fatale par le développement de l'infection purulente.

Restent quatre cas bien nets, bien classiques d'élimination et d'expulsion spontanées et qui eurent lieu après des périodes de quatre mois, (obs. x), trois à quatre mois (obs. xxxviii), six mois (obs. xxxvi) et un an (obs. xxxiii) de maladie, chez des individus âgé de 5 ans, 32, 23 et 12 ans. La guérison, temporaire chez les deux derniers (qui ne survécurent que six semaines environ), fut définitive chez les deux autres : la première et la quatrième invagination étaient iléo-cæcales et les deux autres portaient toutes deux sur le jéjunum et l'iléon.

Il semble résulter de ce qui précède que les chances d'élimination spontanée, après gangrène, sont bien moins grandes dans les invaginations chroniques que dans les aiguës. — Et si l'on songe à combien de dangers est encore exposé le malade chez lequel cette élimination spontanée vient de s'accomplir, on reconnaîtra que le pronostic des invaginations à forme lente laissées à elles-mêmes est de la plus haute gravité.

La rareté de l'élimination dans les formes chroniques, justifiera la brièveté de ce chapitre et me permettra de me borner à mettre en relief quelques points saillants. Aussi bien, cette partie de l'histoire des invaginations a été étudiée ailleurs d'une façon très-complète ; le lecteur n'aura, pour trouver des détails, qu'à se reporter aux mémoires que j'ai cités en commençant et aussi à une étude très-bien faite qui termine la première partie de l'ouvrage de M. Besnier (p. 86).

Dangers de l'élimination spontanée. Le processus gangréneux, salutaire dans bon nombre de cas, devient parfois une cause de mort immédiate : c'est quand l'élimination du séquestre se produit avant que des adhérences ne se soient formées au point de séparation ou quand ces adhérences ne sont que partielles. On comprend que l'épanchement des matières dans l'abdomen et une péritonite suraiguë soient alors inévitables.

Mais supposons ce danger immédiat évité et la séparation, puis l'évacuation de l'anse invaginée effectuées sans encombre, le malade est-il hors de danger ? Loin de là, et je tiens à bien établir que, dans un grand nombre de cas et par des procédés divers, la mort doit survenir encore. Elle résulte alors de lésions diverses : 1° Ou bien un rétrécissement ou les éléments d'un rétrécissement futur persistent ; soit que l'anse invaginée n'ait été éliminée qu'en partie et qu'il reste une portion de sa circonférence, moignon irrégulier qui obture une partie du calibre de l'intestin, soit que la cicatrice, régulièrement faite, ait une tendance à se retrécir par suite de la rétraction des éléments de nouvelle formation. — 2° Ou bien l'adhésion des deux bouts du tube intestinal est insuffisante et l'accumulation de matières dures et indigestes suffira à la rompre. — C'est là une cause fréquente de mort à la suite des indigestions que provoque l'appétit exagéré des malades qui viennent d'évacuer leur invagination. D'après Brinton, un exercice violent pourra suffire à faire crever le tube adventif et mou qui remplace parfois, en partie, l'intestin éliminé. — 3° Les deux extrémités de l'intestin sont plus ou moins écartées et communiquent par l'intermédiaire d'une poche circonscrite par les fausses membranes. On conçoit que dans ce cas de nombreuses complications peuvent surgir et la guérison être à peu près infailliblement compromise au bout d'un temps assez court. 4° Enfin la mort peut arriver sans que la cicatrice paraisse jouer un rôle actif et direct dans les phénomènes qui la déterminent : tantôt dans ce cas des ulcérations ont persisté avec accompagnement d'une entérite chronique grave ; tantôt la terminaison fatale résulte de l'augmentation graduelle d'un état de cachexie et d'épuisement qui paraît dû, en grande partie du moins, à la perte de surface intestinale nécessaire à l'absorption.

Influence du siége de l'invagination.

La fréquence de l'élimination spontanée varie avec le siége de l'invagination ; elle est beaucoup plus grande (dans la proportion de 2 à 3 contre 1) dans les intussusceptions de l'intestin grèle seul que dans celles qui intéressent le gros intestin. Dans mes cas, l'invagination était, il est vrai, deux fois iléo-cæcale et trois fois iléique ou jéjuno-iléique ; mais dans les cas de Thompson, le séquestre appartenait dix fois au gros intestin seul ou joint à l'iléon, et vingt deux fois à l'intestin grêle seul ; dans ceux de Peacock, quatre fois au gros intestin et dix fois à l'intestin grèle. — Brinton disait que des portions d'intestin grèle étaient expulsées deux fois et demi plus souvent que celles du gros intestin, et ajoutait que quand il s'agit du premier la guérison est la règle, tandis que pour le second, la mort arrive rapidement dans plus d'un tiers. — M. Leichtenstern est arrivé è une proportion sensiblement la même et égale à trois invaginations de l'intestin grêle éliminées contre une du côlon ou du cæcum ; mais pour lui, et d'une façon absolue, le pronostic n'est pas plus favorable dans un cas que dans l'autre.

Il resterait encore plusieurs considérations à présenter au sujet de l'élimination spontanée des invaginations ; mais l'examen de ces détails qui s'appliquent d'ailleurs plus particulièrement aux formes aiguës, m'entraînerait trop loin. On trouvera à ce sujet, à propos du pronostic, quelques statistiques intéressantes qui n'ont pas encore été publiées en France.

INVAGINATION ET ÉTRANGLEMENT.

« L'étranglement, « a dit Cruveilhier, » n'est pas la conséquence nécessaire et immédiate de l'invagination ; l'intestin
est assez dilatable pour pouvoir contenir, sans interception
entière de la circulation des matières, deux épaisseurs de la
portion du cylindre intestinal qui lui fait suite. » Cette remarque faite en passant et d'une manière presque incidente
par le plus grand nombre de ceux qui ont écrit sur l'invagination, donne cependant l'explication de toutes les altérations anatomiques que nous venons de passer en revue et
celle de tous les phénomènes qu'offre la symptomatologie
des cas chroniques.

Quelques auteurs ont cependant insisté sur le mécanisme
de l'étranglement et sur ses rapports avec les lésions de la
partie invaginée. Après Cruveilhier, M. Besnier en a fait
une étude très-approfondie et très-exacte ; mais on a vu
dans la partie historique du sujet que les applications à la
symptomatologie, à la marche et au traitement n'en ont
été faites, à part quelques travaux étrangers, que d'une façon
très-incomplète. L'étude de la marche de la maladie nous
offrira l'occasion de revenir sur ce point.

Quant aux altérations anatomiques, nous avons constaté
qu'elles peuvent manquer presque absolument même après
que la maladie a duré des mois entiers. Ce fait devient très-
facile à expliquer, si l'on considère que l'étranglement a
fait défaut du début jusqu'à la fin. La dilatabilité de l'intestin permet d'admettre, suivant la remarque de Cruveilhier et de M. Besnier, que la superposition de plusieurs
cylindres de l'intestin ne fait que rétrécir son calibre sans
l'intercepter ; le cours des matières continue alors, quelquefois facile, d'autres fois plus ou moins gêné par le rétrécissement. On conçoit que tant que le déplacement reste dans

cet état, sans modifications anatomiques, la réduction spontanée soit possible et parfois s'effectue ; c'est ce que plusieurs exemples conduisent à faire admettre (1). Cependant,
au bout d'un certain temps, des modifications dans la structure des parties se produisent dans la majorité des cas, et
la réduction spontanée devient impossible ; la constriction
qui porte sur l'anse invaginée l'a rendue irréductible, c'est
la période d'*irréductibilité* des Anglais. Puis des modifications plus profondes se produisent ; la constriction s'accen-
tue, et alors survient la période d'*étranglement* à partir du
début de laquelle les caractères symptomatiques comme les
caractères anatomiques de la maladie prennent une gravité beaucoup plus grande.

Le laps de temps qui s'écoule entre la production de l'invagination et le début des accidents d'étranglement est
extrêmement variable. Dans l'immense majorité des cas,
il est vrai, les deux faits sont contemporains ou à peu près,
et l'on est dès le début en présence des phénomènes de l'invagination aiguë, ou mieux, de l'invagination étranglée.
De ces cas, nous ne nous occupons pas ici. Dans d'autres,
beaucoup moins rares qu'on ne le croit généralement, on
assiste pendant longtemps à des troubles digestifs divers
qui ne rappellent que d'une façon incomplète et lointaine le
tableau symptomatique de l'occlusion intestinale : la maladie peut conduire à la mort sans qu'il survienne de modification dans ses allures et le malade meurt, non d'occlusion,
non d'étranglement, mais d'invagination pure. Dans une
autre catégorie de faits plus nombreux, le malade, après
avoir éprouvé des troubles digestifs vagues et qui peuvent
à peine permettre de soupçonner la formation de l'invagination, devient tout à coup en proie à des phénomènes
d'acuité et meurt d'invagination étranglée, avec occlusion
ultime quelquefois complète.

(1) Voir le chapitre des terminaisons, à la page 148.

De quelles causes dépend cette différence, cet écart entre le temps que telle ou telle autre intussusception met à s'étrangler? Dans le plus grand nombre des cas, rien ne peut les faire soupçonner; dans d'autres, on peut les mettre sur le compte de la cause de la maladie, de l'état antérieur de l'intestin, de la nature, du siége ou de l'étendue de l'intussusception (Besnier).

Les termes de *période d'irréductibilité* et de *période d'étranglement*, couramment employés par un des auteurs qui s'est occupé de l'invagination, M. J. Hutchinson, demandent quelques mots d'explication. Certainement, il serait préférable de substituer à la première l'expression de période d'invagination. On pourrait croire, en effet, que l'intervention opératoire est impossible dans l'un ou l'autre cas. Il n'en est rien, et c'est au contraire dans la période dite d'irréductibilité que la désinvagination pourra le plus souvent être tentée avec chances de succès. Cette manœuvre opératoire pourra encore réussir lorsque l'étranglement vient de se produire, mais pendant une période de temps très-restreinte et sur laquelle les auteurs ne sont pas d'accord. Du reste, il faut bien savoir que la désinvagination peut être impossible dans des circonstances où la terminaison fatale arrive sans que l'étranglement se produise. C'est qu'alors l'inflammation des parties invaginées sera venue s'ajouter aux lésions diverses subies au point malade et aura fait succéder une irréductibilité vraie et permanente à une irréductibilité relative.

Ainsi donc, trois éléments viennent s'associer dans une invagination chronique : des phénomènes mécaniques, des phénomènes physiologiques consécutifs à l'etranglement, des phénomènes inflammatoires. Examinons brièvement, avec MM. Besnier et Cruveilhier, la part qui revient à chacune de ces classes de modifications.

Succession des phénomènes.

La gêne au cours des matières, est le premier phénomène

produit, phénomène tout mécanique qui tient à la superposition des trois cylindres, à l'interposition du mésentère qui est placé entre les tuniques interne et moyenne et qui tend, en l'aplatissant, à effacer le calibre du canal central. Cette gêne à la circulation du cours des matières, en les faisant séjourner dans l'anse d'intestin située immédiatement au-dessus, et en exigeant d'elle un effort considérable (qui se traduit par l'hypertrophie de ses parois, facile à constater à l'autopsie), produit mécaniquement une certaine difficulté dans la circulation veineuse et lymphatique qui se fait au niveau du collet par l'intermédiaire du mésentère. Cette gêne vient augmenter celle que subissait déjà la circulation des cylindres moyen et interne par le fait de la pression qu'exerce l'externe sur tous deux et chacun sur l'autre. Plusieurs facteurs s'ajoutent ainsi, la déclivité et le vice de position des parties repliées, la gêne causée par l'accumulation des matières et par la pression qu'exercent sur le collet les parois distendues de l'intestin situé au-dessus de l'intussusception, le trouble enfin de la circulation qui en résulte. Tout cela détermine de la congestion vasculaire sanguine, puis de l'œdème, de l'épaississement et souvent des hémorrhagies avec infiltration sanguine de l'anse invaginée. Cette infiltration et l'épaississement qui en résulte ont pour effet, d'une part, de diminuer le calibre central ; d'autre part, d'augmenter avec le volume du boudin de l'invagination, la compression qu'il subit de la part de son fourreau.

Cette constriction, toujours plus prononcée au niveau de l'anneau externe ou collet et empêchant le reflux du sang veineux, augmente cette turgescence de la partie invaginée ; celle-ci réagit à son tour sur la première. Il en résulte en fin de compte l'interruption du passage des matières solides et liquides, quelquefois même des gaz et les phénomènes de l'étranglement.

Le cours du sang devient de plus en plus difficile, et une gangrène soit limitée, soit étendue de l'anse invaginée, finit par se produire.

Souvent, l'inflammation vient se joindre à la congestion et porte les phénomènes d'étranglement au plus haut degré. Mais il faut savoir que l'inflammation portant sur les séreuses accolées et même sur une étendue plus grande du boudin de l'invagination peut avoir lieu sans que le cours des matières soit interrompu et sans que les phénomènes de l'étranglement se produisent. Plusieurs raisons font croire que les lésions inflammatoires sont le plus souvent tardives.

Il est à remarquer que l'impossibilité d'obtenir la désinvagination sur le cadavre ne dépend pas toujours de l'adhérence des séreuses des cylindres interne et moyen. On a signalé plusieurs fois cette impossibilité de la réduction d'invaginations qui ne présentaient d'autre lésion qu'une congestion et un gonflement considérables. Ajoutons que les tentatives semblent avoir été faites, en général, par de simples tractions et qu'elles auraient pu être très-facilitées par d'autres manœuvres et notamment par la malaxation.

La compression, qui peut porter sur toute la longueur de l'anse invaginée, n'existe généralement au point de produire l'étranglement, qu'au niveau du collier. C'est une des raisons qui justifient cette comparaison séduisante de l'invagination intestinale avec une hernie, comparaison faite pour la première fois dans le paragraphe concis de Lobstein, puis remise au jour par les meilleurs des auteurs que j'ai cités dans l'introduction. « Compression d'abord, » écrit M. Besnier, « congestion, inflammation, augmentation de volume, et, par suite, exagération de la compression au niveau des parties qui rencontreront un point d'appui : tels sont les phénomènes qui, dans les cas d'invagination comme dans les cas de hernie, sont réunis sous la dénomination commune d'*étranglement* » (1). C'est la même opinion qui est résumée par John Gay (2), avec, et pour la première fois, une allusion aux symptômes généraux dans la conclusion suivante :

« L'intussusception est suivie, d'une façon tant locale que générale, par les mêmes conséquences que la hernie intestinale ordinaire. »

L'étranglement qui se produit au collet du sac et qui s'accompagne fatalement au bout de quelque temps d'inflammation, explique la production de la gangrène limitée ou générale, la formation des adhérences au niveau du collet, et, par suite, la possibilité de l'élimination spontanée de l'anse invaginée avec persistance, dans ce cas, de la continuité du canal.

II. Anatomie pathologique spéciale.

J'ai cru devoir admettre des groupes assez nombreux dans les variétés des invaginations intestinales. Cette division me paraît justifiée par les différences que donnent à leur disposition, aux modifications qu'elles subissent, aux signes par lesquels elles se traduisent, enfin, aux moyens propres à les combattre, le siége qu'elles occupent sur la longueur du tube digestif.

Invagina-
tions mixtes
et
latérales.

Je dois mentionner d'abord, pour n'avoir plus à y revenir, certaines invaginations anomales que leur rareté permet de ne regarder que comme des curiosités. Telles sont les intussusceptions que M. Besnier a nommées *mixtes*, et dans lesquelles le cæcum s'était porté dans l'intestin grêle

(1) Loc. cit., p. 48.

(2) J. Gay. De l'obstruction intest. par intussusception. Med. chir. soc. Trans., 1862.

(Fabrice de Hilden, Blancard) ; telles sont encore les invaginations *latérales*, décrites par M. Duchaussoy, et qui sont formées par l'irruption d'une partie des parois dans la cavité de l'intestin.

Mais il faut consacrer un chapitre à part à ces invaginations, qui sont loin d'être exceptionnelles, et que M. Besnier rangeait à côté du cas de Fabrice de Hilden : — les invaginations de l'iléon dans le cæcum et le côlon à travers la valvule de Bauhin (iléo-coliques).

Je pense utile de donner dès l'abord la proportion relative des diverses variétés d'invagination dans les cas chroniques. On doit, en effet, se demander si certaines parties de l'intestin n'offrent pas plutôt que d'autres une tendance à la prolongation de la maladie ou au retard des complications. Or, la statistique démontre que si la marche chronique peut résulter de n'importe quelle variété d'invagination, elle est loin d'en résulter avec une fréquence égale.

Fréquence
relative
des
variétés
d'invagina-
tion.

Considérons d'abord quelle est le chiffre relatif de chaque variété dans les cas aigus.

La statistique la plus considérable (près de 600 cas d'invagination de toutes variétés et de toutes formes) est celle de M. Leichtenstern. Elle donne les nombres suivantes.

Invaginations iléo-cæcales,	44 %		Tableau III.
— de l'intestin grêle,	30 %		
— du côlon seul,	18 %		
— iléo-coliques,	8 %		

D'après Brinton, dont les proportions sont tirées de la comparaison de plus de 250 cas, les résultats seraient peu différents :

Invaginations de l'iléon et du cæcum dans le gros intestin, 56 %	Tableau IV.
— de l'intestin grêle seul, 32 %	
et de celles-ci 25 % sont de l'iléon seul.	
— du gros intestin seul, 12 %	

Ces résultats généraux sont donc assez comparables (1), d'autant plus que les invaginations iléo-cæcales et les iléo-coliques paraissent avoir été confondues ensemble dans le dernier tableau.

Voici maintenant la statistique des cas chroniques que j'ai rassemblés, Sur 55 cas, on trouve 8 invaginations de l'intestin grêle, 33 iléo-cæcales, 6 iléo-coliques et 8 coliques ou rectales ; ce qui donne à peu de chose près la proportion suivante.

Tableau VI.	Invaginations iléo-cæcales, dans	60 %	des cas.
	— de l'intestin grêle,	15 %	—
	— iléo-coliques,	10 %	—
	— coliques et rectales,	15 %	—
		100	

Or, de la comparaison de ces statistiques, il résulte que le siége de la maladie exerce une assez grande influence sur sa marche, et que la forme chronique est d'une façon absolue et relative, notablement plus rare quand l'intestin grêle forme à lui seul l'invagination. Elle est par contre de beaucoup la plus frequente dans la variété iléo-cæcale, puisque celle-ci représente à elle seule les six-dixièmes des cas.

Quand au rôle que jouent les invaginations coliques ou rectales dans la genèse de la forme chronique, il est à peu près nul, puisque leur proportion diffère très-peu dans les

(1) La statistique de M. John Gay, qui porte sur un nombre de cas beaucoup moins considérable, donne :

Tableau V.	Invaginations iléo-cæcales,	27 cas, ou environ	36,5	%
	— entériques	33 —	— 46	%
	— iléo-coliques,	8 —	— 10,5	%
	— coliques,	6 —	— 7	%
		74	100	

deux statistiques. Il en est de même pour les intussusceptions iléo-coliques, et c'est un résultat qui ne pouvait être
prévu, le raisonnement portant à croire que l'étranglement
dans ces cas aurait été très-précoce.

Je dois ajouter cependant que le petit nombre des observations sur lesquelles repose ma statistique invite à n'accepter ses indications, qu'avec une certaine réserve.

INVAGINATIONS DE L'INTESTIN GRÈLE (ENTÉRIQUES OU JÉJUNO-
ILÉIQUES).

Sur les huit cas d'invagination chronique de l'intestin
grèle, une fois l'iléon était seul intéressé (obs. xxxviii),
quatre fois le jéjunum seul (observat. xxxiv, xxxv,
xxxvii et xl), deux fois le jéjunum et l'iléon en même
temps (obs. xxxvi et xli), et une fois l'intestin grèle
sans autre désignation (obs. xxxix). Ces distinctions
entre le point occupé par les intussusceptions sur la longueur de l'intestin grèle, ont peu d'importance. On serait
tenté de croire, cependant, qu'une invagination portant
comme celles des observations xxxv ou xxxvii sur la
partie supérieure de l'intestin grèle, à peu de distance de la
fin du duodénum aurait une gravité bien plus grande que
celle d'une invagination située vers la fin de l'iléon. Or, il
n'en est rien. On s'accorde à reconnaître que dans ces intussusceptions l'étranglement par le collier est ordinairement très-prononcé. Cela est vrai puisque c'est à l'intestin
grèle qu'appartiennent le plus grand nombre des cas d'élimination spontanée. Mais il nous faut bien admettre qu'il
y a des exceptions assez nombreuses à cette règle, car les
cas ci-dessus mentionnés ne comptent ni parmi ceux qui
ont eu la moins longue durée, ni parmi ceux qui ont présenté les lésions les plus graves. Tous les cas d'invagination

Invagina-
tions
de
l'intestin
grèle.

étaient simples, à part celui d'intussusception *triplée* due à M. Bucquoy (obs. xxxv). Leurs longueurs étaient de 16 cent. à 32 cent. dans les cas avec autopsie et respectivement de 22 cent., plus d'une mètre, et plus de 3 mètres (Carswell) dans les cas où l'élimination a eu lieu.

INVAGINATIONS DU CÔLON SEUL (OU INVAGINATIONS COLIQUES).

Invaginations du côlon seul.

Je n'ai pu en réunir que *cinq* cas. Je m'attendais cependant à trouver un plus grand nombre de ces invaginations se traduisant par des symptômes chroniques. On comprendrait, en effet, qu'il n'y eût là que des symptômes de rétrécissement, et que la nutrition pût continuer jusqu'à un certain point à se faire. Or la maladie affecte ici les mêmes allures que quand elle occupe un siége différent. Les caractères anatomiques de cette invagination sont tout à fait analogues à ceux de l'invagination de l'intestin grèle, avec cette différence que la brièveté du côlon, et son peu de mobilité rendent la longueur des parties invaginées moins grande. Les mêmes raisons font encore que le cæcum, par exemple, ou la partie voisine du côlon, déplacés en même temps que l'invagination se produit, sont entraînés à sa suite. Une particularité intéressante est la fréquence relativement très-grande ou même presque exclusive des invaginations rétrogrades qui portent sur cet intestin.

Invaginations rétrogrades.

C'est aussi sur le côlon que l'on rencontre les dispositions complexes dont l'observation de M. Sainet (obs. xlv) offre un exemple, et dans lequel deux invaginations marchent à la rencontre l'une de l'autre et se pénétrent, s'emboitent réciproquement (*invaginations redoublées* de Requin et de M. Besnier). C'est à propos de ces variétés que M. Duchaussoy a passé en revue tous les faits connus d'invagination rétrograde, (au nombre de 16 au moment où il écrivait), et a conclu à leur importance tout à fait secondaire : « L'invagination rétrograde *n'existe pas seule,* » a-t-il dit (p. 139), « elle n'est toujours qu'une complication accessoire d'une altération ancienne et d'autre nature, ou bien elle accompagne une invagination descendante constituant la maladie principale ; d'où il suit que cette invagination rétrograde n'a qu'une importance très-secondaire ; que ce qu'on a dit du traitement qui lui est spécialement applicable n'est qu'une vue de l'esprit sans utilité pratique. » Cette attaque porte parfaitement sur l'observation de Sainet, où l'invagination de première importance était, à mon avis, une intussusception iléo-colique coincidant avec les intussusceptions coliques ; mais les faits d'invagination rétrograde du côlon isolée sont aujourd'hui hors de doute. Jean Pierre Frank en avait vu et décrit et les observations xlvii, xlviii, etc., en sont des exemples (1). L'invagination, qu'elle soit progressive ou rétrograde, peut occuper tous les points du côlon. Il est quelquefois difficile de dire, toutes les fois qu'elle est placée à son extrême limite inférieure, si elle appartient au côlon descendant ou au rectum (obs. l).

INVAGINATIONS DU RECTUM OU RECTALES.

Je rapproche à dessein ces invaginations de celles du côlon, avec lesquelles elles se confondent parfois. En effet, quand leur point de départ est à la partie inférieure du rectum, leurs caractères, comme leurs symptômes, sont absolument analogues. Mais le fait est assez rare ; généralement

Invaginations du rectum

(1) Brinton (On Intest. obstruction) allait bien plus loin que Duchaussoy et sans nier la possibilité de l'invagination rétrograde, il affirmait que les cas qu'on en avait rapportés n'étaient pas plus dignes de foi que « les apparitions du fameux serpent de mer. »

Rafinesque.　　　　　　　　　5

leur point de départ est plus bas, leur descente est bientôt
suivie de leur prolapsus hors de l'anus et l'on a affaire alors
à une invagination à deux cylindres ou partiellement à
deux et à trois cylindres. C'est alors à proprement parler
une des variétés du prolapsus rectal, et bien qu'elle puisse
parfois donner lieu à des symptômes d'étranglement, son
étude est mieux placée à côté de celle des chutes du rectum.
L'histoire de l'invagination du rectum a été faite du reste
de main de maître dans le Traité d'anatomie pathologique
générale de Cruveilhier (1), et je ne puis mieux faire que
d'y renvoyer le lecteur. Les observations LI, LII et LIII
qui appartiennent à cette variété montreront cependant
que les phénomènes qui les accompagnent sont bien du
même ordre que ceux des autres invaginations chroniques.

INVAGINATIONS COMPLEXES DU GROS INTESTIN (INVAGINATIONS
ILÉO-CÆCALES OU CÆCALES).

Invagina-
tions
iléo-cæcales.

Cette variété d'invagination est la plus intéressante, d'une
façon générale, à cause de sa fréquence et de sa disposition
spéciale et, au point de vue qui nous occupe, par le grand
nombre des formes cliniques lentes auxquelles elle donne
naissance. Ainsi, représentant 44 0[0 selon l'un, 56 0[0 selon l'autre de la totalité des invaginations, elle atteint,
comme nous l'avons vu, la proportion de 60 0[0 dans les cas
chroniques.

Deux sous-
variétés.

La disposition des parties invaginées peut être rapportée à deux groupes, dont l'un ordinaire et l'autre exceptionnel. Celui-ci est ainsi constitué : la partie inférieure du
côlon ascendant pénètre dans sa partie supérieure ou même
plus loin, entraînant après lui le cæcum et la fin de l'in-

(1) T. I, p. 547.

testin grêle. C'est, en quelque sorte, une invagination colique qui aurait commencé immédiatement au-dessus de la valvule. Ce qu'il y a de caractéristique dans cette sous-variété, c'est que le cæcum, qui forme la tête de l'invagination, *n'est pas retourné*. De la sorte, l'extrémité libre de l'anse invaginée présente un cul-de-sac au fond duquel sont deux ouvertures, l'une qui est celle de l'iléon, l'autre celle de l'appendice vermiculaire.

L'autre groupe, qui est celui de l'invagination iléo-cæcale classique, offre pour caractère d'avoir commencé à l'angle iléo-cæcal. Les parois de l'invagination sont disposées ici, comme dans la sous-variété précédente, de la façon suivante : Au centre, le cylindre interne est formé par l'extrémité inférieure de l'iléon ; au dehors, le cylindre externe est représenté par la portion du gros intestin qui ne s'est pas déplacée et qui est devenu invaginante ; tandis que le cylindre moyen est formé par la *totalité* (comme l'a établi M. Besnier) des régions du côlon qui se sont déplacées.

Ce qu'il y a de frappant dans la disposition du boudin d'invagination, c'est son anneau interne constitué par la face muqueuse du cæcum et qui a pris une forme conoïde. A son extrémité existent deux ouvertures, l'une qui correspond à l'orifice de l'iléon et qui est encore quelquefois bien fermée par la valvule de Bauhin, et l'orifice, souvent plus dilaté que le premier, de l'appendice vermiculaire ; cet appendice, placé au centre de l'invagination, est couché parallèlement à l'iléon, entre celui-ci et la tunique moyenne.

Pour se rendre compte de cette disposition assez complexe, il n'est rien de tel que d'avoir recours à l'artifice conseillé par Cruveilhier et qui consiste à supposer une ficelle attachée à la valvule iléo-cæcale du côté du gros intestin. Supposons une traction faite sur la ficelle, et nous verrons le cæcum se retourner, entraînant l'intestin grêle après lui, pénétrer dans le côlon ascendant, dans l'arc du côlon, dans le côlon descendant, suivi toujours de l'extrémité inférieure de l'iléon. Que la force qui détermine la progression de l'invagination continue à agir, comme cela a lieu naturellement, et vous assisterez à la descente du boudin d'invagination dans l'S iliaque, puis dans le rectum. Souvent il ne s'arrête point même là, et dans un certain nombre de cas on le voit sortir par l'anus et faire hernie dans une longueur qui peut être considérable. C'est là ce que Cruveilhier appelle la *précipitation à travers l'anus d'une invagination de la continuité de l'intestin*. Il est clair que l'invagination cesse alors d'être à trois cylindres dans toute sa longueur et que toute sa partie extérieure à l'anus, privée de gaîne, représente une invagination à deux cylindres.

INVAGINATIONS DE L'ILÉON DANS LE CÆCUM OU ILÉO-COLIQUES

Invagina-
tions
iléo-coliques.
Cette variété d'invagination qui est une des moins fréquentes, était considérée, il n'y a pas très-longtemps, comme excessivement rare (1). Cruveilhier n'en connaissait qu'un exemple, celui de E. Caillard (dont l'indication bibliographique n'est pas donnée). Elle est formée par la pénétration de la dernière partie de l'intestin grêle dans le cæcum et le côlon. La valvule iléo-cæcale est forcée et l'anse invaginée est naturellement formée par deux cylindres d'intestin grêle, l'un central non retourné, l'autre externe renversé en doigt de gant.

Ces invaginations, dues le plus souvent à des polypes (voy. le mécanisme) ont été rencontrées un assez grand nombre de

(1) Voyez l'historique de la question dans Paquet. Bull. de la Soc. anat., 1867, p. 286.

fois; elles représentent comme nous l'avons rappelé plus haut, 8 pour 100 du total des invaginations de M. Leichtenstern. Elles sont regardées en général comme celles qui s'accompagnent le plus vite et le plus violemment des symptômes de l'étranglement et comme se terminant le plus rapidement par la mort. Quelques auteurs les avaient regardées comme fréquentes ; mais seulement d'après des vues théoriques ; ainsi fait Rilliet, pour qui l'iléon ainsi invaginé est toujours « le fil conducteur de l'invagination, » expression inexacte dans le plus grand nombre des cas et qu'on a depuis reproduite, bien souvent à tort (1).

On éprouve une assez grande tendance à admettre *à priori* que le passage de l'iléon dans cette étroite ouverture doit être accompagnée ou suivie à bref délai de phénomènes d'étranglement. Aussi est-ce avec surprise que j'enregistre le total de six cas d'intussusception iléo-colique traduits pendant la vie par des symptômes franchement chroniques et prolongés, ce qui donne relativement au total, une proportion de 9 environ pour 100 cas chroniques.

Il ne faut pas oublier, enfin, que ces diverses invaginations ne sont pas toujours isolées et qu'on peut en rencontrer au moins deux associées chez le même malade. C'est ainsi que parmi les cas que j'ai réunis on trouve deux intussusceptions iléo-coliques coexistant avec des intussusceptions iléocæcales (obs. XLVI et XLVI bis) ; et une autre iléo-colique accompagnée de deux coliques, l'une progressive et l'autre rétrograde (obs. XLV).

Invaginations multiples.

ÉTIOLOGIE ET MÉCANISME.

Les invaginations intestinales, qu'elles affectent une marche aiguë ou une marche chronique, reconnaissent les

(1) Le fait a cependant lieu dans quelques cas ; il en était ainsi par exemple dans les observations XLVI et XLVI bis.

mêmes causes et la même pathogénie. Je suis donc obligé d'écrire en grande partie ce chapitre à un point de vue général.

MÉCANISME. — Les avis sont partagés sur le mécanisme de l'intussusception et tandis que les uns donnent la première place au mouvement péristaltique de l'intestin, les autres laissent à cet organe un rôle surtout passif.

La première opinion est aussi ancienne que la découverte de l'invagination et tous les auteurs lui ont donné une importance très-grande, si ce n'est exclusive. Elle a été discutée et combattue, avec de longs et intéressants développements par M. Besnier (1). Ses principaux défenseurs ont été Ruysch, Dance, Gorham, Cruveilhier, Brinton, M. Houel et M. Bristowe.

Ruysch, au xviie siècle (2), expliquait l'entrée d'une portion de l'intestin dans une autre par l'action du mouvement péristaltique renversé ou par suite de mouvements convulsifs. Il admettait qu'il y a d'un côté irritation et contraction d'une anse intestinale, et de l'autre distension absolue ou relative de l'anse voisine qui peut alors recevoir la première sous l'influence des mouvements de l'intestin.

Peyer, Brunner, Wepfer, Haller, d'autres encore professaient la même opinion, appuyée sur les expériences dans lesquelles ils avaient vu se produire des invaginations sur les animaux dont ils irritaient les anses intestinales. Plusieurs de ces anciens auteurs, et Heister parmi eux, avaient trouvé des ascarides lombricoïdes au niveau des invaginations. Ils rapprochaient ce fait de la grande fréquence de la maladie chez les enfants, et regardaient les vers comme la cause première de la maladie par l'irritation qu'ils causent

(1) Loc. cit., p. 29 et seq.
(2) Observat. anat. et chirurg.

aux intestins et les mouvements convulsifs qui en résultent.

John Gorham, qui a publié en 1838 un travail important sur l'intussusception des enfants (1), écrivait que toute irritation trop vive de l'intestin peut produire une invagination. Pour lui, une des conditions suivantes est nécessaire à la production du déplacement : Il faut qu'il existe, soit une contraction de la partie qui va s'invaginer, soit une dilatation de la partie qui doit recevoir l'autre, soit enfin une inégalité de calibre subite due à la structure de quelque portion du tube digestif. La première condition, ajoute-t-il, peut être amenée par un *spasme* (*spasm*) de l'intestin ; la seconde par la distension gazeuse (*flatus*) ; tandis que la troisième existe en permanence dans les conditions naturelles à la terminaison de l'iléon dans le cæcum.

Le mécanisme est entièrement rapporté aux mouvements actifs de l'intestin dans le remarquable mémoire de Dance (2), comme le prouve le passage qui définit l'invagination en ces termes un peu diffus : « la pénétration ou l'introduction avec renversement d'une quantité plus ou moins considérable de toutes les membranes de l'intestin dans la cavité d'une autre portion d'intestin, ordinairement située au-dessous de la première, à la suite de mouvements désordonnés qui peuvent affecter sous l'influence de plusieurs causes, la longueur du tube intestinal ». « Lorsque sous l'influence d'une cause quelconque », dit-il ailleurs encore, « le mouvement intestinal devient précipité, partiel, irrégulier, désordonné, l'invagination peut se produire, parce que les contractions vives et partielles tendent à insinuer la portion d'intestin qui se contracte dans la cavité de celle qui reste immobile. »

(1) Guy's hospital Reports, 1838, 1re série, vol. III, p. 337.
(2) Dance. In Répertoire général d'anatomie et de physiologie pathologiques de Breschet, 1826, t. I, p. 458.

Cruveilhier (1) a apporté à la théorie rééditée par Dance, le poids de son autorité et l'appui de ses arguments. « Si l'on voulait produire sur le cadavre une invagination », dit-il « il faudrait réduire au plus petit volume possible la portion d'intestin qu'on se propose d'invaginer, et la faire pénétrer par un mouvement dirigé suivant l'axe du canal intestinal dans la portion d'intestin qui lui fait suite et qu'on a maintenue dilatée. Ainsi : 1° rétrécissement d'une portion limitée d'intestin ; 2° raccourcissement de cette portion et de celle qui lui fait suite, telles sont les deux conditions nécessaires pour une invagination artificielle. Or, ce rétrécissement et ce raccourcissement opérés par les doigts de l'expérimentateur sur le cadavre, peuvent l'être pendant la vie par la contraction des fibres propres de l'intestin.............. et ne voit-on pas avec quelle facilité la contraction des fibres longitudinales qui forment une courbe continue sur toute la circonférence de l'intestin, peut faire pénétrer une portion d'intestin resserrée par la contraction musculaire dans la portion d'intestin qni lui fait suite et qui présente une dilatation relative ?..... L'invagination qui est le plus souvent *descendante*, c'est-à-dire qui s'est produite de haut en bas sous l'action du mouvement péristaltique, peut, dans quelques cas, être *ascendante*, c'est-à-dire avoir lieu de bas n haut sous l'action du mouvement antipéristaltique. »

Un peu plus loin (p. 523), Cruveilhier répondait négativement à la question de savoir si un élément spécial était necessaire pour se rendre compte de l'invagination ; il admettait cependant que « la présence d'un polype pédiculé pourrait bien, dans certains cas, être la cause déterminante d'une invagination. »

Les auteurs qui ont écrit depuis ont presque tous repris à leur compte la même théorie et fait jouer à la contraction

(1) Cruveilhier. Traité d'anat. pathol. gén., 1849, I, p. 521 et suiv..

musculaire un rôle prédominant, et souvent presque exclusivement actif.

M. Houel (1) ne mentionne plus la dilatation des parties
voisines de la portion contractée et admet que la pénétration de l'intestin par lui-même n'est que la conséquence du
raccourcissement survenu pendant la contraction des
fibres longitudinales (M, Besnier, *loc. cit.*, p. 39 et 40). —
Brinton (2) expose le mécanisme de la façon suivante : « On
doit chercher la cause immédiate du déplacement, non-
seulement dans la violence, l'étendue et la brusquerie de
cette contraction de la tunique musculaire transverse, qui
est un des éléments du mouvement péristaltique ; mais
aussi dans un défaut de coordination de ces contractions
de la tunique longitudinale, qui jouent dans le *« péristalsis »*
normal, un rôle aussi important, quoique moins énergique.
La contraction soudaine et puissante d'une longueur considérable d'intestin, poussée et soutenue en arrière par la
contraction encore persistante des parties les premières
mises en action et aboutissant en avant à une anse intestinale flasque et relâchée doit, en diminuant brusquement la
largeur du segment qu'elle occupe et en augmentant simultanément de longueur, pousser une portion variable de
son étendue dans le segment dilaté qui lui succède. Cette
explication qui paraît être une simple et irréfutable application des lois du mouvement intestinal aux faits de l'intussusception, rapporte la lésion à deux causes, l'une passive, et l'autre active ; celle ci, poussant l'intestin en avant
dans le segment suivant, celle-là permettant à ce segment
de le recevoir. »

(1) Manuel d'anat. pathol., p. 263.
(2) On intestinal obstruction, cité par Maunder, in Cooper's surg.,
Dict. II, p. 92 ; et dans le Dublin quart. journ. of. med. sc., 1868, I,
vol. XLV, p. 149.

Enfin, M. Bristowe, dans un des derniers mémoires publiés sur la matière (1), envisage la question d'une manière un peu différente. Pour lui, l'intussusception est probablement toujours un accident qui se produit brusquement sous l'influence d'une contraction spasmodique violente de la partie d'intestin qui se déplace; mais il faut aussi que certaines conditions adjuvantes viennent concourir au même but. Tout mouvement péristaltique (*wave of peristalsis*) est composé de deux éléments : d'abord la contraction des fibres longitudinales qui raccourcit et dilate l'intestin, en attirant vers la portion où cette contraction est complète la portion d'intestin où elle commence; alors survient presque immédiatement la contraction des fibres circulaires qui rétrécit l'intestin et l'allonge, et qui, en l'allongeant le projette en avant. Il suffira alors d'une très-légère exagération ou modification de la disposition ainsi produite pour permettre la projection (*protrusion*) du segment rétréci dans le segment dilaté qui lui succède. Les circonstances qui, seules ou combinées, peuvent produire cet effet sont les suivantes pour M. Bristowe : 1° la présence de beaucoup de gaz produisant une distension extrême de l'anse intestinale vers laquelle avance l'onde péristaltique ; 2° l'immobilité de cette partie de l'intestin, produite par quelque cause que ce soit; et 3° la coïncidence, à ce moment précis, de quelque effort musculaire violent impliquant la contraction des muscles de la paroi abdominale.

Tels sont les principaux arguments, dont plusieurs ont une grande valeur, qui ont été donnés pour prouver le rôle actif des contractions intestinales dans la production de l'invagination. Est-ce là la véritable physiologie pathologique de la lésion ou du moins est-ce son seul mécanisme ? c'est ce qu'il nous reste à examiner.

(1) Bristowe. in System of medicine of Reynolds, 1871, tome III, p. 88.

Morgagni (1), le fondateur définitif de l'école anatomo-pathologique, accordait, d'après les expériences de Peyer et de Brunner, une grande valeur aux mouvements convulsifs des intestins dans la pathogénie des invaginations, mais il ne l'admettait pas d'une façon exclusive. C'est lui qui le premier, je crois, après avoir attiré l'attention sur l'influence de la pneumatose intestinale, admit la possibilité d'une intussusception, produite seulement par le *poids* d'une tumeur développée dans l'intestin, et se produisant, par conséquent en vertu d'un phénomène tout mécanique (2). Théories mécaniques.

Dans un court mémoire lu à l'Association pour l'avancement des sciences médicales et chirurgicales de Londres, en 1789, Hunter donna (3) en quelques lignes substantielles, sa théorie de la production mécanique de l'invagination. Voici comment M. Besnier l'expose d'après lui :

« Pour que l'invagination intestinale ait lieu, disait-il, il faut qu'une portion d'intestin flottant soit contractée, et que la portion située immédiatement au-dessous soit dilatée et relâchée ; dans de telles conditions l'invagination peut très-facilement se former, pour peu que la portion con·tractée glisse dans celle qui est dilatable, non par suite d'une action qui s'accomplirait dans l'une ou dans l'autre portion intestinale, mais par l'influence d'un poids qui viendrait s'ajouter accidentellement à l'intestin situé au-dessus de la portion contractée. Jusqu'à quel point le mouvement péristaltique, en poussant les matières intestinales vers la portion contractée peut-il faire entrer celle-ci dans

(1) Recherches anat. sur le siége et les causes des maladies, trad. de Désormeaux, t. V, 34º lettre, p. 371, § 32.

(2) Bibl. anat., t. I, p. 1, *in adnot. ad Peyer*, etc.

(3) The Works of John Hunter, edited by J. Palmer, 1837, vol. III, p. 587, et On introsusception, in Transactions of a Soc. for Improv. of med. and surg. Knowl., vol. I, p. 103, 1793.

la portion relâchée? C'est ce que je ne puis déterminer, mais je suis porté à croire qu'il ne saurait avoir cet effet. »

M. Besnier (loc. cit. p. 28 à 44) a fait à son tour une critique attentive des théories pathogéniques en présence et s'est montré beaucoup plus explicitement partisan de la production mécanique et de la production mécanique excessive des invaginations intestinales morbides. Voici du reste, quelles ont été ses conclusions (p. 43) :

« En résumé, il nous paraît démontré, 1° que la contraction musculaire de l'intestin ne peut donner lieu primitivement et par elle-même aux invaginations intestinales morbides.

2° Qu'en admettant même ce mode de production comme démontré, on est obligé de reconnaître qu'il n'a pas été donné jusqu'ici, de son mécanisme intime, d'explication satisfaisante.

3° Que si la contraction musculaire intervient, ce n'est que secondairement, alors qu'une portion d'intestin, quelque petite qu'on la suppose, a, suivant l'expression de Hunter, glissé dans une partie voisine. Dans cette dernière hypothèse, il n'est pas besoin de faire intervenir des phénomènes supposés de locomotion intestinale produisant une pénétration active de l'intestin par lui-même, et nous sommes d'autant plus disposé à la croire vraie qu'elle n'est en contradiction ni avec les données physiologiques, ni avec les faits anatomo-pathologiques. »

Je regrette d'être obligé de me séparer de M. Besnier, dans l'appréciation de quelques points de détails.

Et d'abord, je crois devoir prendre acte de cette affirmation que l'action de la contraction musculaire suffit à compléter l'invaginatien, alors qu'une portion d'intestin « quelque petite qu'on la suppose » a pénétré ou glissé dans une portion voisine. Nous sommes là d'accord et le problème

qui reste à résoudre est celui de savoir comment cette petite
portion d'intestin s'est ainsi déplacée.

L'intussusception mécanique, et purement mécanique,
de l'intestin est incontestable dans un certain nombre de
cas, et je partage sur ce point l'opinion de M. Besnier. Peu
d'auteurs, du reste, l'ont niée absolument, du moins dans
le cas de polype de l'intestin. Nous avons vu que Morgagni
l'admettait parfaitement. Cruveilhier qui avait d'abord
rejeté l'influence des polypes dans la production du déplacement, parce qu'il avait vu, à l'autopsie, que ces tumeurs
sont quelquefois situées à la partie moyenne ou à la plus
élevée du cylindre moyen, au lieu d'être au niveau de
l'anneau interne (1), est revenu plus tard sur cette opinion (2). Il s'est dit, en effet, que le déplacement par invagination n'est pas un déplacement stationnaire et qu'à un
moment donné la portion d'intestin qui constituait le cylindre interne peut avoir été complètement renouvelée par
la partie supérieure de l'intestin et appartenir au cylindre
moyen ; le polype qui occupait au début la partie inférieure
du boudin de l'invagination, peut alors en occuper la partie supérieure.

Il semble évident que dans le cas où un polype pédiculé
est inséré sur un point de l'intestin, son poids, la poussée
que lui impriment les matières fécales qui circulent et les
contractions de l'intestin agissant sur son corps comme
sur toute autre masse contenue dans sa cavité, toutes ces
actions doivent tendre à le faire cheminer en entraînant
après lui la partie d'intestin sur laquelle il s'insère. La
production mécanique du premier degré de l'invagination,
— du *premier temps* — comme l'appelle M. Besnier, est
donc ici bien nette. Il en est sans doute de même dans les

(1) Atlas d'anat. pathol., livr. XXII.
(2) Traité d'anat. path., I, p. 523.

cas rares où une tumeur de mauvaise nature de la paroi faisant saillie dans l'intestin a formé la tête d'une invagination (obs. xix). C'est peut-être ici cependant le cas de signaler, d'après M. Bristowe (1), car je n'en connais pas d'exemple, la coïncidence possible d'une invagination et d'un polype en deux points différents et plus ou moins éloignés du tube intestinal.

Je ne ferai aucune difficulté d'admettre encore avec M. Besnier la possibilité de la production mécanique de l'invagination dans le cas suivant; une portion d'intestin circulairement resserrée se trouve placée au-dessus d'une portion à l'état de repos et par conséquent *relativement* dilatée; cela suffira pour que la première *glisse*, comme dit Hunter, dans la seconde, soit par son propre poids, soit par le poids de matières momentanément arrêtées au niveau de la portion rétrécie. Ce mode de production tout à fait rationnel et facile à concevoir doit en effet exister dans un bon nombre des cas; suit-il de là que le mouvement péristaltique ne puisse pas donner lieu, primitivement et par lui-même, à une intussusception intestinale? Ce n'est pas mon opinion et je pense même que dans toute une classe de faits le mouvement péristaltique ou antipéristaltique de l'intestin est la cause, sinon exclusive, au moins prédominante de la production du premier temps de l'invagination.

M. Besnier a bien démontré par une analyse rigoureuse de la physiologie et des constatations anatomo-pathologiques que le mouvement péristaltique n'agit pas comme le grand nombre des auteurs l'admettent. Il a rappelé que le mouvement intestinal se décompose en deux, l'un qui résulte de la contraction des fibres circulaires et l'autre de la contraction des fibres longitudinales; que les faisceaux

(1) Loc. cit., p. 89.

musculaires rétrécis et rendus rigides par la contraction
servent de points fixes pour la contraction des fibres longitudinales, et il a fait voir que la fixité de ces points et leur
immobilité étant une condition de la mise en jeu de la contraction des fibres longitudinales, la pénétration active de
la portion rétrécie dans une portion dilatée devient impossible. « Et même, ajoute-t-il, si cette portion, circulairement contractée, était mobile, comment comprendre qu'elle
soit *attirée* dans la portion dilatée, puisque c'est elle qui
doit y pénétrer la première. La dilatation cesse en effet là
où la contraction circulaire commence et les fibres longitudinales qui entrent en action sont situées *au-delà* du point
circulairement contracté. Pour que l'invagination fût possible dans l'hypothèse que je combats, la *traction* devrait
nécessairement avoir lieu *du côté de la portion dilatée*, et
c'est précisément celle à laquelle on fait jouer un rôle passif, puisque sa dilatabilité est une conséquence de son
inertie. »

Tout cela est parfaitement exact et ruine complètement
la théorie attaquée ; mais il y a un autre moyen de comprendre l'action du « péristalsis », et c'est celle que Brinton
expose dans les quelques lignes que j'ai citées plus haut.
Dans cette hypothèse, il n'est plus question de l'attraction
réciproque des deux parties voisines l'une contractée,
l'autre relâchée, qui vont s'invaginer l'une dans l'autre.
L'explication du déplacement offre beaucoup d'analogie
avec celle qu'en donne M. Besnier, et il suffit de substituer
à la notion mécanique de poids celle toute physiologique
d'allongement et de rigidité fournie par la contraction, pour
concevoir que la portion d'intestin circulairement resserrée, placée au-dessus d'une portion à l'état de repos, et par
conséquent, relativement dilatée, pénètre dans cette dernière. Je me hâte d'ajouter que ces différents mécanismes,
qui peuvent, je crois, agir isolément, doivent parfois se

combiner entre eux, et que par exemple un amas d'aliments indigestes pourra tendre à invaginer la partie qui le contient à la fois par sa pesanteur et par l'irritation et les contractions désordonnées qu'il détermine. S'il existe en outre un certain degré de pneumatose intestinale (Requin) ou de paralysie dans la portion du tube située au-dessous, le déplacement n'en sera que plus aisément effectué.

Mais, je le répète, *le rôle principal paraît appartenir, dans la formation d'un certain nombre d'invaginations, à la contraction des fibres musculaires qui transforme une portion de l'intestin en une tige rigide, et qui, augmentant en même temps sa longueur, la pousse, la précipite contre l'anse non contractée qui lui fait suite et la force à y pénétrer.*

La paralysie de l'anse de l'intestin qui reçoit l'invagination est considérée comme un des éléments nécessaires par le Dr Black (1) qui s'exprime ainsi :

« Pour que l'invagination se produise dans l'iléon, il est nécessaire qu'il y ait d'une part une paralysie d'une de ses portions et d'autre part une contraction péristaltique au moins normale au-dessus. Quand ces conditions sont remplies, l'action propulsive de la portion supérieure de l'intestin est soudainement arrêtée à sa jonction avec la partie paralysée. Celle-ci n'offrant qu'une résistance passive, permet à l'autre de se rapprocher de l'axe du tube, cède aisément et permet à la partie contractée de passer dans son intérieur. La paralysie est donc un facteur nécessaire.... »

C'est là, en d'autres termes, la théorie qu'a développée plus tard Brinton. Le Dr Black établit ensuite que cette paralysie de l'intestin peut se produire de trois façons différentes ; ou bien 1° par une simple perte de l'innervation

(1) Observat. et mémoire présentés par M. Quain à la Société pathologique de Londres. Path. soc. transact., 1856, VII, p. 199.

d'une partie du tube intestinal ; ou 2° par le dépôt d'un exsudat inflammatoire qui englobe les fibres musculaires et abolit leur pouvoir contractile ; ou enfin 3° par la distension mécanique produite par la présence de concrétions intestinales ou de gaz dans son intérieur, ou par une pression exercée de dehors en dedans sur ses parois, et telles que l'action péristaltique reste plus ou moins abolie, même après que la cause de compression a cessé d'agir.

La question, fort controversée, des invaginations agoniques pourra aussi s'expliquer par le même mécanisme ; au milieu des désordres de l'innervation pendant lequel elles s'effectuent, il existera à côté de portions d'intestin violemment contractées des portions frappées de paralysie. Qu'une anse resserrée que pousse par une sorte de *vis à tergo* la longue portion d'intestin contractée qui la précède immédiatement, vienne pour ainsi dire butter contre la portion inerte ou paralysée qui lui fait suite, une invagination se produira facilement. Pareil mécanisme s'applique aux cas de vivisections pendant lesquels Lobstein (1) et d'autres ont vu des invaginations semblables se faire pendant la vie, sous l'influence d'une excitation violente ou d'un trouble profond apporté aux conditions locales ou générales de l'animal en expérience. Pareil mécanisme doit encore avoir lieu dans les cas où la cause de l'invagination peut être rapportée à une perturbation grave quelconque agissant sur l'action péristaltique de l'intestin (2).

____

(1) Lobstein. Traité d'anat. pathol., Strasb., 1829, vol. I, p. 139.

(2) Sans aller aussi loin que Cruveilhier, qui disait : « Il est plus que probable qu'un grand nombre d'invaginations se font et se défont d'une manière inaperçue, qu'un grand nombre de coliques dites venteuses et autres qui prennent subitement avec une grande violence et cessent de même, reconnaissent cette cause.... », je ne serais pas surpris qu'un certain nombre d'invaginations se défissent spontanément pendant la vie, sans avoir dépassé le premier degré et sans avoir produit grands symptômes. Mais cela, comme l'avoue Cruveilhier, échappe à toute dé-

Une fois le premier temps de l'invagination, c'est-à-dire la pénétration d'une portion même très-brève de l'intestin dans une autre, effectué par n'importe quel procédé, le deuxième temps, ou celui dont résulte le maintien et l'accroissement du déplacement, peut prendre place à son tour. M. Besnier a donné la meilleure explication de la manière dont les choses doivent se passer alors. C'est la contraction intestinale qui agit sur l'anse invaginée pour la retenir et la faire progresser comme elle agirait sur un bol fécal ou sur un corps étranger. Alors la longueur de l'intussusception augmente ; la paroi externe reste seule efficacement active (Hunter, S. Cooper, M. Besnier), mais le développement de l'invagination porte à la fois sur le bout supérieur et sur l'inférieur. La gaîne semble progresser vers le haut ou vers le bas, sous l'influence du mouvement péristaltique ou du mouvement antipéristaltique, selon que l'invagination est progressive ou rétrograde. Dans le premier cas, le passage des matières doit tendre encore à augmenter l'étendue du déplacement.

La limitation de la longueur de l'invagination dépend de plusieurs causes, dont le rôle respectif est quelquefois difficile à déterminer ; ce sont surtout la résistance offerte par le mésentère ou le méso-côlon, le degré de la constriction au niveau du collet et de la tuméfaction qui en résulte, et la précocité des adhérences.

Nous résumerons cette longue discussion en disant que le mécanisme de la production de l'invagination peut être rapporté à deux ordres de procédés qui pourront agir ou collectivement ou séparément :

1° Procédés mécaniques : pénétration d'une anse intesti-

monstration rigoureuse (Anat. pathol., I, 524). — Camper (prix de l'Acad. de chir.) allait bien plus loin qui disait que « partout où l'on entend un grognement intestinal, surtout chez les personnes délicates, Il se forme des intussusceptions qui se détachent d'elles-mêmes. »

nale dans l'anse voisine sous l'influence de la pesanteur, que ce soit son propre poids, le poids des matières fécales ou celui d'un corps étranger qui agisse ;

2° Procédé physiologique : enfoncement d'une anse contractée et rigide poussée par la contraction des parties qui la précèdent, dans une anse immobile et relâchée qui la continue.

Ces procédés requièrent comme adjuvant nécessaire ou utile, à côté de la contractilité intacte ou exagérée d'une partie du tube intestinal, l'inertie, la parésie ou la paralysie d'un autre segment des intestins.

Enfin, quand le déplacement est produit, sa progression tient sans doute encore à la pesanteur, mais surtout à la contraction péristaltique qui s'exerce sur l'anse invaginée.

Il serait désirable de pouvoir appuyer sur ces données la classification des causes qui produisent l'invagination. C'est ce qu'a essayé M. John Gay dans un travail de grande valeur publié en 1862 (1). Il divise les causes de l'intussusception en deux classes : « La première renfermant celles qui agissent sur l'intestin *indirectement* par l'intermédiaire du système lymphatique ; la deuxième, renfermant celles qui agissent *directement* sur l'intestin ou par des impressions portant immédiatement sur son appareil vaso-moteur. Dans la première classe, viennent se ranger les accès de coqueluche, les coups violents sur le dos ou d'autres lésions éloignées qui surviennent soudainement ; tandis que dans la seconde se placent les polypes et les autres productions ou modifications locales, les corps étrangers insolubles, les parasites, etc. Il y a selon toutes probabilités une différence dans le mode par lequel ces deux variétés de causes produisent leurs effets. La première paraît agir en troublant

(1) On intestinal obstruction by invagination. Transact. of the med. soc. of London, 1862. Tirage à part, Mél. Path. med., XVI, de la Bibliothèque de l'Ecole de médecine.

brusquement la précision (en temps, ordre et degré) qui doit présider à la succession de la contraction et du relâchement dans le mouvement péristaltique ; la seconde en excitant de puissants efforts de contraction de la part de la tunique musculaire de l'intestin qui cherche à chasser les corps étrangers. »

Je crois que la division des causes en physiques ou mécaniques et en physiologiques serait bonne, s'il n'était pas tellement difficile de faire la part qui revient dans chaque cas à l'une ou l'autre de ces actions. Je me bornerai donc à prendre une classification moins scientifique peut être, mais plus pratique, en divisant les causes en prédisposantes et effectives. Ajoutons du reste, que dans le plus grand nombre des cas la cause de la maladie échappe au médecin.

Avant de passer à l'examen des causes proprement dites, il sera peut-être bon de joindre à l'étude du mécanisme celle des causes prédisposantes locales.

Causes prédisposantes locales.

Un des faits qui dominent l'histoire des intussusceptions intestinales, c'est la plus grande fréquence de leur production au niveau de la valvule iléo-cæcale. Plusieurs auteurs ont cherché à expliquer ce fait. Les D⟩s Black et J. Gay sont ceux qui ont donné sur ce point les détails les plus intéressants.

L'opinion du premier se résume, en ceci, que la partie inférieure de l'iléon au moment où il se joint au côlon, formant avec celui-ci un angle considérable, la force propulsive de l'intestin grêle s'exerce en conséquence à peu près perpendiculairement à l'axe du cæcum. A la valvule iléo-cæcale, cependant, cette action propulsive de l'iléon est brusquement arrêtée contre le côlon qui reste passif. C'est la valvule iléo-cæcale qui supporte l'effort ; aussi est-elle parfois franchie par l'intestin grêle, quand la force de celui-ci devient excessive par rapport à celle de la valvule. Que si la valvule résiste, c'est le cæcum qui sera repoussé et chassé dans le côlon.

Brinton (1) avait exprimé la même opinion d'une façon plus brève et plus saisissante en disant que : « La fréquence remarquable de l'invagination iléo-cæcale paraît dépendre de trois circonstances : 1° La contraction exagérée de l'iléon ; 2° la résistance que lui offre la valvule iléo-cæcale ; et 3° une laxité probablement congénitale du cæcum. La première tend à invaginer l'extrémité de l'iléon ; la seconde s'oppose à sa pénétration dans le cæcum ; la troisième permet au cæcum de se replier sur lui-même en formant les couches externe et moyenne de l'invagination. »

M. J. Gay a voulu mieux se rendre compte de la disposition des parties et a constaté qu'au niveau de sa jonction avec l'anneau intestinal qui supporte les replis valvulaires, les parois de l'iléon sont minces et possèdent une facilité de mouvement longitudinal plus grande qu'ailleurs. Cette disposition tend évidemment à lui permettre de transmettre plus complètement et avec plus de facilité son contenu au travers de l'orifice cæcal ; mais elle rend aussi plus aisé le passage de l'iléon dans le côlon quand la valvule est faible et quand il y a une série d'efforts excessifs de propulsion. Elle favorise enfin le prolapsus du cæcum dans le côlon, grâce aux calibres respectifs des parties, si la valvule résiste et si l'attache du cæcum lui permet de se déplacer. Cela est beaucoup plus fréquent.

C'est dans le gros intestin, comme nous l'avons vu, qu'on rencontre surtout les invaginations rétrogrades ; M. Besnier fait remarquer que c'est en ce point que les matières s'accumulent en plus grande quantité, acquièrent de la consistance et *circulent contre leur propre poids*. Cruveilhier avait aussi reconnu le rapport qui existe entre la direction du

(1) Cité dans le Cooper's surg. Dict., vol. II, p. 92, 2ᵉ col.

cours des matières et celle de l'invagination la plus ordinaire. Cela doit être pris en considération dans le mécanisme des invaginations *progressives* et *rétrogrades*.

FRÉQUENCE.

Fréquence.

Dans le cours de mes recherches bibliographiques, j'ai été frappé, comme l'avait été M. Duchaussoy (1), du très-grand nombre de cas d'étranglement interne et, en particuller, d'invagination, publiés par les médecins anglais.

Je n'ai pas entre les mains de statistiques établissant la fréquence relative des morts par étranglement interne dans notre pays, mais il m'est difficile de croire, étant donné le petit nombre qu'on en rencontre dans nos hôpitaux, et le chiffre peu considérable d'observations qui sont relatées dans nos recueils, que la proportion soit aussi forte en France qu'en Angleterre.

Si l'on recherche quelle est la fréquence absolue de l'invagination on trouve, d'après M. John Gay (qui tire ses documents du *Registrar office*), qu'il y aurait eu en Angleterre, dans la période qui s'étend de 1856 à 1860 inclusivement, 1,289 décès causés par invagination intestinale.

Ne négligeons pas de dire que, dans ce chiffre, doivent être compris beaucoup de diagnostics qui n'ont pas été vérifiés par l'autopsie.

Brinton (2) conclut de l'analyse de 12,000 autopsies que, sans compter les hernies, l'obstruction intestinale est cause de la mort une fois sur 280 décès. L'invagination intesti-

(1) « Les ouvrages des médecins de Londres renferment un si grand nombre de cas d'étranglement interne, que nous nous sommes demandé si les causes de cette maladie n'étaient pas plus communes chez nos voisins d'outre-mer que sur le continent. Les différences dans le régime alimentaire expliqueraient assez bien les résultats de notre statistique.» Mém. de l'Acad. de méd., 1860, vol. XXIV, p. 99.

(2) On intestinal Obstruction, 1867.

nale représente.43 0/0 des obstructions et cause, par conséquent, 1 décès sur 651.

Enfin, M. Hilton Fagge (1) a dépouillé les procès-verbaux
des autopsies faites pendant quinze années (1854 à 1868 inclusivement) au *Guy's hospital*, et a trouvé 54 obstructions
intestinales sur 4,000 nécropsies; soit la proportion énorme
de 1,4 0/0. Mais il n'y avait sur ce chiffre de 54 obstructions
que 7 invaginations, ce qui en donne encore une par
571 décès.

La proportion des invaginations par rapport aux autres
causes d'obstruction intestinale, varie selon les auteurs.
Ainsi, de 35 0/0, d'après Phillips, elle tombe à 25,6 0/0 pour
M. Besnier, et même à 13 0/0 seulement pour M. Hilton
Fagge.Elle est de 26 0/0 selon M. Duchaussoy, mais cet auteur avertit qu'il ne fait pas entrer en ligne de compte
120 cas où l'autopsie n'a pu être faite et 227 *cas chez le nou-
veau-né*; or, comme ces derniers doivent être presque tous
des intussusceptions, sa proportion est évidemment beaucoup trop faible. Brinton, enfin, comme nous venons de le
voir, a établi en 1867 la proportion de 43 0/0.

Dans tout ceci, il n'est question que de l'invagination en
général, cas aigus et cas chroniques sans distinction, Dans
quelle proportion se produisent-ils entre eux ? C'est là une
question que l'on s'est rarement occupé de résoudre, l'attention des observateurs n'ayant pas encore été appelée sur
l'invagination chronique. M. Leichtenstern seul en a tenu
compte et l'on tire de ses 269 cas la proportion de 18,9 0/0,
si l'on regarde comme chroniques les cas qui ont duré de un
à deux mois au minimum ; de 8,9 0/0 seulement, si l'on ne
considère comme tels que ceux qui ont atteint ou dépassé
trois mois. (Voir les tableaux XVII et XVIII.)

(1) Guy's hospital Reports, 3e série, vol. XIV, 1868, p. 272.

CAUSES PRÉDISPOSANTES.

Causes prédisposantes.

A part le sexe et l'âge, dont à l'aide des documents statistiques on peut apprécier le rôle, les causes prédisposantes à l'invagination sont entourées d'une grande obscurité.

Age.

L'*âge* est un facteur de première importance ; et dont l'influence est connue depuis fort longtemps. Les anciens auteurs, dans la confusion qu'ils faisaient des invaginations agoniques avec les invaginations morbides, exagéraient beaucoup la fréquence de la lésion en faveur du premier âge. Mais cette fréquence dans l'enfance n'en est pas moins réelle, comme le prouvent toutes les statistiques (1). Le D͏ʳ Leichtenstern a trouvé son maximum dans la première année de la vie et surtout du quatrième au sixième mois ; et a remarqué qu'elle diminue ensuite rapidement à partir de la cinquième année, pour rester stationnaire de six à quarante ans et diminuer encore à partir de cet âge. Je ne reproduirai pas les autres statistiques qui sont très-comparables à celle-ci, à cet égard du moins.

En est-il de même dans les cas d'invaginations chroniques ? point. Les cas où la durée a été prolongée sont rares dans la première enfance et affectent surtout l'âge adulte. Sur un total de 53 cas chroniques où l'âge est indiqué nous trouvons la proportion suivante :

(1) L'invagination, possible à tout âge, peut se déclarer dès la naissance ou même pendant la vie intra-utérine. Ainsi, dans le cas de Markwick (obs. xxx), les symptômes ont paru dater à peu près de la venue au monde, et dans un cas présenté par Pigné à la Société anatomique en 1847 (Bull. Soc. anat., 1847, p. 236), on trouva chez un fœtus à terme mort-né, à la suite d'une méningite, cinq invaginations. Celles-ci étaient assez anciennes, car au niveau de l'invagination il y avait du rétrécissement et une transformation partielle en tissu fibreux ; au-dessus de ces points l'intestin était dilaté.

Fréquence des cas chroniques selon les âges.

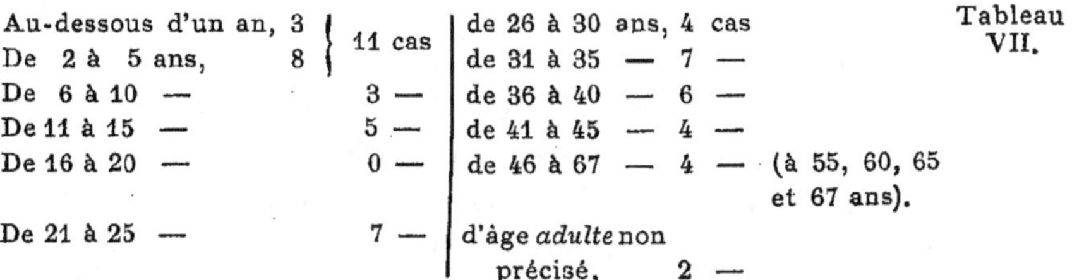

Au-dessous d'un an,	3	} 11 cas	de 26 à 30 ans,	4 cas	Tableau VII.
De 2 à 5 ans,	8		de 31 à 35 —	7 —	
De 6 à 10 —	3 —		de 36 à 40 —	6 —	
De 11 à 15 —	5 —		de 41 à 45 —	4 —	
De 16 à 20 —	0 —		de 46 à 67 —	4 — (à 55, 60, 65 et 67 ans).	
De 21 à 25 —	7 —		d'âge *adulte* non précisé,	2 —	

ou encore, pour grouper les chiffres d'une façon plus frappante :

Il y a 14 cas chroniques de	0 à 10 ans.		
—	5	—	11 à 20 —
—	24	—	21 à 40 —
—	6	—	41 à 60 —
—	2	— au-dessus de 60 —	

Si l'on veut bien rapprocher ces chiffres de ceux du *Tableau XVIII* (aux pièces justificatives), on reconnaîtra du premier coup d'œil quelles différences en séparent les résultats. Il suffirait du reste de s'en rapporter à l'opinion unanime des auteurs. Remarquons de plus avec le Dr Hirschsprung (1), que la fréquence de l'invagination intestinale aiguë dans la première enfance est peut-être encore plus grande qu'on ne l'a admis généralement, un grand nombre de cas se confondant sans doute dans la grande classe des entérites infantiles.

On a cherché à expliquer cette influence de l'âge sur la production et la durée des invaginations. En ce qui touche à leur production, Rilliet (2) a invoqué ce fait que les adhé-

(1) Nordiskt med. Arkiv. Bund IX, n° 25, analysé dans Gaz. hebd. de méd. et de chir., 1878, p. 59.

(2) Loc. cit.

rences du cæcum à la fosse iliaque seraient beaucoup plus circonscrites et moins intimes chez les très-jeunes enfants que dans la seconde enfance et dans l'âge adulte. Pour lui, plus les enfants sont jeunes, plus le gros intestin ressemble à l'intestin grêle, non seulement par sa disposition flottante, mais aussi par sa structure et en particulier par le développement peu prononcé de sa tunique musculaire. La faible résistance qu'offre alors le cæcum favorise donc l'invagination, et la laxité de l'intestin son déplacement en masse. M. Smith (1) professe une opinion analogue.

La durée moindre de la maladie chez les enfants est en général rapportée à leur moindre degré de résistance vitale; l'hémorrhagie, plus abondante et plus fréquente chez eux, peut aussi entrer en ligne de compte, ainsi que la facilité avec laquelle les troubles nerveux les envahissent. C'est simplement à l'étranglement qu'ils succombent dans un bon nombre de cas; il est intéressant, à ce point de vue, de constater que dans les observations XXVII, XLIV et XXX, des enfants âgés de 4 ou 5 mois ont pu résister un mois, neuf semaines et près de quatre mois à une invagination étendue. De même, dans les observations IV, X, XIV, XVIII, XIX et XX, des enfants de 3 ans 1/2 à 6 ans ont lutté contre la maladie pendant trois ou quatre et jusqu'à huit mois.

Sexe.   Le *sexe*, d'après mes recherches, exercerait sur la production et la durée des invaginations une influence encore plus grande que celle qui ressort des derniers travaux. En effet, sur 51 cas chroniques où le sexe est indiqué, 38 appartiennent à des hommes et 13 seulement à des femmes. Le sexe féminin ne figure donc qu'une fois sur trois environ. M. Leichtenstern a trouvé dans l'analyse de ses 593 cas d'invagination, seulement la proportion de 1 contre 1,8. Haven avait, il est vrai, rencontré sur 44 cas, 34 hommes et

(1) American journ. of med. science, 1862, vol. I, p. 17, t. XLIII.

10 femmes, et Duchaussoy sur 63 adultes, 49 hommes et 14 femmes, ce qui donne les proportions de 3,4 pour le premier et de 3,5 pour le second contre 1. Mais John Gay, sur un total beaucoup plus considérable (1289 cas), en attribue 611 au sexe féminin contre 678 seulement au sexe masculin, soit seulement une proportion de 1 à 1,11 environ ; Thompson, sur 34 cas, avait trouvé 14 femmes contre 20 hommes, soit 1 contre 1,42 ; Rilliet, sur 25 enfants, 22 garçons et 3 filles, soit 1 sur 7, et Smith enfin sur 47 cas, 1 fille pour 2 garçons.

Il semblerait aussi que dans le jeune âge, l'écart entre les deux sexes est un peu plus prononcé.

Invaginations chroniques dans leurs rapports avec les sexes et les âges.

De 0 à 10 ans,	14 cas,	9 hommes,	3 femmes,	2 sexe inconnu.
11 à 20 —	5 —	4 —	1 —	»
21 à 30 —	11 —	8 —	3 —	»
31 à 40 —	13 —	9 —	4 —	»
41 à 50 —	4 —	4 —	0 —	»
51 à 60 —	2 —	2 —	0 —	»
Au-dessus 60 —	2 —	1 —	1 —	»
Age inconnu,	2 —	1 —	1 —	»
Totaux.	53 cas.	38 hommes.	13 femmes.	2 sexe inconnu.

Tableau VIII.

Les *conditions hygiéniques* semblent jouer dans la production des invaginations un rôle assez considérable. L'influence d'une mauvaise hygiène alimentaire est évidente chez les jeunes enfants ; elle est peu douteuse également dans un certain nombre d'observations d'adultes. Les faits classés sous les nos v et ix en sont des exemples : ces deux malades se livraient habituellement à des excès de régime et de boisson.

Conditions hygiéniques.

Modifica-
tions
de
la paroi
abdominale.

Les *modifications*, temporaires ou permanentes, *de la paroi abdominale* ont été quelquefois invoquées comme prédisposantes. Il n'y a pas à insister sur ces causes dont la valeur est loin d'être bien établie. Telles sont les affections qui produisent la distension de la cavité abdominale, l'ascite par exemple, et dont on peut rapprocher les cas de relâchement ou de déformation de la paroi abdominale déterminés par la grossesse ou même par l'emploi du corset (Volta). On a invoqué aussi les secousses de la toux, de la coqueluche, et jusqu'aux cris des enfants.

Maladies
antérieures.

Les *maladies antérieures* peuvent-elles avoir une influence plus réelle sur la production des invaginations ? Cela est possible et peut se comprendre soit par la persistance de quelque altération matérielle du tube intestinal, soit par celle des troubles de l'innervation ; l'une ou l'autre cause troublant le mécanisme du mouvement péristaltique. On peut s'appuyer sur quelques raisons pour défendre cette vue. Je ne parlerai que pour mémoire des affections morales invoquées comme cause d'invagination par Van Swieten et par Velse (1), et encore de l'influence des obstructions des vaisseaux des parois intestinales, dont parlent d'une façon un peu trop hypothétique Arétée, Musgrave et Whytt (1). Mais je tiens à signaler la fréquence exceptionnelle des in-

Invagina-
tions
agoniques.

vaginations agoniques dans certaines maladies. C'est un fait qui a été constaté par mon excellent ami le Dr Hutinel à l'occasion de recherches faites sur les lésions intestinales des enfants morts de *diphthérie*, pendant son internat à l'hôpital des Enfants-Malades. Quelle peut en être la cause ? Est-elle due à la présence des ascarides lombricoïdes, comme l'affirmait M. Laborde à l'occasion de la présentation d'un cas pareil par M. Liouville (*Bull. de la Soc. anat.*, 1865, p. 579) ? On pourrait l'admettre si, dans ces cas, la présence des vers était constante. Est-ce plutôt, comme le

(1) Cités par Becker. Thèse de Strasbourg, 1769.

disait M. Fritz dans la même séance, que l'intoxication par l'acide carbonique provoquant les contractions musculaires, les invaginations sont rendues possibles par l'asphyxie dans laquelle meurent en général ces petits malades? Est-ce que l'invagination est simplement due aux troubles de l'innervation qui se produisent au moment de la mort? Cela est plus probable, mais n'explique pas pourquoi telle maladie plutôt que telle autre s'accompagne au moment de l'agonie de ces intussusceptions ultimes.

On peut rapprocher de ces observations la fréquence de ce déplacement chez les individus qui ont succombé à des brûlures étendues. Le fait a été signalé en Angleterre, notamment en 1867, par M. Heckford (1), qui rapporte à côté de cas d'intussusceptions purement agoniques, celui d'un enfant de 5 ans mort de brûlures graves, au bout de quatre jours, et qui présenta pendant les quarante-huit dernières heures des vomissements fécaloïdes. A l'autopsie, on trouva trois invaginations dont deux étaient comparativement récentes ; mais la troisième, d'après son état de congestion, avait évidemment existé pendant une période de temps considérable et donnait complètement l'explication des symptômes éprouvés pendant la vie. *(Brûlures.)*

Ajoutons, pour en finir avec les intussusceptions ultimes, que leur existence coïncidant souvent avec les affections cérébrales ou méningitiques des enfants a été particulièrement notée.

L'invagination morbide a été signalée après la variole (Legoupil....), plusieurs fois après la rougeole et la fièvre typhoïde, une fois après le choléra. Dans quelques cas elle a suivi, disent les auteurs, une attaque de dysentérie ; mais je suis porté à croire que c'est plutôt l'invagination dont les symptômes dysentériques ont accompagné le début. *(Variole. Rougeole. Fièvre typhoïde, etc.)* *(Dysentérie.)*

Dans deux de mes cas (obs. xi et xv), les malades

(1) The Lancet, 1867, t. I, p. 362.

avaient souffert pendant de longues années de fièvres intermittentes, et pris pour les combattre des purgatifs répétés.

Entérite. L'entérite a été signalée par tous les auteurs anciens comme la cause déterminante ordinaire de l'invagination. Dance et Buet entre autres l'ont soutenu ; Rilliet se demandant si l'entérite est la cause ou l'effet, conclut en disant que la vérité doit être entre les deux opinions. C'est possible ; en tous cas le rôle qu'on lui a fait jouer est au moins exagéré.

Mentionnons encore, pour être complet, les cas où l'invagination s'est produite chez des individus affectés de **Hernies, etc.** hernie, et chez ceux atteints de tuberculose intestinale, (4 cas d'après M. Leichtenstern).

La rareté des observations portant la mention de l'existence de l'une ou de l'autre de ces causes prédisposantes, donne à penser qu'il ne s'agissait le plus souvent que de simples coïncidences.

Dans plus de la moitié des cas chroniques l'état de la **Santé antérieure.** santé antérieure n'est pas indiqué. Dans dix obervations, il est dit expressément qu'elle était bonne ; dans six elle était délicate, dans six douteuse ; enfin, dans cinq seulement elle est donnée comme décidément mauvaise. M. Leichtenstern dit, du reste, que, contrairement à l'opinion générale que les individus faibles fournissent un plus grand contingent à la maladie, il a remarqué qu'elle atteignait de préférence les personnes de corpulence robuste.

Hérédité et innéité. Quelques auteurs ont cru à une cause prédisposante organique transmise par *hérédité* et *innéité*. M. Leichtenstern compte à leur actif trois cas où deux enfants de la même famille ont été successivement atteints par la maladie. M. Hutchinson rapporte que la sœur d'un de ses malades, atteint d'invagination, était morte au même âge (6 mois) au milieu des mêmes symptômes. Peut-être dans certaines observations, où les ascendants sont déclarés

par les malades comme morts de« dysentérie » (obs. xxxiv),
s'agissait-il d'invaginations méconnues (?).

La question des *récidives* offre un certain intérêt. Leur Récidives.
existence, admise par M. Leichtenstern, qui cite quelques
patients dont la santé a été parfaite pendant un long intervalle séparant deux attaques, me paraît problématique.
On verra, en effet, dans plusieurs observations (obs. ii,
xliii, x, etc.), des intermissions plus ou moins longues,
pouvant même faire croire à la guérison et pendant lesquelles il est certain que le déplacement subsistait. Cependant l'observation lx pourrait être donnée comme un
exemple de récidives. Il ne faut pas oublier, de plus, qu'après
élimination spontanée, mais incomplète de l'anse invaginée,
les restes de l'intussusception ont pu, toujours d'après le
même auteur, devenir le point de départ d'une nouvelle invagination.

La prédisposition à l'invagination peut provenir, d'après
J. Gay, de l'adhérence solide d'une anse intestinale à un
point fixe, limitant ou interrompant ainsi ses mouvements.
Duchaussoy, enfin, a signalé la co-existence d'un étranglement par bride ou bande avec une invagination.

CAUSES EFFECTIVES.

Ce n'est certainement pas dans la nature de la cause de Causes effectives.
l'invagination qu'il faut chercher la raison des allures chroniques qu'elle peut prendre. Ces causes sont les mêmes que
celles de l'invagination aiguë. Ainsi dans trois cas, le début
des symptômes a succédé presque immédiatement à l'exposition au froid et à l'humidité ; dans une autre, à l'ingestion
d'eau froide, le corps étant en sueur ; dans trois, à des violences sur le ventre ; dans deux, à l'ingestion de substances
indigestes ; enfin, on trouve dans quatre ou cinq observations
l'existence de polypes, de végétations de la valvule, ou d'un
adénome du rectum. L'abus des purgatifs paraît enfin avoir

quelquefois joué un rôle dans la production de la maladie.

Reprenons maintenant l'examen de ces causes avec un
peu plus de détails.

Polypes de l'intestin. Parmi les causes les plus certaines viennent en première
ligne celles qui agissent *mécaniquement*. Les *polypes* occu-
pent la tête de la liste. Leur présence est notée dans trente
des cas réunis par M. Leichtenstern, ce qui donne la proportion de 5 fois pour 100. De ces polypes, les uns tiraient
leur origine de la muqueuse, les autres du tissu sous muqueux. Leur siége était l'extrémité inférieure de l'iléon
dans dix-sept cas, le cæcum ou la valvule elle-même dans
deux cas, le jéjunum ou la partie supérieure de l'iléon
dans trois cas, et le colon dans huit cas. M. le Dr Dubrueil avait publié sur ce sujet, en 1864, un mémoire intéressant (1), dans lequel il avait réuni neuf cas de polypes.
Leur siége avait été sept fois dans l'iléon à un pied au-
dessus de la valvule, une fois à la partie inférieure du jéjunum, et une fois dans le duodénum ; l'insertion portant
presque toujours sur le bord convexe de l'intestin. Le volume des polypes variait de celui d'une noisette à celui d'une
noix ou d'un œuf, et atteignait dans un cas 7 cent. 1/2 de
long; leur forme était en général celle d'un ovoïde, supporté par un pédicule parfois très-long (7 c. 1[2, Prescott
Hewett); leur surface était lisse, quelquefois ulcérée au
sommet. Quand à leur structure, elle parut à M. Dubrueil
pouvoir se rapporter à trois variétés, l'une par hypertrophie musculeuse (la plus commune), l'autre par hypertrophie celluleuse, et la troisième, exceptionnelle, par hypertrophie muqueuse. Quand aux altérations des parties
avoisinantes du tube digestif, elles sont limitées, quand
il ne s'est pas produit d'invagination, à une dépression

(1) Bull. Soc. Anat. Rapport sur la cand. de M. Naudier, 1864,
p. 37. Voyez aussi sur les polypes de l'intestin : E. Barthel, *Petersburg
Med. Wochensch.*, 1877, n° 36.

ombiliquée de la surface péritonéale de l'intestin. Mais l'invagination n'a manqué que dans un cas sur neuf.

L'observation xlvi *bis*, non imprimée encore dans les Bulletins de la Société anatomique, et dont je dois la communication à l'obligeance de M. Chambard, offre un intéressant exemple d'invagination déterminée par un *myxome* de l'intestin grêle.

Les polypes sont surtout la cause la plus fréquente de l'invagination iléo-colique, et l'on conçoit qu'ils peuvent facilement être chassés au travers de la valvule, comme un bol fécal, et entraîner alors après eux l'intestin auquel ils sont fixés. C'était évidemment le cas dans les observations xlii, xliii, et xlvi *bis*. C'est enfin à la même cause qu'a été due l'invagination dans les observations xxxviii et xxxix.

Les *végétations de la valvule* ont produit l'invagination dans l'observation lix. Il est question de *tubercules lymphatiques* au niveau même de la valvule, dans une observation présentée par M. Laugier fils à la séance du 25 janvier 1866 de la Société anatomique. Il faut rapprocher de cet ordre de faits l'invagination produite par des diverticules de l'intestin. Je n'en connais qu'un exemple dû à Marage, et publié par Valleix (Union médicale, 2 févr. 1850, p. 57). L'enfant était âgé de 13 mois; l'anse invaginée fut expulsée avec les deux diverticules.

La formation d'une invagination par le fait de la présence d'une *tumeur maligne* de l'intestin est rare quoiqu'elle ait été signalée plusieurs fois. L'observation liii en est un exemple. Tumeurs malignes de l'intestin.

L'influence des *ingesta*, qu'ils soient lourds et non assimilables ou pris en trop grande quantité, est rendue incontestable par un grand nombre d'observations. M. Leichtenstern en a relevé 28 cas. J'en trouve deux bien nets d'invaginations chroniques déterminées, une fois par Ingesta.

l'ingestion de noyaux de cerises (obs. xxvi), l'autre fois par celle de carottes crues, chez un enfant de 6 ans (obs. xix). On a signalé chez d'autres enfants l'influence de riz crû, de lentilles en grande quantité, etc.

Becker (1) avait dit, dès 1769, que l'invagination peut être déterminée par tous ingesta qui par leur qualité, leur quantité, leur poids ou leur forme peuvent obstruer, léser les intestins ou y exciter des mouvements exagérés et pervertis.

Purgatifs. Les *purgatifs* sont incriminés dans un bon nombre de cas. Ils ne doivent agir, bien entendu, que s'il existe quelque cause prédisposante, telle qu'une invagination temporaire n'ayant encore rien de morbide; mais qui est augmentée et rendue définitive par de violents et brusques efforts survenant dans le tube intestinal. Ce qui me le fait penser, c'est l'aggravation subite trop souvent imprimée à des invaginations chroniques par l'administration intempestive de purgatifs drastiques. On voit alors une intussusception à forme torpide et à marche lente, prendre tout à coup l'allure grave des occlusions intestinales à marche rapide, parce que sous leur influence s'est effectué l'étranglement. Je relève la mention de purgatifs ayant peut-être contribué à produire la maladie, dans les observations v et xvi, et celle d'accidents d'étranglement, ou au moins d'une aggravation de la maladie, déterminés par eux dans les observations xiii, lix, etc.

Trauma- Les *traumatismes* peuvent agir de diverses façons. Tantismes. tôt l'invagination succède à des violences directement exercées sur le ventre, comme cela eut lieu dans les observations iv et vi; tantôt à des violences sur un point plus ou moins éloigné (obs. xviii), à un ébranlement violent du corps, quand surtout celui-ci est placé verticalement; tan-

(1) Thèse de Strasbourg. De intussusceptione, 1769.

tôt à un grand effort pendant qu'il est courbé en avant et particulièrement dans l'action de soulever des fardeaux trop lourds. Dans ces divers cas, le début de l'invagination est le plus souvent immédiat ; dans d'autres cependant elle ne se produit qu'au bout d'un temps plus ou moins long (plusieurs jours, mois ou même années) après l'action de la cause vulnérante. Dans ce dernier cas, les symptômes de l'invagination confirmée sont précédés pendant tout ou partie de cet intervalle par des symptômes divers, intestinaux ou stomacaux, dus probablement à un début d'invagination chronique méconnue. Les principaux traumatismes signalés ont été les suivants : coups, coups de pieds et coups de bâton sur l'abdomen ; abdomen foulé aux pieds par un cheval ; passage d'une roue de voiture sur le ventre ; compression entre deux voitures ou entre les tampons de deux wagons. On a mentionné aussi des sauts en l'air ou effectués du haut d'une chaise, une chute sur le siége, des efforts musculaires extraordinaires. Dans 4 cas (Leichtenstern) l'intussusception s'est produite chez des enfants que leurs parents faisaient sauter dans leurs bras. La danse était accusée par Riolan de suffire à déterminer l'invagination (?) L'action de ces dernières causes, absolument banales, suppose bien évidemment une prédisposition particulière.

Quant au rôle des *troubles digestifs* dans l'invagination, il est excessivement obscur, presque toujours exagéré ; il a été nié par quelques auteurs. J'en ai dit quelques mots plus haut, mais je crois devoir y revenir brièvement ici. En effet, dans le plus grand nombre des cas, on a regardé des symptômes d'entérite ou de dysentérie, des coliques de cause inconnue, des diarrhées simples, des irrégularités de la défécation, comme causes déterminantes aussi bien que prédisposantes de l'invagination, qui s'est traduite plus tard par des symptômes indiscutables.

Troubles digestifs.

Or je suis persuadé que très-souvent l'invagination existait déjà ou à un faible degré ou sans complication, et que les divers troubles digestifs en étaient le résultat. D'un autre côté, il n'y a rien que de fort rationnel à supposer que l'obstacle causé à la circulation intestinale par un amas de matières fécales ou un paquet de lombrics, de même que l'irritation déterminée par une ulcération ou une inflammation limitée, peut jouer un rôle direct ou indirect dans la genèse du déplacement. Ce qu'il faut faire remarquer simplement, c'est que, à coup sûr, le plus grand nombre des lésions graves d' « entérite, » signalées par les anciens auteurs, sont dues à l'invagination elle-même.

On ne s'étonnera pas que le chapitre des causes qui agissent par un *mécanisme* purement *physiologique* ou par action réflexe soit beaucoup plus limité que le précédent. Il est certainement difficile de déterminer la part que le système nerveux prend à la production de l'invagination dans une bonne partie des faits signalés plus haut. Mais il est une cause qui semble le mettre particulièrement en jeu, et cette cause c'est le froid.

Action du froid.

Le *froid* peut produire l'invagination de deux manières : tantôt le déplacement succède à l'ingestion d'eau de puits, d'eau très-froide alors que le corps est en sueur ; c'est ce qui s'est produit très-nettement chez le malade de l'observation XII ; tantôt il résulte de l'exposition du corps au froid et à l'humidité. Les invaginations qui sont déterminées par ce mécanisme ne sont pas rares, et son influence a été incontestable, notamment dans les cas chroniques classés sous les numéros III, XLVI et XLVII.

Causes de l'étranglement.

Quelles sont les causes de l'étranglement, ou autrement dit pourquoi telle invagination s'accompagnera-t-elle immédiatement ou peu après sa production des accidents graves de l'étranglement, pourquoi telle autre persistera-t-elle pendant des mois entiers sans produire d'autres symptômes que des phénomènes douloureux et des signes de rétrécissement? — Pourquoi enfin une invagination chronique s'étranglera-t-elle à un moment donné? Ce sont des questions auxquelles il est bien difficile de répondre. Peut-être faudrait-il en chercher l'explication dans la disposition anatomique, dans la position qu'occupe le mésentère et telle ou telle partie de l'invagination? Peut-être est-ce dans la résistance vitale et dans les dispositions constitutionnelles du sujet? Nous avons vu que c'est à un âge déjà un peu avancé que la chronicité a le plus de tendance à s'établir; nous avons remarqué aussi que la proportion des hommes qui la présentent est par rapport aux femmes un peu plus grande que pour les invaginations aiguës : ce qui mettrait ces deux faits d'accord avec cette dernière hypothèse. Néanmoins, quelques-uns des malades dont on trouvera l'histoire aux pièces justificatives ne paraissaient présenter que des conditions vitales bien médiocres au moment du début de la maladie.

Il est un fait certain, toutefois, c'est que l'intervention médicale a, dans bon nombre des cas, précipité le dénoûment.

On verra effectivement dans certaines observations que c'est sous l'influence d'une médication évacuante exagérée que les phénomènes d'étranglement ou leur retour ont eu lieu. La péritonite paraît aussi s'être produite sous la même influence, qu'elle ait succédé, soit à une perforation, soit à une inflammation de l'invagination elle-même. Les excès alimentaires semblent, du reste, exercer le même effet.

SYMPTOMATOLOGIE.

Les mots « invagination intestinale » rappellent à l'esprit cet état grave caractérisé par les symptômes de l'étranglement interne. Cela tient au vice de langage que j'ai signalé en commençant et qui fait confondre l'intussusception étranglée avec l'intussusception simple, la complication avec la maladie.

Quoi qu'il en soit, l'usage s'est introduit, faute d'avoir pendant longtemps connu autre chose que les invaginations avec étranglement, de réserver à celles-ci le nom d'invagination, sans épithète, et de donner aux formes lentes le nom d'invaginations chroniques.

Je me suis donc décidé à conserver cette appellation, d'autant plus volontiers qu'elle est brève, qu'elle se fait comprendre et qu'elle ne préjuge rien touchant la terminaison qui, en effet, a lieu assez souvent par étranglement.

Quatre formes de l'invagination.

Sur quatre individus atteints d'intussusception, la maladie pourra prendre quatre formes, quatre types différents, et n'offrant que des points de ressemblance fort éloignés.

Un premier malade sera pris en pleine santé, brusquement, brutalement, pour ainsi dire, des accidents suraigus d'une occlusion intestinale avec étranglement interne et succombera au bout d'un laps de temps excessivement court, de quelques heures peut-être, s'il est dans le premier âge, ou s'il offre peu de résistance vitale. La mort pourra, ici, résulter directement de troubles nerveux d'origine réflexe ou d'un épuisement profond et rapide de l'organisme.

Un autre malade, atteint aussi de symptômes de la plus haute gravité, résistera néanmoins pendant quelques jours.

On assistera au développement graduel du complexus symptomatique par lequel se traduit l'occlusion intestinale et l'on verra souvent la scène se terminer par une péritonite.

Dans un troisième cas, le tableau de la maladie se développera d'une façon moins rapide encore, et bien qu'elle s'accompagne aussi de symptômes graves d'occlusion, d'étranglement et quelquefois d'inflammation, le malade pourra finir par guérir. C'est qu'on aura eu affaire à la forme de l'invagination intestinale dans laquelle les lésions sont assez intenses pour provoquer la gangrène de l'anse déplacée sans l'être au point de causer la mort avant l'expulsion de la partie mortifiée. La durée de la maladie sera en général de 10, 20, 30 jours au plus, au bout desquels l'expulsion spontanée du corps du délit déterminera une crise de l'issue de laquelle dépendra l'existence du patient.

Toutes autres seront dans un quatrième cas, la marche et la succession des accidents. Après un début brusque parfois, ailleurs graduel, on verra la maladie prendre une forme torpide, évoluer lentement. Elle s'accompagnera d'accidents d'intensité variable, mais le plus souvent à allures chroniques ou rémittentes, et dont la durée oscillera entre quelques semaines, quelques mois, un an et même davantage. La mort, à peu près fatale à moins d'une intervention heureuse du médecin, résultera finalement d'une période d'étranglement, d'une péritonite aiguë ou d'une perforation et plus souvent d'un épuisement graduel terminé par le marasme, la cachexie et la misère physiologique la plus profonde.

Ainsi, marche suraiguë, aiguë, subaiguë ou chronique, voilà les quatre modalités cliniques que pourra présenter une invagination. C'est la dernière que vise à peu près exclusivement ce travail.

Nous avons vu, à l'historique, quelle est la disette de travaux ayant rapport à cette forme chronique de l'invagination. Je demande la permission de transcrire ici le seul passage dans lequel j'aie trouvé sa description, ou du moins les linéaments principaux de sa description tracés d'une façon explicite. Il est tiré du *System of medicine* de Reynolds et écrit par M. Bristowe; l'auteur qui rapporte uniquement cette forme aux cas où le gros intestin est intéressé, s'exprime ainsi :

Esquisse de la maladie.

« Il est démontré que dans ce cas l'étranglement effectif se produit assez rarement et que la maladie tend à traîner beaucoup en longueur. Dans ces circonstances, les symptômes ont de la tendance à se mal dessiner : les paroxysmes de douleur sont souvent légers et se reproduisent à des intervalles éloignés ; la constipation peut n'exister qu'au commencement seulement, ou ne se produire que de temps à autre, ou même ne jamais exister d'une manière positive ; il y a généralement plus ou moins de vomissements. A mesure que la maladie fait des progrès, cependant, la douleur augmente d'intensité, les vomissements deviennent de plus en plus répétés, et quelquefois stercoraux ; les évacuations alvines continuent à passer ou bien se rétablissent, du sang et du mucus sont rejetés en quantités variables, et souvent une diarrhée dysentérique a lieu. Et alors, après une période plus ou moins longue, quelquefois après deux, trois ou quatre mois, l'affaiblissement et l'émaciation deviennent extrêmes et le patient succombe simplement aux progrès de l'épuisement. »

Ainsi, marche traînée en longueur avec des oscillations et des rémittences, phénomènes douloureux variables et symptômes digestifs mal dessinés, altération profonde de l'état général, voilà quels seraient les traits essentiels de la forme chronique de l'invagination. Des caractères aussi douteux permettront-ils de reconnaître la maladie ? — Ici

je crois pouvoir être très-affirmatif : — Oui, dans la grande
majorité des cas le diagnostic pourra et devra être posé.
Et je suis persuadé que la lecture attentive des observations convaincra tout médecin que la nature de la maladie, trop fréquemment ignorée pendant la vie, aurait pu le
plus souvent être reconnue. Mais pour cela, il aurait fallu
que l'attention fut éveillée, et tous les moyens de diagnostic mis en œuvre. Il aurait fallu avant tout, qu'on sût
quels symptômes on devait rencontrer et qu'on connût
la valeur de chacun d'eux.

Le nombre de ces symptômes n'est pas très-grand et
leur signification est très-variable.

Un seul peut être considéré comme pathognomonique,
et Cruveilhier l'avait signalé comme tel, c'est la *tumeur*.
Mais même à défaut de sa constatation (qui manquera
très-rarement si on la recherche soigneusement, et au besoin en s'aidant de l'anesthésie) l'ensemble des phénomènes que provoque une intussusception chronique, permettra presque toujours de la diagnostiquer.

Les signes seront tirés des caractères de la douleur ; des
symptômes fournis par le tube digestif : état de l'appétit,
vomissements, évacuations alvines ; des renseignements
que donnent les divers moyens d'exploration physique :
palper abdominal, toucher rectal, etc.; enfin des troubles
de l'état général. Je vais passer successivement en revue
ces divers éléments du diagnostic.

DOULEUR.

La douleur est, dans le plus grand nombre des cas, le
premier signe qui appelle l'attention. Elle est le symptôme
le plus constant, le plus persistant et le plus cruel de
tous ceux qui tourmentent le malheureux malade atteint
d'invagination intestinale chronique.

Son début est très-variable. Le malade en est saisi, sou-

**Début
de la
douleur.**

vent au milieu de la santé la plus florissante, tantôt au milieu de son travail, a l'occasion d'un effort quelconque, tantôt durant le repos ou même pendant le sommeil (obs. VIII); quelquefois elle se produit d'une façon graduelle (1), et succède à un sentiment de gêne et de malaise dans l'abdomen ; puis des tranchées de plus en plus vives se succèdent, se rapprochent, et atteignent la plus horrible intensité. D'autres fois, mais plus rarement ici que dans les cas aigus, le premier accès de douleur atteint d'emblée le maximum dont elle est susceptible (2). Dans quelques observations les malades ont eu avant son apparition une sensation anomale dans le ventre, sensation de déplacement, de modification, de travail intérieur (*working* — Abercrombie).

Un certain nombre de fois la douleur intense débute brusquement, mais après quelques jours de malaise et de coliques légères (obs. IV, XXX, XXXVII) dont rien ne pouvait faire prévoir l'aggravation subite. Elle peut aussi être la suite d'un traumatisme, soit immédiatement, soit après qu'un certain temps, accompagné seulement d'un sentiment de gêne, s'est écoulé.

**Caractères
de la
douleur.**

Quel qu'ait été du reste son mode de début, graduel, rapide ou brusque, la douleur affecte toujours les mêmes caractères : ce sont ceux désignés sous le nom de colique, et dont l'hypothèse de Traube rend parfaitement compte (3).

----

(1) Observations V, XI, XII, XIV, XV, XVII, XVIII, XXIX, XLIX, L, LIV.

(2) Observations III, XIX, XXXIV, XXXV, XXXVI, XLVIII.

(3) « Lorsque les liquides contenus dans un réservoir musculaire rencontrent un obstacle à leur écoulement, toute la partie qui est au-dessus de l'obstacle éprouve de temps à autre des contractions péristaltiques très-énergiques ; de là, une tension des parois, des douleurs qui se manifestent par accès comme les contractions elles-mêmes. » (*Deutsche Klinik et Schmidt's Jahrbücher*, 1863). Il faut ajouter que les contractions péristaltiques ont aussi pour but ici de chasser le boudin d'invagination qui forme corps étranger.

C'est une douleur qui survient soudainement, devient de plus en plus vive, s'accompagnant d'un sentiment de brûlure, de pincement et de torsion, de déchirement et d'arrachement et détermine une angoisse extrême. Puis la souffrance diminue, graduellement ou rapidement, pour reparaître à intervalles variables.

La colique produite par une invagination a quelque chose de spécial dans son intensité et sa persistance ; son intensité est attestée par les qualifications qui lui sont appliquées dans presque toutes les observations ; ce sont des douleurs cruelles, terribles, d'une extrême violence, des spasmes atroces, des coliques horriblement violentes; le mot expressif *agony* se trouve répété fréquemment dans les observations anglaises. La colique oblige le patient à se courber en deux (obs. III, IX) ; a conprimer l'abdomen (obs. III), quelquefois à se rouler sur le sol dans un état d'angoisse inexprimable obs. IV) ; ailleurs le malade, en proie à une profonde anxiété, pousse des cris (obs. XI) et se croit au moment de mourir de douleur (obs. XIII).

Entre chaque crise existent des intervalles de calme d'une durée très-variable selon les individus et selon les périodes de la maladie. Leur retour a lieu aussi bien la nuit que le jour, quelquefois plus fréquemment la nuit (obs. LIX). La conséquence en est la privation de sommeil, presque toujours signalée dans les observations et qui doit contribuer pour beaucoup à l'épuisement des malades. Le plus souvent, et pendant la plus grande partie de la maladie, les crises se répètent plusieurs fois dans les 24 heures, quelquefois d'une façon presque continuelle avec des périodes de calme incomplet. Assez souvent, au début du moins, les attaques de douleur sont séparées par de longues intermissions, assez prolongées parfois pour avoir fait croire à des guérisons suivies de récidives. Il n'est pas rare de voir dans ces circonstances une période de santé

presque normale durer plusieurs jours (obs. III, XLVII, etc.),
ou même, vers le début surtout, plusieurs semaines (obs.
II, XLIII, XX, XXX, etc.). Mais le plus souvent le rétablissement n'est pas complet, et bien qu'il arrive que le malade
puisse reprendre son travail, des douleurs sourdes persistent avec divers troubles de la santé (obs. XVII, XXXV. etc.).

Dans d'autres circonstances les douleurs sont continues
depuis leur commencement, mais exacerbantes (obs. VIII).

La manifestation de la crise douloureuse est quelquefois
graduelle ; plus souvent elle est brusque ; il en est généralement de même pour la cessation de la tranchée.

Quand la maladie atteint un enfant trop jeune pour exprimer ses sensations, des cris, une agitation extrême, une
anxiété vive permettent de suivre le début et le développement des coliques. Quand le patient est plus âgé, il accuse
parfois, outre ses coliques et ses douleurs « à pousser », la
sensation d'une boule roulant dans l'abdomen.

Siége de la douleur. Le siége de la douleur n'est pas toujours rapporté au même
point par le malade. Très-souvent cependant son maximum
parait occuper l'ómbilic et l'épigastre ; d'autres fois la
région vésicale. On peut cependant dire en règle générale,
avec J. Gay et plusieurs autres auteurs que le maximum
de la douleur et son point de départ indiquent jusqu'à un
certain degré le siége de l'invagination. C'est ainsi que
dans bon nombre d'observations la douleur dans la fosse
iliaque droite ou gauche correspondait exactement à la
place de la partie lésée.

Au surplus, la douleur reste rarement limitée à un point
fixe et s'accompagne souvent d'*irradiations* plus ou moins
éloignées. Tantôt elle est diffuse d'emblée et paraît occuper
tout le ventre (mais cela est peu fréquent); tantôt elle gagne
les lombes, les flancs, ou les aines. Les irradiations vers la
vessie accompagnées de dysurie ne sont point rares et l'on

a signalé enfin la rétraction des testicules vers l'anneau comme dans la colique néphrétique.

M. Leichtenstern regarde comme très-rares, mais admet comme possibles les cas où la douleur aurait, dans une invagination chronique, fait défaut pendant toute la durée de la maladie. Je ne puis partager cette manière de voir, et je crois que la douleur doit fatalement se manifester, bien qu'avec une intensité variable. Le seul exemple que le savant auteur allemand donne avec indication bibliographique à l'appui (1) est invoqué à tort : en effet, il s'agit là non pas, comme il le croit, d'une invagination, mais d'un étranglement par une bride ; de plus le début est indiqué comme ayant eu lieu tout à coup, accompagné de douleurs très-vives.

Smith et Barlow disent tous deux que les douleurs sont plus violentes quand l'invagination siége dans l'intestin grêle que quand elle occupe le côlon. D'autres auteurs signalent comme plus courts les intervalles qui séparent les paroxysmes, dans le premier cas.

Un caractère important de la douleur de l'invagination, tant qu'elle offre uniquement la forme de tranchées, c'est d'être soulagée par la pression ou par une constriction circulaire de l'abdomen. Cela est indiqué nettement dans plusieurs observations. Certaines attitudes ou positions peuvent aussi, comme je le montrerai dans un autre paragraphe, amener une amélioration passagère ou un soulagement relatif.

Je n'ai parlé jusqu'ici que de la douleur paroxysmale, spasmodiqne, qui résulte de contractions violentes et de l'effort impuissant du mouvement péristaltique qui cherche en vain à expulser le corps étranger formé par l'anse invaginée. Mais quand des lésions secondaires se produisent,

Modifications de la douleur par les complications.

(1) Moulinié. Gazette méd. de Paris, 1837, p. 618.

quand l'invagination se complique de constriction extrême du collet, de congestion de l'anse invaginée et surtout de son inflammation, la douleur change de caractère. On observe bien encore des coliques, des paroxysmes douloureux, mais les intermissions sont moins complètes. Il s'y est joint une douleur continue, plus ou moins vive, qui augmente par la pression et qui reste très-exactement limitée au siége de l'invagination tant qu'elle est seule enflammée. C'est une période de la plus grande importance, de laquelle la production d'un certain degré de fièvre est nécessairement l'indice, et dont la connaissance permettra de poser avec quelque certitude les indications et surtout les contre-indications du traitement. La généralisation, la diffusion de cette poussée inflammatoire est fort rare, sauf à la période ultime, la première inflammation péritonéale étant généralement bornée à la portion déplacée de l'intestin. Du reste cette complication locale ou générale peut manquer absolument, comme l'anatomie pathologique nous l'a montré, pendant toute la durée d'une invagination chronique aussi traînée en longueur que possible.

La colique de l'invagination cesse ou du moins est effacée par la douleur nouvelle qui surgit quand la péritonite se déclare. Celle-ci est due fréquemment, nous le savons, à une perforation de l'intestin ; mais le mécanisme de sa production n'est pas toujours le même, car elle existe quelquefois avec une intégrité à peu près complète des tuniques intestinales. Rappelons à ce propos le rôle que M. Travers (1) fait jouer à l'obstruction et à la distension gazeuse de l'intestin dans l'extension de la péritonite. La douleur ordinairement exaspérée au moment où l'étranglement se complète disparaît presque entièrement quand la séparation par gangrène est accomplie et si le malade survit à la lésion

(1) Cité par John Gay.

elle ne se reproduit plus que très-atténuée au moment des efforts qui accompagnent et achèvent l'élimination de la partie morte (J. Gay.).

SYMPTOMES FOURNIS PAR LE TUBE DIGESTIF.

ÉTAT DE L'APPÉTIT. — Je ne crois pas nécessaire de m'arrêter longuement sur les signes fournis par les premières voies, signes dont l'intérêt est fort médiocre. Dans bon nombre d'observations on trouve noté l'état de la langue ; celle-ci bien souvent n'a rien offert de particulier ; quelquefois elle était sale et chargée, ailleurs elle était sèche et brune. Mais ce sont là des phénomènes de la fin de la maladie, en rapport avec la péritonite et avec l'état fébrile qui l'accompagne. Il n'y a donc pas à insister sur ce sujet.

Etat des premières voies.

L'*appétit* des malades atteints d'invagination intestinale n'a jamais fait le sujet d'une étude spéciale ; quelques particularités intéressantes méritent cependant d'être relevées. L'appétit peut-être aboli, diminué, conservé, et chose plus surprenante, quelquefois augmenté. Que le besoin de prendre des aliments soit supprimé chez un individu qui vomit et qui a des nausées à peu près en permanence, cela n'a certes rien d'étonnant. C'est ainsi que nous voyons le malade de l'observation xxxv, ne manger qu'avec dégoût, rechercher les substances aigres et boire avec avidité ; les sujets des observations xlvi, xiv, xiii, iv, avoir de l'anorexie ou un appétit très-mauvais. Il est même probable que si l'état de l'appétit n'est pas signalé dans le plus grand nombre des observations, c'est que sa diminution ou sa suppression ont paru aller de soi chez des individus dont les nausées et les vomissements étaient presque continuels.

Modifications de l'appétit.

Dans quelques cas cependant, l'auteur des observations a fait remarquer que le malade « prenait sa nourriture » (obs. LI), avait conservé son appétit (obs. VIII, XLV et XLVI bis), au moins pendant les premières périodes de la maladie (obs. XLII), ou moyennant le fractionnement de l'alimentation (obs. XI).

Dans d'autres circonstances l'appétit devient impérieux ; c'est ainsi qu'est caractérisé celui du malade de l'observation XLVII ; celui de l'observation III, après avoir eu un appétit normal pendant un certain temps, puis de l'anorexie, fut plus tard en proie à un appétit *vorace ;* le même qualificatif est employé par M. Buckby pour caractériser l'appétit de son client (obs. X), au moins pendant quelques périodes, ce qui répond parfaitement à l'impression que nous faisait chaque jour le petit malade de M. Archambault (obs. II), réclamant avec énergie un supplément d'alimentation toujours suivi, quand on le lui accordait, d'une aggravation dans les symptômes.

Chez les très-jeunes enfants on retrouve la même particularité et j'ai noté dans quelques observations la mention de leur avidité à prendre le sein.

Ces faits qui paraissent étranges au premier abord peuvent s'expliquer par cette remarque que la mort arrive souvent, dans l'intussusception chronique, par inanition. D'un côté, les aliments ne peuvent être gardés, mais d'autre part cependant, l'estomac est sain et l'organisme réclame impérieusement des matériaux réparateurs. Une circonstance qui est d'accord avec cette explication, c'est que l'anorexie existe presque toujours comme symptôme précoce et que le sentiment d'une faim impérieuse ne se montre qu'à une période avancée de la maladie.

VOMISSEMENTS. — Le vomissement qui constitue dans l'intussusception aiguë l'un des symptômes les plus précoces et les plus constants, peut dans la forme chronique se montrer rare, tarder beaucoup ou même manquer d'une façon absolue pendant toute la durée de la maladie. Le fait n'a rien de surprenant si l'on songe que le plus souvent il n'y a pas occlusion, mais simplement rétrécissement de l'intestin et que le cours des matières est entravé, mais non arrêté.

J'ai cherché à apprécier la proportion des cas dans lesquels les vomissements se sont produits, et leur rapport avec diverses circonstances, telles que le siége de l'invagination, l'âge ou le sexe des malades et la durée du mal ; enfin j'ai essayé de déterminer quelle est leur nature habituelle.

Fréquence des vomissements.

En ce qui touche à la première question on peut donner des chiffres assez précis. Ainsi sur 40 cas chroniques où il est parlé des vomissements, ils ont existé avec plus ou moins de fréquence ou d'une façon continuelle dans 24 cas. Dans 4 autres observations ils n'ont eu lieu que rarement, se produisant de temps en temps, sous l'influence de causes indéterminées.

L'absence de vomissements pendant toute la durée de la maladie n'a été explicitement signalée que dans trois observations seulement (obs. VI, VII et LIII), bien qu'à en croire plusieurs auteurs on pût s'attendre à rencontrer ce fait plus fréquemment; mais il faut ajouter à ces cas ceux, au nombre de 7, où les vomissements ne se sont produits qu'à la période finale, quelques jours ou quelques heures avant la mort, et généralement sous l'influence de la péritonite ultime (obs. V, VIII, XII, XXI, XXVI, XLII, L).

Dans l'observation IV, on les a vus se produire pendant quelques jours au début, pour ne reparaître que lors de la période agonique, et dans celle de Sydney Jones (obs. XLIX), uniquement durent les premières périodes de la maladie.

Rafinesque.   8

Répétition
des
vomisse-
ments.

Quand les vomissements se produisent pendant toute la durée, ils sont très-rarement continuels ; le plus souvent leur retour est irrégulier, provoqué par un excès d'alimentation, coïncidant avec les accès de douleurs, ou sans cause appréciable.

Dans des cas assez nombreux, dont l'observation II est un bon exemple, ils peuvent disparaître pendant un temps assez long ou peuvent exister avec conservation de l'appétit.

Leur intensité est donc excessivement variable ; parfois ils sont remplacés par de simples nausées, ou par des régurgitations.

Nature
des
vomisse-
ments.

La *nature* des vomissements peut varier chez le même individu, à diverses périodes de la maladie. Souvent ils sont et ils restent alimentaires (obs. II, III, IX, XIV, XV, XXXIV, XXXVI) ; mais d'autres fois, après avoir été alimentaires ou simplement muqueux dans l'intervalle des repas (obs. XI), ils deviennent passagèrement, ou continuellement bilieux (obs. V, XI, XVI, XVII, XXXV, XLIII, XLV, XLVII). C'est dans des cas très-rares qu'ils finissent par devenir fécaloïdes, car nous n'en relevons que 3 cas sur 40 observations où les vomissements ont été décrits (obs. XXIX, XXXVII et XLVIII).

Influence
du
sexe.

Le sexe des malades a-t-il quelque influence sur la production ou la nature des vomissements? Je serais assez porté à le croire en tenant compte de ceci, que dans les 12 cas où les vomissements ont manqué d'une façon complète ou presque complète, il s'agit de malades du sexe masculin 11 fois ; sur les 4 cas où les vomissements ont eu lieu seulement de temps en temps 3 appartiennent à des hommes. Par contre, des trois observations où les vomissements fécaloïdes sont signalés, deux se rapportent à des femmes, et la troisième à un homme de 60 ans. Les vomissements, en général, et notamment les vomissements fécaloïdes seraient donc plus fréquents chez la femme. Les faibles chiffres sur lesquels porte cette statistique m'obligent cependant à ne présenter cette conclusion qu'avec beaucoup de réserve.

L'absence absolue ou presque complète des vomissements se remarque surtout chez des malades d'un âge assez avancé. Sur les 12 cas, 9 appartiennent à des adultes (de 28 à 44 ans et un « adulte » sans autre désignation) ; deux seulement ont trait à des enfants de 4 mois (obs. xliv) et de 5 ans (obs. iv). Encore faut-il ajouter que chez les deux il y eut des vomissements au début et aussi à la fin chez le second.

La durée de la maladie ne paraît avoir aucune influence sur la production des vomissements. Les douze observations que je viens de citer ont présenté des durées très-variables, oscillant entre vingt jours une fois (forme dysentérique) 1 mois 1\[2, 3, 4, 5, 6 et jusqu'à 11 mois.

Vomissements simples, alimentaires ou muqueux ; vomissements bilieux ; vomissements fécaloïdes, voilà les caractères habituels des évacuations par la bouche. On a cependant signalé des vomissements mélaniques, ou striés de de sang. J'en ai trouvé trois cas parmi ceux d'invagination chronique (obs. xxx, xlv et slvi *bis*). Le phénomène est très-rare ; il paraît se produire surtout chez les enfants, et les trois observations ci-dessus sont fournies par un enfant de quatre mois et par des petits garçons de 9 et 12 ans. On conçoit quelles difficultés leur production dans un cas donné peut ajouter au diagnostic. Le meilleur exemple qu'on en puisse fournir est celui du malade de M. Rigal (obs. i), chez lequel des vomissements mélaniques abondants et répétés sont venus ajouter aux symptômes un élément tout à fait inattendu.

Le rejet de lombrics signalé dans quelques observations n'a, bien entendu, aucune valeur diagnostique spéciale. Il en est de même des nausées qui peuvent être continuelles,

Absence des vomissements.

Vomissements sanglants.

des régurgitations qui se produisent parfois, des éructations gazeuses plus ou moins fréquentes et fétides, et enfin du hoquet. Celui-ci accompagne, le plus souvent, une péritonite terminale, mais a pu être observé pendant le cours de la maladie.

Influence du siége de l'invaginat. sur les vomissements.

L'influence du siége de l'invagination sur la production, sur la précocité et sur la nature des vomissements serait très-importante à déterminer. Le manque de détails suffisamment précis diminue malheureusement beaucoup la valeur des résultats statistiques que nous pouvons à cet égard tirer des observations. Ainsi sur le total de celles réunies ici, nous n'en avons, on vient de le voir, que quarante, où la présence ainsi que l'absence des vomissements soient signalées ; nous en trouvons bien moins encore où leur nature et l'époque de leur début nous soient données. On peut constater cependant que les vomissement n'ont été notés comme absents que dans les invaginations iléo-cæcales, côliques et rectales. Ils paraissent être à peu près constants dans les cas où la lésion porte sur l'intestin grêle et dans les invaginations iléo-côliques. Dans un cas cependant où l'invagination siégeait sur le jéjunum (obs. xxxiv) et où la maladie a duré treize mois, les vomissements n'ont commencé que quatre mois avant la mort. Dans les cas d'invaginations iléo-cæcales ayant donné lieu à des vomissements, ceux-ci ont souvent tardé quinze jours, un mois, six semaines ou davantage à se manifester. Les invaginations iléo-côliques ont provoqué des vomissements trois fois immédiatement (obs. xliv, xlv et xlvi *bis*), deux fois après un délai plus ou moins long (obs. xlii et xlvi) et une cinquième fois à une époque qui n'est pas déterminée (obs. xliii). Sur quatre invaginations du côlon ou de la partie supérieure du rectum les vomissements ont manqué une fois (obs. liii), et se sont produits assez loin du début trois fois (obs. xlvii, xlviii et l).

Dans les invaginations de l'intestin grêle les vomissements ont été deux fois simplement alimentaires, une fois uniquement bilieux, une fois fécaloïdes ; dans celles du côlon, une fois bilieux, une fois fécaloïdes ; dans les invaginations iléo-côliques, deux fois bilieux, une fois sanguinolents, une fois mélaniques ; dans les iléo-cæcales enfin, cinq fois uniquement alimentaires, quatre fois bilieux, une fois sanguins, une fois fécaloïdes. Mais ces chiffres perdent toute espèce de valeur comparative devant ce fait que dans une vingtaine de cas d'invaginations de variétés diverses les auteurs parlent simplement de vomissements sans indiquer aucunement leur nature.

J'ai dû, dans le paragraphe précédent, m'en tenir aux éléments fournis par mes propres observations et négliger complètement ceux qui sont rassemblés dans les mémoires. Ceux-ci sont tous rédigés à un point de vue général, et leurs conclusions sont tirées de l'analyse des cas aigus et chroniques mélangés. J'excepte quelques faits qui méritent d'être cités. C'est d'abord la valeur donnée par M. Besnier (loc. cit., p. 69) aux vomissements fécaloïdes, qui indiqueraient souvent (8 fois sur 13) l'imminence de l'élimination spontanée de l'anse invaginée. Je dois faire remarquer à ce sujet, que dans les cas chroniques l'expulsion spontanée du corps du délit ne s'est produite que dans un des trois cas où les vomissements stercoraux ont eu lieu (obs. xxxviii). M. John Gay s'appuyant sur sa statistique, où les vomissements sont signalés 53 fois sur 67 cas, a trouvé qu'ils avaient été 35 fois un symptôme précoce, tandis que dans 18 cas ils étaient venus tard, le troisième jour en général. Il lui a semblé, ce qui est en contradiction avec les faits recueillis par nous, que les cas dans lesquels le vomissement est le plus longtemps différé sont d'habitude ceux dans lesquels l'iléon est le siége de l'invagination. Le même auteur pense, et avec raison, je crois, que si dans un grand

Valeur
diagnos-
tique
des
vomisse-
ments
en
général.

nombre de cas où la diarrhée a existé pendant toute la durée de la maladie le vomissement n'a pas été signalé, c'est simplement parce qu'il n'a jamais existé.

La prédominance des vomissements dans les invaginations de l'intestin grêle a été signalée par la plupart des auteurs. Barlow, Habershon, Brinton, Hutchinson, Hilton-Fagge, estiment qu'il est alors en même temps plus précoce, plus abondant et plus intense. M. Leichtenstern admet que dans les cas chroniques de cette variété le vomissement manque fréquemment, et peut même être différé aussi longtemps que dans les cas d'invaginations iléo-cæcales et côliques ; mais cela est si rare; que l'on peut considérer son apparition précoce comme une présomption en faveur de la lésion de l'intestin grêle.

La marche des vomissements est encore moins régulière que celle des coliques bien qu'ils coïncident souvent avec les paroxysmes de celles-ci. On les voit continuer sans cause déterminante appréciable pendant fort longtemps, puis cesser par l'effet d'une influence qui nous échappe, mais qui tient probablement, du moins en partie, aux variations du degré de perméabilité du canal central de l'invagination. Les vomissements peuvent ainsi cesser pendant une période de quelques heures ou de quelques jours pour reparaître ensuite, les digestions demeurant pendant ce temps plus ou moins compromises. Dans quelques cas, leur absence n'empêche pas des nausées continuelles, ou bien des renvois gazeux incessants. Ils peuvent cependant disparaître d'une façon définitive pour ne revenir que dans la période terminale de la maladie.

La rareté ou l'absence des vomissements ne peut, dans l'invagination chronique, être interprétée de la même manière que dans d'autres variétés d'occlusion. Elle ne peut notamment recevoir l'ingénieuse explication qu'en donnait dans une observation, présentée à la Société clinique,

notre excellent ami le Dr R. Moutard-Martin (1). Il
s'agissait ici d'un rétrécisement cancéreux, offrant un
obstacle absolu au cours des matières, et siégant à l'union
des côlons transverse et descendant. Le gros intestin, entre
le point rétréci et la valvule de Bauhin, était bondé de matières fécales ; aussi pouvait-on dire que si le malade ne
rejetait pas les matières par la bouche, c'est qu'il les emma-
gasinait, qu'il les « vomissait dans son cæcum » (1). Or,
dans l'invagination chronique, le cæcum fait d'ordinaire
partie du déplacement, et les matières ne peuvent s'y accu-
muler. L'occlusion, en outre, est très-rarement complète.

ÉVACUATION PAR L'ANUS. — Les caractères fournis par
les selles sont dans l'étude des intussusceptions des signes
de premier ordre.

La constipation qui est dans les invaginations aiguës Constipation
sinon la règle, du moins le fait habituel, passe dans les
invaginations chroniques à l'état d'exception. Lors même
qu'elle existe, elle n'est presque jamais absolue, et elle
rendrait impossible une très-longue prolongation de la survie. En d'autres termes, il est excessivement rare de trouver
dans les intussusceptions chroniques de l'occlusion intestinale, au sens strict du mot, autrement que d'une façon
temporaire.

Dans un certain nombre de cas les selles restent naturel-   Selles
les, quotidiennes, quelquefois faciles, mais plus souvent   naturelles.
avec une tendance soit à la constipation (obs. XXVII,
XLII, etc.), soit à la diarrhée (obs. II, XVI, etc.). Le sujet
de l'observation XXVI a conservé pendant presque toute
la durée de la maladie des selles régulières, moulées et
normales. La diarrhée cependant domine le plus souvent,   Diarrhée.
et quelquefois persiste et résiste à tous les moyens em-

(1) Bulletin de la Société clinique de Paris, 1877, I, p. 182.

ployés pour la combattre. Dans l'observation xix, de Davies, on trouve régulièrement trois petites selles par jour. Dans celle de Gouzée (obs. xi) plusieurs selles liquides dans les 24 heures. Dans celle de Grisolle (obs. v) le dévoiement a été un des symptômes les plus persistants. Ailleurs les selles, toujours liquides, sont plus rares, ou, au contraire, elles atteignent la même fréquence que dans la dysentérie. Dans une autre classe de faits une constipation plus ou moins rebelle s'établit, et dure tantôt jusqu'à la mort, avec de courtes rémissions, tantôt jusqu'à l'établissement définitif de la diarrhée. Enfin, dans une série de cas très-nombreux aussi, se manifestent dès le début des alternatives de diarrhée et de constipation plus ou moins longues, à périodicité plus ou moins rapprochée, et qui peuvent durer aussi longtemps que la maladie.

En groupant les observations d'une façon grossière, on trouve que sur 46 cas, les selles ont été normales ou à peu près . . . . , ... 7 fois

Il y a eu prédominance de la diarrhée . . . . 16 fois

Il y a eu prédominance de la constipation . . 12 fois

Il y a eu surtout des alternatives de constipation et de diarrhée . . . . 11 fois
                                                      ——
                                                      46

Si l'on recherche quelle est l'influence du siége du mal sur ces symptômes, on trouve qu'elle n'est pas douteuse. Les invaginations coliques et rectales, il est vrai, ont présenté à peu près également la diarrhée (obs. xlix, li), la constipation (obs. xlviii, lii, liii) ou les alternatives de ces deux états (obs. xlvii, l). Mais celles de l'intestin grêle qui ont donné des selles à peu près naturelles dans deux cas (obs. xxxvii, xxxviii), ont offert de la constipation dans quatre cas (obs. xxxiv, xxxv, xxxvi, xl), et peu ou point de diarrhée, sauf tout à la fin de l'observation xxxiv. Dans les iléo-côliques je relève : selles naturelles, deux cas (obs. xlii et xliv, celui-ci avec diarrhée finale); constipation, deux cas (obs. xliii, et xliv), et enfin constipation suivie de diarrhée, deux cas (obs. xlvi et xlvi *bis*). Les résultats se rapprochent donc beaucoup de ceux des entériques. Les intussusceptions iléo-cæcales, enfin, donnent à côté de trois cas seulement de prédominance de la constipation (obs. xv, xvii, xxix), trois fois des selles naturelles (obs. iv, xxv, xxxi), sept fois des alternatives de diarrhée et de constipation (1), et enfin treize fois la prédominance de la diarrhée (2).

Dans une autre série de cas, fréquents dans les invaginations aiguës, rares dans les chroniques, les selles consistent à peu près exclusivement, au moins pendant une partie de la maladie, en sang pur, ou en un mélange de sang et de mucus. Nous en avons trois exemples appartenant tous à la variété iléo-cæcale (obs. iii, xxvii, xxx). Bien plus fréquemment le sang est expulsé en quantité moins grande, et mélangé avec du mucus et des matières fécales.

Selles
sanglantes.

Ces selles sanglantes offrent un des symptômes les plus frappants et les plus significatifs de l'invagination des intestins, à tel point qu'il est donné pour caractéristique par Cruveilhier. Nous verrons, en nous occupant du diagnostic, qu'ils peuvent en outre fournir quelques indices sur l'état des parties invaginées. C'est un phénomène très-fréquent (surtout il est vrai chez les enfants, et dans les cas aigus); nous l'avons trouvé signalé 21 fois sur 47 cas chroniques. Le sang peut être évacué en plus ou moins grande abondance; quelquefois presque pur et à flots (obs. xxx), tandis qu'ailleurs il n'apparaît qu'en petite quantité, for-

(1) Obs. IX, X, XIII, XIV, XVI, XXIV, XXVI.
(2) Obs. II, V, VI, VII, VIII, XI, XII, XVIII, XIX, XX, XXII, XXVIII, XXX.

mant seulement des stries sur les matières ou les colorant en rose. Le plus ordinairement la quantité en est variable, mais il est mélangé à des matières filantes, à du mucus, qu'on a comparé très-exactement à du frai de grenouille. Une évacuation par l'anus de sang plus ou moins altéré surgit d'ordinaire au moment de l'élimination spontanée d'une invagination ; elle peut aussi se manifester à une période avancée et avec assez d'abondance pour entraîner directement la mort du malade (obs. xliii). Le plus souvent cependant elle a lieu au début, ou encore à l'occasion d'une aggravation subite de la lésion.

Cette hémorrhagie intestinale, rare dans les invaginations aiguës de l'iléon (J. Gay.), l'est encore plus dans les cas chroniques de cette variété. Je ne relève son existence dans aucun cas (sauf dans l'observation douteuse lx), tandis qu'elle se produisait 3 fois dans l'invagination iléo-côlique (obs. xliii, xliv et xvli *bis*); 2 fois dans l'invagination côlique (obs. xlviii et li) et 16 fois dans l'invagination iléocæcale (1).

Ténesme
et
épreintes.

L'évacuation de sang et de mucus par l'anus s'accompagne très-souvent de *ténesme* et d'*épreintes* douloureuses, phénomènes quelquefois si prononcés qu'ils ont fait croire, en s'ajoutant aux autres symptômes, à l'existence d'une dysentérie aiguë ou chronique (obs. viii, xii). Ce ténesme a été noté 104 fois dans les 593 observations de M. Leichtenstern, soit 17,6 0/0 ; je le trouve signalé 7 fois dans celles que j'ai réunies; ce qui donnerait une proportion un peu moins grande (13 0/0), pour les invaginations chroniques. Il n'existe guère, en tous cas, que dans celles qui portent sur la partie inférieure de l'intestin, bien que M. Leichtenstern admette qu'il se soit produit 4 fois dans des invaginations

(1) Observ. III, VI, VIII, XII, XVI, XVII, XVIII, XIX, XXI, XXIV, XIXV, XXVII, XXVIII, XXIX, XXX, XXXIII.

de l'intestin grêle (contre 75 pour l'iléo-cæcale et 15 pour celle qui porte sur le gros intestin). Mes 7 cas avaient trait 5 fois à des intussusceptions cæcales, une fois à une iléo-colique.

Le ténesme peut être d'une intensité médiocre et ne durer que pendant une courte période ; mais dans d'autres cas, il peut être extrême, ne point laisser un instant de repos au malade et affecter absolument les mêmes allures que dans la dysentérie.

Son degré paraît en général en proportion de la longueur de l'invagination ou plutôt en rapport avec son rapprochement de l'anus Il peut, quand il est très-prononcé, provoquer le prolapsus de la muqueuse du rectum.

Une circonstance bien digne de remarque et qui semble faite pour dérouter le diagnostic, c'est que les purgatifs administrés à une période quelconque de la maladie provoquent en général, dans les cas chroniques, des évacuations alvines. Il est très-vrai que cet effet n'est pas constant ; que parfois l'administration du médicament est suivi d'accidents graves qui doivent lui être rapportés, sans que le cours des matières se rétablisse ; mais je trouve noté d'une façon explicite, dans plusieurs observations (obs. iv, ix, xv, xxxi, xlix), que les purgatifs ont toujours été suivis d'effets. Tel malade obtenait, par exemple, une selle quotidienne par l'usage de pilules laxatives (obs. xliii) ; tel autre a supporté un long temps sans accidents l'emploi de purgatifs quotidiens, tel autre enfin s'en est bien trouvé jusqu'au jour où un de ces remèdes paraît avoir déterminé l'explosion des accidents mortels. *Action des purgatifs.*

En résumé, parmi les invaginations intestinales chroniques : 1° *la constipation a de la tendance à prédominer dans les jéjuno-iléiques et iléo-côliques, la diarrhée dans les iléo-cæcales ; mais au total les alternatives de diarrhée et de* *Résumé.*

constipation sont la règle et ceci s'explique par ce fait que l'occlusion intestinale n'est pas effective.

2° Les évacuations sanguines et le ténesme, plus rares que dans les intussusceptions aiguës, sont le résultat des iléo-cæcales ou des côliques.

Matières fécales moulées, matières fécales et bilieuses liquides, mucus et sang mélangés ou séparés représentent les diverses matières qui peuvent être évacuées par l'intestin. Il faut y ajouter aussi, bien que ce soit rare dans les cas chroniques, des débris d'intestins ou des portions entières d'intestin expulsés en même temps que des liquides sanieux, putrides, sanglants et fétides qui tirent leur origine des points gangrénés.

Examinons maintenant au point de vue clinique la succession ordinaire de ces évacuations.

Deux modes de début peuvent se présenter ; l'un est lent, l'autre rapide. Dans le premier, des troubles de la défécation peu prononcés peuvent exister pendant assez longtemps ; c'est une simple difficulté d'aller à la selle, une faible constipation ou bien au contraire une diarrhée légère, mais rebelle, qui accompagne pendant quelque jours les autres phénomènes du début de l'invagination. Dans le second cas, un besoin impérieux de défécation est le premier symptôme de la maladie : le patient éprouve brusquement, quelquefois au milieu du sommeil, un désir pressant d'aller à la garde-robe, et n'obtient aucun résultat ; ou bien encore la première tentative amène soit l'expulsion d'une selle normale, composée des matières qui étaient placées au-dessous de l'obstacle qui vient de se former, soit quelquefois une excrétion précoce du sang et de mucus due à ses efforts.

Quand la constipation prédomine, c'est généralement pendant les premières périodes de la maladie ; puis elle est ordinairement remplacée par la diarrhée. Les alternatives de constipation et de diarrhée occupent en général des

périodes de durée très-variable et très-irrégulières au sujet
desquelles il n'y a pas de règles à poser. Cependant il est fréquent de voir plusieurs jours s'écouler sans qu'il soit
possible d'obtenir une selle, puis une ou plusieurs évacuations diarrhéiques se produire.

Les évacuations sanguinolentes ne se montrent pas toujours au début des accidents : si quelquefois elles sont limitées à cette période, elles peuvent aussi ne se manifester
que plus tard, ou bien reparaître à un autre moment de la
maladie. Parfois même elles n'ont lieu que tardivement, et
bien qu'elles soient ordinairement peu abondantes chez l'a-
dulte, elles peuvent l'être assez par exception, comme nous
l'avons vu, pour précipiter la mort (obs. XLIII).

SYMPTÔMES FOURNIS PAR LA SÉCRÉTION URINAIRE.

On s'est beaucoup occupé en Angleterre de la suppression
ou de la diminution de la sécrétion urinaire dans les cas d'invagination intestinale. Plusieurs auteurs ont voulu même
en faire un signe permettant de déterminer jusqu'à un certain point la hauteur du siége de l'invagination le long du
tube intestinal.

M. Barlow (1) le premier, je crois, a émis cette opinion
que la sécrétion urinaire est d'autant moins abondante que
l'invagination intestinale siége plus près de l'estomac. Le
phénomène s'expliquerait, pour lui, très-simplement par la
diminution de la surface d'absorption intestinale et les modifications consécutives de la circulation. D'autres auteurs,
parmi lesquels M. Habersohn, admettent l'exactitude des
faits de M. Barlow, mais discutent son interprétation ; ils
supposent que ce n'est pas la limitation du champ de l'absorption, mais bien la spoliation de liquide exercée par les
vomissements qui rend compte de la diminution des liquides de l'organisme, et partant de celle des urines.

Suppression ou diminution des urines.

(1) Guy's hosp. Rep., 2° série, vol. II

M. Duchaussoy, seul auteur français qui s'occupe de cette question, donne aux phénomènes de la sécrétion urinaire une toute autre explication. Pour lui, c'est un simple phénomène de voisinage. « Nous avons noté, avec soin », dit-il, « tout ce qui concernait cette fonction dans toutes les observations d'étranglement où il en est question, et nous dirons une fois pour toutes que la dysurie, l'ischurie et l'anurie nous ont paru se rattacher directement, dans presque tous les cas, au voisinage de l'étranglement, soit que l'étranglement comprimât la vessie (1) ou un rein, soit que ces organes fussent compris dans le rayon de l'inflammation qu'il développe autour de lui. » Ces symptômes n'ont donc pour cet observateur aucune signification touchant le siége de la lésion.

M. W. Sedgwick (2) a donné une théorie qui paraît mieux rendre compte des faits observés, et conclut, comme l'auteur précédent, au peu de valeur du phénomène. Ce symptôme se produit, selon lui, non exclusivement dans les invaginations qui intéressent l'intestin grêle, mais dans toutes celles qui atteignent brusquement un haut degré d'acuité, quelle que soit leur variété. Nous connaissons d'ailleurs la tendance des invaginations du jéjunum et de l'iléon a présenter un début brusque et une marche rapide et grave. La suppression ou la diminution des urines dépend alors de l'influence réflexe du sympathique abdominal et de la paralysie de l'action sécrétante du rein. » M. John Gay, adoptant complètement cette hypothèse, la rapproche des suppressions réflexes de la sécrétion urinaire dont le mécanisme est encore très-mal connu, et qu'on peut observer parfois dans les perforations de l'intestin ou de l'estomac, dans divers empoisonnements, dans quelques cas de hernie étranglée, etc.

(1) L'observation XLVI *bis* pourrait peut-être servir à appuyer cette manière de voir.

(2) Med.-chir. Trans., 1866; et 1868, vol. LI, p. 1.

Je n'aurais pas parlé de ce symptôme malgré les intéressantes discussions auxquelles il a donné lieu (1), si je ne l'avais trouvé mentionné dans plusieurs cas chroniques. Dans l'observation x (iléo-cæcale), il y eut de l'irrégularité dans la sécrétion urinaire, les urines étant quelquefois supprimées pendant 48 heures de suite; dans l'observation xlvii (côlique), il y eût de l'anurie au milieu et à la fin de la maladie. La dysurie et le ténesme vésical sont mentionnés au début de la maladie dans un autre cas (obs. viii, iléo-cœcale), et une micturition fréquente et douloureuse de la strangurie même au début dans un autre encore (obs. xxxvi, intestin grêle). Cela semble avoir tenu a des périodes passagères de constriction exagérée ou d'étranglement, et montre que le symptôme est loin d'appartenir d'une façon exclusive comme semble le penser M. J. Gay aux obstructions intestinales soudaines et rapidement fatales. A part ce point de détail, son opinion est confirmée par ces faits, et par ceux où une invagination siégeant très-près de l'estomac, (celle de M. Lafont (obs. lx) entres autres où le déplacement occupait le milieu du duodénum), n'a pas empêché une sécrétion abondante d'urines. Le cours des liquides n'était cependant ni plus ni moins entravé dans le reste du tube intestinal que dans les autres observations que je viens de citer.

SYMPTOMES FOURNIS PAR L'EXAMEN DE L'ABDOMEN.

1º ASPECT, FORME ET CARACTÈRES GÉNÉRAUX DU VENTRE. — L'abdomen, météorisé à un haut degré dans diverses occlusions intestinales, ne l'est, sauf à la période ultime, que d'une façon peu prononcée ou transitoire dans l'invagina-

(1) Voir à ce sujet J. Gay, Brinton (loc. cit.) et John Syer Bristowe, System of medicine, III, p. 100.

tion en général et surtout dans l'invagination chronique.
« Quelquefois, » dit M. Besnier (*loc. cit.*, p. 72), « le ventre
est rétracté, dur, tendu, les muscles abdominaux se con-
tractent et opposent un obstacle considérable aux recherches par la palpation ; cet état peut se prolonger pendant
toute ou presque toute la durée de la maladie.» Il existait
d'une façon bien nette chez notre petit malade de l'observation ii. Dans 7 observations sur 27 où l'état du ventre
est indiqué, je trouve qu'il est ainsi caractérisé : abdomen
un peu distendu, légèrement ou modérement tendu, plein,
mais peu distendu (1). Dans 4 cas, il est dit expressément que
l'abdomen était rétracté, tendu et dur (obs. vi, xvi, xvii,
xxxv); dans 4 autres, il était tendu et dur sans qu'on
dise qu'il fût météorisé en même temps (obs. iii, xii,
xxxix, xlvi). Dans deux cas, tendu et tympanisé ; dans un,
empâté, quelque peu ballonné et dur. Dans d'autres cas,
et notamment dans l'observation xliii, il était flaccide et
souple. Dans un grand nombre d'observations, l'état de
l'abdomen n'est pas signalé, ce qui laisse à penser qu'il ne
présentait rien de très-remarquable.

C'est ici qu'il convient de parler de la distension inégale
du ventre. Il est évident que, puisque la distension gazeuse
bien prononcée des intestins est un fait rare, les caractères
assignés par M. Laugier (2) à la forme de l'abdomen, selon
le siége occupé par l'occlusion intestinale, seront de peu de
secours. Je n'ai point eu à relever dans mes observations
cette distension limitée à la partie centrale, à la partie cir-
conférentielle ou à la totalité du ventre et qui indiquerait
un obstacle vers la valvule, ou en un point plus ou moins
inférieur du gros intestin. Il existe cependant un symptôme
tiré de la déformation abdominale et qui pourrait fournir
une notion utile ; c'est celui auquel on donne le nom de

(1) Obs. II, IX, XXV XXX, L, LI, LIII.
(2) Bull. chirurg., I. p. 245.

signe de Dance. Il est formé par la dépression que déter- Signe
de
Dance.
mine au niveau du flanc droit (ou plutôt de la fosse iliaque
droite), le déplacement du cæcum. Scarpa, ainsi que l'établit M. Besnier (*loc. cit.*, p. 73, note), avait vu déjà cette
dépression bien marquée du flanc droit, dans les cas où le
cæcum est entraîné dans une hernie scrotale. Ce signe, qui
a été observé un assez grand nombre de fois, et qui est mentionné dans les observations viii et xvi, semble pourtant
n'avoir pas une très-grande valeur. Le cæcum ne peut-il
pas être déplacé sans qu'il y ait invagination, et dans beaucoup de cas sa place ne peut-elle pas être comblée par la
masse des intestins grêles remplis de gaz ?

Il existe un symptôme, qui éclairé par les notions dues
à l'étude de Laugier, pourrait fournir des notions plus précises, du moins dans le cas d'invagination intéressant le
gros intestin ; il n'a guère encore, que je sache, été recher- Production
artificielle
du
signe
de
Dance.
ché. C'est la déformation abdominale qu'on produit pendant
le traitement par l'insufflation rectale. Le fait n'a encore
été noté, je crois, que dans l'observation de M. Leichtenstern
(obs. xxvi), où le signe de Dance était obtenu d'une façon
artificielle. Pendant que l'on injectait de l'air par l'anus, on
voyait la région iliaque gauche se soulever fortement, puis
la distension gagner le côté gauche de l'arc du côlon. Il arrivait un moment où la région gauche iliaque et la moitié
gauche du côlon transverse étant gonflés «comme une vessie fortement distendue,» la moitié droite de l'épigastre et
la région cæcale restaient malléables et facilement dépressible. On pouvait facilement, dans ces conditions, déterminer à peu près le siége de l'invagination. C'est donc là un
caractère qu'il sera utile de rechercher toutes les fois que l'on
aura occasion de pratiquer l'insufflation ou l'injection forcée
du rectum. Il est probable qu'il aurait déjà été signalé
plusieurs fois si l'attention avait été attirée sur lui.

Les caractères fournis par la sensibilité de l'abdomen à la

Sensibilité
à la
pression.

pression méritent de nous arrêter un instant. Je n'ai pas à parler de celle qui peut coïncider avec le développement d'une péritonite. Celle qui résulte directement de l'invagination est généralement peu développée. Souvent elle est nulle ou à peu près (obs. VIII, X, XII et XXVI); ou n'atteint qu'un faible degré (obs. III, XXX, L); rarement elle est générale.

Elle siége souvent d'une façon exclusive ou prédominante en un point limité, dans la fosse iliaque gauche (obs. VI), ou droite (obs. XLVI), dans un flanc (obs. XXXIV, XLII, XLVI), ou la région rénale (obs. XXXVI), ce qui est, en général, en rapport avec la localisation de la tumeur

Soulagement
par la
pression.

de l'invagination. Cette sensibilité n'empêche pas qu'une pression graduelle et lente ne produise souvent un soulagement marqué (obs. XLIII). M. Leichtenstern affirme même que la malaxation du ventre est souvent accompagnée et suivie d'un soulagement notable, surtout chez les enfants, et que cette pratique a même pour résultat une diminution remarquable de la durée des paroxysmes, ou tout au moins une atténuation de la douleur.

La sonorité de l'abdomen à la percussion est parfaite, à moins de complication (obs. XI, ascite), sauf au niveau de la tumeur.

Tumeur
abdominale.

2° TUMEUR ABDOMINALE. — L'existence de la masse formée sur le trajet du tube intestinal doit se traduire pendant la vie par une tumeur perceptible à l'aide de la palpation à travers les parois de l'abdomen. C'est ce qui est reconnu dans un certain nombre de cas, et qui devrait, sans doute, l'être dans le plus grand nombre.

Lorsque le volume de la tumeur est assez considérable pour soulever la paroi abdominale, elle ne peut être méconnue. Si la partie d'intestin invaginée est peu considérable et n'occupe qu'une très-petite étendue elle devient très-difficile ou presque impossible à apprécier. Cela est surtout vrai dans les invaginations qui portent sur l'intestin grêle et dans lesquelles la tumeur est le plus souvent méconnue. Il n'en est plus ainsi dans les invaginations iléo-cæcales, où la masse déplacée est d'ordinaire considérable, et dans les côliques, que leur situation rend plus facile à reconnaître par le palper.

On trouve dans quelques-unes des plus anciennes observations d'intussusception la mention de l'existence d'une tumeur abdominale. Depuis elle a été remarquée dans un grand nombre de cas.

Elle existait vingt-quatre fois dans les soixante observations réunies par M. Besnier. M. Leichtenstern l'a trouvé signalée 222 fois sur 433 observations. *Fréquence de la tumeur.*

Je l'ai trouvé 24 fois mentionnée dans les cas chroniques; 5 fois, en outre, il existait en un point du ventre un certain degré d'induration, de résistance, avec matité et soulagement produit par la pression. Mais je suis bien convaincu que ces chiffres sont très-loin de représenter le nombre de cas où la tumeur était appréciable ; en effet, on ne parle de sa recherche infructueuse que dans 3 des cas de M. Besnier, et dans un seul des miens. Il est donc probable que pour une partie au moins des observations où la présence de la tumeur n'est pas signalée l'exploration de l'abdomen a été négligée ou incomplète.

Le siége paraît avoir sur la facilité avec laquelle on la découvre, une assez grande influence. Je suis encore obligé de m'en rapporter ici aux statistiques de M. Leichtenstern qui donne les proportions suivantes : *Fréquence selon la variété d'invaginat.*

Sur 163 invaginations iléo-cæcales, il existait une tumeur dans 100 cas, soit 61 % *Tableau IX.*

80	—	du côlon,	41	—	52 %
27	—	iléo-coliques,	9	—	23 %
107	—	de l'intestin grêle,	26	—	24 %
			176		47 %

Caractères de la tumeur.

Les *caractères de la tumeur* méritent une étude approfondie. Elle représente, en effet, comme l'a bien établi Cruveilhier, un symptôme capital de l'intussusception, et quand ses diverses qualités peuvent être bien appréciées, elle peut suffire à elle seule pour faire porter le diagnostic avec certitude.

Forme.

La *forme* en est assez constante : c'est celle d'un cylindre plus ou moins allongé. Bien souvent, tout au début de l'invagination, elle échappe à la palpation, ou ne présente qu'une tuméfaction plus ou moins mal limitée, plus ou moins indistincte ; elle n'est pas autrement indiquée dans plusieurs observations, même pendant toute la durée de la maladie (obs. ii, vi, xii, xv, xlvi). Plus tard, les modifications qui se produisent dans la structure anatomique des parties invaginées la rendent plus facile à percevoir et à limiter. Elle affecte, quand elle est très-courte, la forme d'un œuf (obs. xxv, xlv), ou, quand est plus allongée, celle d'un cylindre comparé souvent à un boudin, à un saucisson (*saussage shaped*) (obs. xxiv, xxviii, etc.). Elle paraît souvent superficielle et sa surface est tantôt lisse (obs. xii), tantôt bosselée ou lobulée (obs. iv). Elle est régulièrement arrondie, et présente généralement une extrémité large, très-nettement perceptible, tandis que l'autre se perd graduellement en s'enfonçant dans la profondeur de l'abdomen ou du petit bassin. Transversale ou verticale dans un certain nombre de cas, la tumeur prend, quand elle atteint une longueur suffisamment grande, des formes variables : c'est la forme qu'aurait la courbure splénique du côlon, si elle était bondée de matières fécales (obs. iv), ou celle qu'affecterait l'S iliaque dans les mêmes circonstances (obs. xvii) ; c'est une tumeur cylindrique incurvée en croissant (obs. ix), ou encore un cylindre représentant une partie plus ou moins grande de l'arc du côlon uni à angle droit à l'intestin qui le précède ou le suit.

Son *volume* peut être en partie déduit de ce qui précède : depuis la grosseur d'un œuf de poule jusqu'à celle du bras d'un adulte ; depuis quelques centimètres jusqu'à la longueur de la moitié environ du développement total du gros intestin ; toutes les dimensions intermédiaires existent. Volume.

Cette tumeur, fixe dans un grand nombre de cas, offre parfois un certain degré de *mobilité*. Il en est ainsi, par exemple, dans les observations xlv et xlvii, où la main pouvait déplacer la tumeur à travers la paroi abdominale, et l'observation viii, où le toucher rectal permettait de lui imprimer des mouvements. Sa *sensibilité à la pression* n'est pas constante, bien qu'elle soit ordinaire, et atteigne des degrés très-variables, suivant les cas, et suivant les périodes de la maladie. C'est ainsi qu'on la trouve nulle (obs. iv), ou presque nulle (obs. xlv) ; il existait un peu de douleur à la pression (obs. xii), de la douleur (obs. xlvii), une douleur vive (obs. ii), enfin des alternatives de douleur et d'indolence (obs. iii et xxvi), dans diverses observations. Dans d'autres cas, au contraire, la pression sur la tumeur produit du soulagement, comme nous l'avons vu plus haut. Mobilité.
Sensibilité
à la
pression.

La *consistance* offre des caractères du plus haut intérêt. En général, dure, résistante au toucher, solide (obs. viii et xxvii), elle offre ailleurs la sensation d'un amas de matières fécales demi-solides (obs. iv) ou la résistance du cuir (obs. xii). Mais ces qualités ne sont pas permanentes, *la densité de la même tumeur varie dans de très-grandes limites*, selon le moment où on l'examine, et selon la manière dont cet examen est pratiqué. Non-seulement la dureté de la tumeur peut changer du jour au lendemain (obs. iii, xlvi) ; non-seulement elle peut disparaître un jour après avoir été très-sensible la veille, et reparaître avec ses caractères primitifs le lendemain (obs. xv, etc.), mais les douleurs, les injections rectales et les manipula- Consistance.

tions ont souvent pour effet de modifier profondément ses caractères. Il se produit, dans ces circonstances, une sorte de *processus d'érection*. un gonflement avec durcissement et soulèvement de la masse, qui sont absolument pathognomoniques. Bien plus, à cette turgescence, à cette augmentation de volume et de consistance se joint quelquefois un mouvement vermiculaire, appréciable à travers la paroi abdominale. M. Duchaussoy a réuni plusieurs cas de cette nature : celui de Wood, dans lequel on pouvait sentir, pendant les attaques douloureuses, une tumeur oblongue qui se gonflait et entrait en quelque sorte en *érection ;* celui de Gasté, dans lequel la tumeur augmentait de volume à chaque paroxysme. Ceux encore de Nissen, qui sentit une semblable tumeur descendre, de Phelan, qui en observa une offrant un mouvement vermiculaire facile à reconnaître, et de Brinton, qui rencontra une longue tumeur cylindrique dans laquelle siégait un mouvement péristaltique facile à constater (*an active writhing peristalsis*).

Cette sensation curieuse et caractéristique est notée dans un certain nombre de mes observations. M. Hilton Fagge (obs. IV) a remarqué à plusieurs reprises que la tumeur, donnant d'abord la sensation d'une anse intestinale bourrée de matières fécales, durcissait pendant les manipulations, et que, peu distincte d'abord, elle devenait, au bout de quelques minutes, arrondie et proéminente. L'observation de Brinton (obs. IX), dans laquelle existait un mouvement péristaltique actif de la tumeur, est la même que cite M. Duchaussoy. M. Leichtenstern (obs. XXVI) a remarqué aussi que la tumeur, ordinairement de consistance moyenne, devenait beaucoup plus dure pendant les accès de douleur, comme après une palpation un peu prolongée, ou des injections forcées d'eau par le rectum. Puis elle reprenait sa mollesse habituelle. Un fait absolument analogue est relaté par MM. Fagge et Howse qui, pratiquant l'insufflation sur une femme de 33 ans (obs. xxv), ont vu la tumeur devenir, au moment où elle fut un peu repoussée par l'injection d'air, *excessivement dure*, pour redevenir plus molle au bout de peu de temps.

Il semble peu douteux que si l'attention était une fois attirée sur ce point les mêmes constatations se multiplieraient. En effet, ce mécanisme rend très-bien compte des oscillations qu'on observe dans beaucoup d'invaginations, et explique même comment une tumeur très-facile à trouver un jour disparaît le lendemain pour un temps plus ou moins long (obs. xv, lvi). Une palpation suffisamment soutenue pourrait souvent la faire reparaître. *Modifications journalières de la tumeur.*

Lorsque la tumeur n'est rendue appréciable pendant les accès de coliques que par l'effet de la distension gazeuse de l'anse intestinale située au-dessus de l'invagination (obs. v), on entend se produire au moment où elle disparaît un bruit de gargouillement plus ou moins fort. On a signale aussi l'existence de deux tumeurs se faisant suite, l'une gazeuse ainsi formée, l'autre résultant de l'invagination elle-même. La distension par les gaz peut occuper une assez grande longueur d'intestin ; alors on voit les anses intestinales se tordre et soulever la paroi abdominale avec production de borborygmes ; mais c'est là un phénomène bien plus rare que dans les autres variétés d'occlusion intestinale.

Les tuméfactions gazeuses de l'intestin seront décelées par la percussion. Souvent la tumeur de l'invagination s'en distingue par une matité plus ou moins nette, selon que sa position est plus ou moins superficielle (obs. vi, viii, xii, xlvi). Elle peut manquer complètement (obs. xxvi), et souvent sa recherche est fort difficile.

La tumeur de l'invagination de l'intestin grêle occupe

Siége
et
progression
de la
tumeur.

des points divers dans l'abdomen, mais le plus souvent la région cæcale.

Dans l'intussusception du gros intestin, comme dans celle qui a son point de départ à l'angle iléo-cæcal, la tumeur est placée en un point quelconque sur le trajet du côlon. La répartition du siége occupé par la tumeur, selon la variété de l'invagination, a été faite par M. Leichtenstern dans un tableau que je transcrirai à la fin de cette étude (tableau xx).

Je veux ici me contenter de faire remarquer la plus grande fréquence du siége de la tumeur dans la région latérale gauche de l'abdomen (13 cas, contre 5 à droite et 3 à peu près sur la ligne médiane) et d'en signaler la raison. Cela tient à la *progression* de l'invagination et constitue un des caractère frappants de la tumeur. Celle-ci, en effet, s'est le plus souvent formée dans la fosse iliaque droite (invagination iléo-cæcale), et elle a été complètement méconnue à cette époque, soit qu'elle n'ait pas attiré l'attention, ou qu'elle n'ait présenté que des symptômes peu graves; soit encore qu'elle se soit cachée sous le foie, comme l'admet l'auteur que je viens de citer, ou enfin et bien plutôt que ses parois aient été encore assez saines pour ne pas donner à la main qui palpait plus de résistance que toute autre partie de l'intestin. Mais cet état change bientôt, les parois de l'anse invaginée s'épaississent et s'indurent, des contractions s'y produisent, et si des adhérences précoces ne sont pas établies, la tumeur progresse et vient en suivant le trajet du côlon occuper successivement l'hypochondre, le flanc et la fosse iliaque gauches et même, comme nous le verrons plus tard, faire saillie hors de l'anus. Cette migration de la tumeur passe souvent inaperçue ; mais d'autre fois le médecin attentif la constate et en suit jour par jour les progrès (obs. iv, vi, xxv, etc.). Ce caractère·de la tumeur est encore un de ceux qui ne peuvent guère permettre une erreur de diagnostic.

Le Dr Black (1) prétend avoir déterminé le siége d'une invagination par le moyen suivant : un examen soigneux ne pouvait faire découvrir ni tumeur, ni gonflement distinct en aucun point de l'abdomen. Plaçant alors une main entre le pubis et l'ombilic, il imprima avec l'autre main à la région inguinale droite de l'abdomen une ondulation, un mouvement vibratoire. Par ce moyen il obtint un bruit et une sensation de succussion distincte, qu'il ne put rencontrer en aucun autre point ; il en conjectura qu'il avait trouvé là le siége de l'obstruction (?).

J'ai dit plus haut que la sensibilité ou la tension de l'abdomen peuvent mettre obstacle à la recherche de la tumeur. Or, c'est sur sa découverte et sur l'étude de ses caractères que reposent la certitude du diagnostic et, avec lui, les indications principales du traitement. La nécessité de la découvrir ou de constater son absence justifiera donc parfaitement l'emploi du chloroforme dans tous les cas semblables, et chaque fois que l'existence d'une intussusception aura quelque probabilité. C'est une pratique qui a déjà été conseillée par M. Besnier (2) et pour les enfants par M. Hirschsprung (3), notamment. Sa nécessité me paraît s'imposer de plus en plus, car il ne faut pas oublier que c'est dans la première période que le médecin aura quelque chance d'intervenir utilement et facilement, et qu'il n'y a pas à reculer devant l'emploi d'un moyen qui permet de faire immédiatement le diagnostic.

Je citerai en terminant, à titre de curiosité, le moyen qui a fait reconnaître une tumeur d'invagination dans un cas où le palper abdominal ne donnait pas de résultat. L'obser-

Nécessité de l'emploi du chloroforme.

(1) Communic. du Dr Quain. Path. Trans., VII, p. 199.
(2) Des étranglements internes, p. 80 et ailleurs.
(3) Gaz. hebd. med. chir., 1878, 25 janv., p. 59, et Nordiskt. med. Arkiv, Bd IX, n° 25.

vation appartient à M. L'hommée (1), qui réussit à atteindre cette tumeur en pratiquant le toucher à travers un anneau inguinal dilaté.

SYMPTOMES FOURNIS PAR L'EXAMEN DE L'ANUS ET DU RECTUM.

Examen
de
l'anus
et
du rectum.

Paralysie
du
sphincter
et
dilatation
de
l'anus.

A propos des évacuations alvines j'ai déjà parlé du *ténesme* et des *épreintes*, et je n'ai pas l'intention d'y revenir ; mais il me reste à signaler un symptôme qu'on peut regarder comme sa conséquence : c'est la *paralysie du sphincter* et la *dilatation de l'anus*. Cruveilhier les a étudiées dans les cas d'invagination du rectum avec issue au dehors des parois déplacées ; mais ces faits n'ont pas le même mécanisme que ceux que je veux signaler, car ils résultent de l'action directe de la tumeur et de la dilatation qu'elle produit par sa masse. Ils n'ont, de plus, aucune importance diagnostique. Il n'en est plus de même dans les cas où la tumeur se trouvant dans le côlon, à une distance plus ou moins grande de l'anus, le ténesme existant ou ayant existé, on rencontre une laxité anormale du sphincter. D'après M. Hirschsprung (2), tantôt l'anus est simplement béant, tantôt le rectum est en outre tiré en haut et la muqueuse qui la tapisse est lisse et tendue. Comme ce symptôme n'a jamais été étudié dans les mémoires publiés en France, à ma connaissance du moins, force m'est d'en emprunter l'histoire à M. Leichtenstern. D'après cet auteur, Pfeufer (3) l'aurait mentionné le premier dans une invagination du côlon, en 1852. Cependant Augustin, dans sa dissertation inaugurale soutenue à Halle en 1836, avait décrit le même symptôme dans un cas d'invagination péné-

(1) Bull. de thérap., XLIV, p. 280, cité par Duchaussoy.
(2) Loc. cit.
(3) Ztschrft. v. Henle und Pfeufer, 1852.

trant presque jusque dans le rectum. Hachmann (1) avait également remarqué que quand une invagination du côlon descend dans le rectum, celui-ci est constamment paralysé. La confirmation de l'existence et de la fréquence de cette paralysie a été donnée depuis par un assez grand nombre d'observations, et notamment par celles de Holmes (Obs. L.), de Young (2), de Hansen (3), de Thomas (4), de Votel (5) et de Roth (6). Enfin Schütz (7) a signalé comme nouveau, en 1868, le même symptôme et a publié de rechef en 1873 (8) un travail sur la même question.

Cette paralysie du sphincter n'a été décrite que dans des invaginations iléo-cæcales et côliques où existait du ténesme et où la tumeur était rapprochée de l'anus. Elle paraît être la conséquence directe d'un ténesme d'une longue durée, qui détermine l'épuisement de la résistance du sphincter. L'absence de paralysie et de dilatation de l'anus dans un certain nombre d'invaginations intéressant le côlon tient à ce que le ténesme est d'autant moins prononcé que l'intussusception est plus éloignée du rectum (Markwick, Leichtenstern). MM. Barlow et Habersohn attachent du reste une importance médiocre à ce phénomène et je suis assez disposé à me ranger à leur avis, en considérant que quand il existe, d'autres signes concomitants existent aussi, qui ont une bien plus grande valeur.

Il en est peu dans ce nombre qui aient autant de signification que la présence d'une *tumeur* appréciable par le *toucher*, ou même saillant au travers de l'anus.

Tumeur rectale.

(1) Ztschrft. v. Fricke und Oppenheim, 1840.
(2) Brit. med. Journ., 1859.
(3) Dissert. inaug. Dorpat, 1864.
(4) Deutsche Klinik, 1853.
(5) Wurtemberg Corresp. Blatt , 1856.
(6) Wurzb. med. Ztg., 1862.
(7) Vierteljahrschrift f. d. prak. Heilk. Prague, 1868.
(8) Vierteljahrschrift f. d. prak. Heilk. Prague, vol. 118, p. 90.

Nécessité
du
toucher
rectal.

Le toucher rectal devra donc être pratiqué dans *tous* les cas où l'on soupçonne une invagination. Buchanan (*Trans. pathol.*, t. X, p. 172) insistait déjà, en 1859, sur son importance. Si la présence d'une tumeur dans le rectum n'a pas été signalée plus souvent, dans les invaginations côliques, cæcales ou iléo-côliques (21 fois, auxquelles il faut ajouter 33 cas de prolapsus, sur 150, Leichtenstern), cela tient certainement à ce que ce mode d'exploration a été négligé trop souvent, ou bien à ce qu'il a été pratiqué une seule fois, au premier examen des malades et alors que le boudin d'invagination n'occupait pas encore une région accessible. Je ne trouve sa présence mentionnée que sept fois (obs. viii, xx, xxix, l, li, liii et xlvi *bis*) dans mes observations de cas chroniques ; mais le toucher rectal n'a été déclaré fait que trois autres fois ; il fut négatif dans l'observation xlviii ; négatif encore au début dans l'observation vii, mais l'autopsie montra qu'il aurait fourni des résultats avant la mort. Dans l'observation xxvi il fut extrêmement douloureux ; dans l'observation xix on constata à l'autopsie que le toucher aurait atteint la tumeur. Il faut donc nonseulement pratiquer le toucher rectal, mais le répéter à plusieurs reprises dans le cours de la maladie.

aractères
de la
tumeur
rectale.

Les caractères de la tumeur sont en général assez nets. Elle est allongée et arrondie ; son volume est variable et son extrémité inférieure offre tantôt celui d'un abrico (obs. xviii), tantôt celui d'un œuf de poule (obs. xxix) ou de dindon (obs. li) ; il n'est le plus souvent pas spécifié et la tumeur est qualifiée seulement de grosse masse, ou d'intumescence volumineuse (obs. liii). Sa consistance est généralement mollasse, flaccide (obs. xxix), quelquefois ferme et un peu élastique à la pression (obs. liii). Elle donne parfois la sensation d'un polype fongueux, mais plus souvent rappelle par sa consistance comme par sa forme un col utérin qui serait triplé de volume environ (Vulpian),

Cette comparaison est tombée très-souvent sous la plume des auteurs et nous la trouvons en particulier donnée dans les observations iv, viii, li. C'est qu'en effet l'extrémité inférieure de l'anse invaginée quand elle n'est pas gangréneuse, offre une forme régulièrement arrondie, au centre de laquelle existe une dépression, un orifice rétréci ou aplati par le gonflement qu'a subi l'anneau interne, et simule parfaitement l'*os uterinum*. On devrait percevoir, quand l'invagination est cæcale, deux orifices, celui de la valvule et celui de l'apendice vermiculaire ; mais je n'ai trouvé cela signalé nulle part. Quelquefois le doigt peut pénétrer dans l'orifice, où il rencontre les plis de la muqueuse qui lui donnent la sensation d'excroissances fongueuses. Dans d'autres cas, une sonde uréthrale seulement peut y être insinuée (obs. liii). L'observation xvli *bis*, a présenté une particularité curieuse ; le toucher pouvait être pratiqué, et dans le rectum autour de l'anse invaginée, et dans l'anse invaginée elle-même. Le doigt entrait alors dans un anneau qui se contractait.

Le doigt peut passer librement autour de la tumeur, mais sans atteindre le point où la muqueuse qui la tapisse se réfléchit sur le reste de la paroi intestinale, du moins dans l'immense majorité des cas. On conçoit cependant qu'il puisse arriver au point de réflexion dans le cas où l'invagination prend son origine dans le rectum, ou quand, formée par l'S iliaque, elle a entraîné avec elle, en s'abaissant, le point qui lui donne attache (obs. l).

Dans les observations que je viens de mentionner, la tumeur n'était éloignée de l'anus que de la longueur du doigt ou moins encore, 3 pouces, 3 travers de doigt, 1 pouce et demi. Dans des cas plus nombreux encore, la tumeur ne s'arrête pas là, franchit le sphincter anal et constitue le *prolapsus* ou la *précipitation de l'invagination* à travers l'anus (Cruveilhier).

M. Leichtenstern a relevé 41 cas où ce déplacement s'est produit. Je crois cependant que les exemples en sont plus nombreux encore, spécialement chez les jeunes enfants, où la *précipitation* de l'invagination est à la fois plus rapidement faite et plus fréquente que chez l'adulte. J'en trouve 9 exemples dans les cas chroniques que j'ai rassemblés (obs. xiv, xviii, xxiii, xxiv, xxviii, xliv. li, lii, et xlvi *bis*), desquels 5 se sont produits dans des intussusceptions iléo-cæcales, 2 dans des invaginations du gros intestin seul et 2 dans des iléo-côliques.

On ne peut établir la moyenne du temps qui s'écoule entre le début de l'invagination et sa procidence par l'anus. Ce temps est tout à fait variable : il a été trois fois de quinze jours environ (obs. xxiv, xxviii, xliv), puis quatre fois de trois mois, quatre mois, cinq mois et demi et sept mois (obs. xiv, xviii, xxiii et xlvi *bis*); enfin dans deux cas (obs. li et lii), le prolapsus s'est produit à peu près en même temps que les autres symptômes de l'invagination. Il appartenait, il est vrai, dans ces deux dernières observations à des invaginations de l'extrémité inférieure du côlon, ce qui tendrait à faire admettre comme positif le fait probable de la précocité du prolapsus de cette variété d'intussusception. D'autre part, la précipitation de l'anse déplacée a précédé la mort d'un espace très-variable; elle a dû, dans un cas, être suivie de la gastrotomie au bout de douze heures seulement (obs. xxviii); dans d'autres, elle a précédé la mort ou la gastrotomie de quatre et de quinze jours, ou même de six semaines, sept semaines et quatre mois.

Caractères de la tumeur hors de l'anus. — Le prolapsus une fois formé reste stationnaire ou acquiert graduellement plus de longueur. Ordinairement il ne dépasse pas celle de 2 pouces, 2 pouces et demi ou 3 pouces; mais ses dimensions peuvent être beaucoup plus grandes ; 6 pouces dans l'observation xliv, 11 pouces dans une de celles que cite M. Besnier. Elle affecte une forme conique ou cylindrique, et à son extrémité présente tantôt une simple ouverture, tantôt et plus souvent les deux orifices du cæcum retourné. Il est à remarquer que la valvule iléo-cæcale ne se trouve point alors en général à la partie la plus déclive de la tumeur, mais à sa partie antérieure où elle affecte la forme d'une ouverture transversale occupant une partie de la circonférence du prolapsus et par laquelle s'écoulent les liquides versés dans la partie supérieure de l'intestin (obs. xiv). Cette tumeur plus ou moins courbée par la traction du mésentère qu'elle renferme, offre un haut degré de congestion qui lui donne une couleur rouge brun ou violet foncé (*deep plum colour*) et une apparence œdémateuse. Elle peut aussi devenir le siége d'une mortification plus ou moins rapide. La pression exercée sur elle provoque de la douleur et exagère le ténesme ; elle en fait en même temps sortir quelquefois du sang, du mucus ou des matières fécales et putrilagineuses.

On réussit assez facilement, au début, à réduire la tumeur ; ou pour parler plus exactement, à la faire rentrer dans le rectum, car l'invagination persiste exactement au même degré et les accidents continuent. Elle se reproduit à chaque effort de défécation, puis il arrive un moment où la réduction devient impossible ou à peu près, et qui précède la mort de peu de jours.

Il existe dans le prolapsus d'une invagination un point qui mérite d'être signalé. Le plus souvent, il résulte, il est vrai, de l'accroissement de longueur de l'invagination elle-même, et c'est ce qui a lieu surtout dans le cas où la précipitation se fait rapidement. Dans d'autres circonstances, la tumeur qui occupait le rectum, où elle avait pu être décélée par le toucher, s'abaisse non par accroissement de longueur, mais sous l'influence du ténesme et des efforts de défécation qui ont pour effet de tirer en bas la portion d'intestin qui lui donne attache, et de raccourcir, de tasser pour ainsi dire une por-

tion qui lui est inférieure. Cela était très-net dans l'observation LII, où l'invagination semblait être formée par la
partie supérieure du rectum ; son collet, pendant le prolapsus, n'était qu'à 9 pouces du sphincter anal. Or, quand
on réduisait la tumeur et qu'on la replaçait complètement,
le collet s'éloignait de l'anus de 18 pouces, et l'extrémité de
la tumeur restait distante de 4 pouces et demi du sphincter.

Il reste encore un signe, dont on a je crois, exagéré la
valeur, mais qui pourra peut-être servir quelquefois à préciser la hauteur de l'invagination. C'est la détermination de
la *capacité du gros intestin* (1) mesurée par des *injections* de
liquide. Nous avons vu que l'insufflation rectale pouvait
produire ou rendre évident le signe de Dance (page 129).
Cet auteur admettait comme un symptôme de l'invagination l'impossibilité pour les lavements de pénétrer dans le
rectum. Il semble donc, *a priori*, qu'on pourra calculer approximativement d'après la quantité d'eau que l'intestin
peut contenir, à quelle hauteur se trouve l'invagination.
C'est un élément qu'il pourra être bon de ne pas négliger,
mais il ne faut pas oublier que le boudin de l'invagination
se laisse quelquefois traverser par les liquides, et que les
lavements passent alors facilement et directement au-dessus
du rétrécissement.

Dans ce cas, le volume d'eau introduit pourrait conduire
à des résultats complètement erronés.

M. Besnier a fait ressortir le peu de confiance qu'il faut
mettre dans le procédé indiqué par M. Piorry, et qui consiste à injecter de l'eau dans le rectum, jusqu'à le distendre
complètement, dans le seul but de déterminer par la percussion la hauteur à laquelle remonte le liquide.

ATTITUDES.

Les attitudes offriront quelquefois des caractères

___

(1) La capacité du rectum, libre dans toute son étendue, est de deux
litres environ chez l'adulte.

spéciaux, mais dont il y aura peu de chose à tirer pour le diagnostic. M. Duchaussoy disait dans son mémoire : « L'attitude a, suivant nos recherches, quelque chose de particulier pour certains groupes d'étranglement. Dans l'invagination, en particulier, les malades ont le tronc et les cuisses fléchis, au point quelquefois de paraître pliés en deux, d'autres marchent à reculons. » Le fait est exact, et l'on trouve dans un bon nombre d'observations la mention de cette position fléchie des membres infé-rieurs ; mais elle est sollicitée par l'intensité des coliques, et n'offre, je crois, rien de spécial à l'intussusception. Des coliques néphrétiques ou hépatiques déterminent quelquefois la même attitude. Mais la remarque de M. Duchaussoy confirme cette opinion que j'émettrai à propos du diagnostic, que les tranchées de l'invagination sont plus intenses que celles des autres occlusions intestinales.

Signes
tirés
des
attitudes.

Les enfants atteints d'invagination prendraient quelquefois, suivant Basedow (1) cité par M. Leichtenstern, une position analogue à l'opisthotonos. Je n'ai trouvé cette remarque faite dans aucune observation, ni dans aucun autre mémoire.

M. Hutchinson a donné quelques détails intéressants sur les positions prises par un de ses malades (obs. xiii). Le patient se tenait de préférence un peu penché en avant, et soutenait en partie le poids du corps en appuyant sa main sur la table ; ses amis avaient remarqué qu'il marchait le corps penché en avant, au lieu de se tenir très-droit comme il en avait l'habitude auparavant. Enfin, il obtenait un certain degré de soulagement pendant ses attaques de douleurs en se pendant par les mains à une échelle et en balançant ses jambes en arrière. Ce dernier fait a d'autant plus frappé M. Hutchinson qu'il a retrouvé dans une autre observation

(1) In Gräfe und Walters Journal, Bd. XVII.

le même moyen employé par le malade pour soulager ses douleurs. Il en attribue la diminution à ce que cette position pouvait tirer en arrière la partie invaginée et en réduire une partie dont l'intussusception additionnelle aurait été la cause des paroxysmes (?)

SYMPTOMES GÉNÉRAUX.

Signes tirés de l'état général.

Les symptômes généraux occupent une large place parmi les caractères qui traduisent l'existence d'une intussusception. En effet, l'intensité et la continuité de la douleur, l'insomnie, les lésions des fonctions digestives et les troubles de la nutrition qui en résultent produisent d'une manière à peu près fatale des altérations constitutionnelles graves, de l'anémie, de la cachexie et du marasme. C'est d'une façon tout à fait exceptionnelle qu'un malade atteint d'invagination chronique présente encore au moment de la mort un peu d'embonpoint. Il faut dans ce cas, que la maladie n'ait pas été d'une très-longue durée, ou bien, qu'après avoir permis pendant longtemps aux digestions de se faire, bien ou mal, elle ait été brusquement terminée par l'étranglement ou quelque autre complication.

Dans la plupart des cas, on trouve indiquée dans les observations une émaciation considérable. Les malades sont pâles et anémiés, amaigris et affaiblis ; ils offrent une débilité extrême, un état général déplorable (obs. LIII), un facies décharné et abdominal (obs. XLIX), ils paraissent usés (*worn out*) (obs. LI), et le visage prend un aspect sénile (obs. XI). A la pâleur des téguments vient souvent se joindre une teinte terreuse et cachectique, une coloration blafarde et jaunâtre qui en impose pour une affection organique, tuberculose ou cancer. A une période d'agitation, d'excitation, et d'anxiété succède souvent une dépression profonde, une prostration extrême. Dans le premier état, la physio-

nomie du malade offre une expression pitoyable, une altération singulière des traits ; le regard prend un caractère
lugubre et harassé de soucis (obs. III) ; la face revêt un aspect de souffrance, de fatigue et d'inquiétude, qui a donné
à plusieurs auteurs une impression semblable et traduite
par la même expression : « Le malade a une contenance,
un aspect, un regard *hagards* (*haggard*). » Quelquefois, à
la fin, un ictère plus ou moins prononcé se produit, puis le
marasme atteint ses dernières limites, et le malade succombe.

Il ne faudrait pas croire ce lugubre tableau trop chargé.
Les traits en sont tirés du plus grand nombre des observations que j'ai sous les yeux. On se convaincra du reste de
sa réalité en songeant qu'en outre des troubles de la nutrition qui se produisent ici comme dans les affections constitutionnelles, l'insomnie est à peu près continuelle, la douleur dont le caractère (colique) est un de ceux qui causent
l'angoisse la plus profonde, atteint une intensité extrême,
et la mort arrive le plus souvent par inanition, le sentiment de la faim persistant parfois jusqu'au dernier sou-
pir. Il faut encore imaginer l'état mental des patients qui
se voient mourir, qui constatent l'impuissance de tous les
moyens mis en œuvre pour soulager leurs cruelles souffrances, et qui, à une période souvent peu avancée de la
maladie, se sentent fatalement frappés dans les sources de
la vie.

La *fièvre* existe rarement avant la période ultime de la
maladie ; du moins n'est-elle pas continuelle. Il n'y en a pas
trace tant que l'invagination demeure sans inflammation et
sans complication. Elle doit toujours traduire, cependant,
les phénomènes inflammatoires qui se produisent dans les
cylindres invaginés ; et l'on conçoit de quel intérêt il serait
de la bien constater et de juger par son apparition si des
adhérences se sont produites.

Accidents
fébriles.

Quand une perforation ou une complication phlegmasique survient du côté du péritoine, une fièvre plus ou moins violente se développe, naturellement accompagnée des autres phénomènes de la péritonite. Je n'ai point à insister là-dessus.

Syncope.
Ictère.
Délire
d'inanition.

Ajoutons qu'on a signalé des *syncopes* tenant à l'extrême faiblesse des patients ; j'ai déjà mentionné l'*ictère* ; enfin un *délire* fixe, calme, se produit quelquefois sur la fin et par suite de l'*inanition*.

MARCHE, COMPLICATIONS, DURÉE
ET TERMINAISONS

Marche.

Le propre des invaginations intestinales chroniques, telles que je les envisage ici, c'est d'affecter une marche lente ; mais leurs allures peuvent être très-variables. Dans certains cas leur durée est médiocre, bien que beaucoup plus longue que celle de l'intussusception étranglée ordinaire, et l'on a affaire, en quelque sorte, à une intussusception classique simplement prolongée. Dans d'autres cas, on se trouve en présence d'une véritable invagination chronique, dont l'évolution peut être uniformément continue et graduellement aggravée, ou coupée par des épisodes aigus qui chaque fois rapprochent le dénouement. Enfin quelquefois, la marche plus ou moins rapide est interrompue par des intervalles de repos et même de santé presque parfaite, de manière à constituer une sorte de maladie à répétition.

Cruveilhier avait parfaitement reconnu ces diverses allures de l'intussusception. « L'invagination peut avoir lieu d'une manière chronique et déterminer des accidents chroniques et même intermittents », écrit-il dans son *Atlas d'Anatomie pathologique* (1). « Dans quelques cas rares

(1) Cruveilhier, Livraison 21e, p. 4.

l'étranglement de l'intestin invaginé se présente sous la forme chronique, et les symptômes sont si peu intenses que l'idée d'une invagination ne vient à personne...., » disait-il ailleurs (1). A des indications aussi précises, il ne manque que quelques développements et qu'une appréciation de l'influence exercée par l'étranglement.

Je voudrais donc que l'on s'occupât davantage de déterminer le rôle respectif des éléments qui entrent dans la formation et les progrès des invaginations ; je voudrais qu'on cherchât à distinguer dans chacune d'elles son degré, ses complications, leur influence sur les symptômes et la marche et qu'on arrivât ainsi à faciliter en même temps le diagnostic et les indications du traitement.

Une invagination intestinale peut en effet se traduire pendant longtemps et tant qu'elle est simple, par un petit nombre de signes, et par des signes qui ont beaucoup d'analogies, je reviens à une comparaison qui me parait juste et féconde en résultats, beaucoup d'analogies, dis-je, avec ceux que donne une hernie lorsqu'elle vient de se produire. Les symptômes du début ne sont quelquefois pas plus graves dans un cas que dans l'autre. Les faits où la formation d'une hernie s'est accompagnée de gène, d'une sensation de pesanteur, de coliques et de borborygmes, de difficultés de la circulation des matières et d'irrégularités des gardes-robes, ou même parfois de nausées et de vomissements, ne sont pas rares. La production d'une invagination est beaucoup plus grave que celle d'une hernie, me dira-t-on ; je n'ai nullement l'intention de le contester, mais, je le répète, le début de l'une ou de l'autre s'accompagne d'accidents qui sont quelquefois très-comparables. Si je voulais pousser l'analogie plus loin, je rappellerais que l'étranglement, qui est ordinairement la suite presque

Comparaison avec les hernies.

______

(1) Cruveilhier, Traité d'anat. pathol., I, p. 529.

immédiate de l'invagination, l'est quelquefois aussi pour les hernies.

Continuons dans le même sens l'étude de la pathogénie des accidents. Dans l'intussusception, des altérations de divers genres ne tardent pas, c'est un fait à peu près fatal, à produire un certain degré de rétrécissement et à déterminer de la gène dans la circulation des matières. Mais n'y-a-t-il pas gène aussi dans la circulation des fèces dans certains cas de hernie, gène allant jusqu'à produire de l'engouement herniaire? L'accumulation des matières a lieu dans ce cas, dans la hernie même, tandis que dans l'invagination c'est au-dessus de l'anse déplacée qu'elles s'amassent; malgré cela n'est-on pas tenté d'appliquer à ce phénomène l'expression d'*engouement intestinal*? Il existe bien, à la vérité, des altérations matérielles relativement beaucoup plus considérables dans l'intussusception, mais très-souvent elles ne dépassent point la tuméfaction congestive, et ce qui le prouve c'est que la désinvagination artificielle par insufflation ou autre procédé peut réussir à cette époque.

Enfin, bien souvent une invagination restée longtemps sans complication s'étrangle, tout à coup, comme le fait une hernie, sans cause appréciable, ou bien elle s'enflamme. Or, s'il est vrai que nos connaissances touchant le mécanisme et le rôle de l'inflammation dans l'invagination sont encore fort peu précises, n'est-il pas vrai aussi que les chirurgiens ne sont pas d'accord, comme le rappelle avec à propos M. Besnier, sur le degré d'influence qu'exerce la compression et l'inflammation dans tous les cas dits d'étranglement?

On peut donc admettre, je crois, sans s'écarter trop de la réalité que l'invagination intestinale chronique *type* est une invagination *proprement dite*, un déplacement simple, qui ne garde le plus souvent cet état de simplicité, ordinaire dans la hernie, que pendant une durée variable de la maladie, mais qui peut le garder parfois jusqu'à la mort.

On peut admettre aussi qu'on a eu affaire à une intus-susception *étranglée* dans ces cas brusques, fréquents sur-tout chez les enfants, où se sont développés les signes clas-siques de l'occlusion intestinale et où la maladie s'est jugée en un court espace de temps ; à ces cas encore où des symptômes d'étranglement interne, apyrétiques, se sont produits dans le cours d'une invagination chronique. Je propose enfin, mais avec plus de réserve, le terme d'intus-susception *engouée*, pour les divers cas où il y a rétrécisse-ment du calibre et arrêt des matières, avec un certain degré de constriction du collet, mais non encore poussé jusqu'à l'étranglement proprement dit. C'est quand l'intussusception n'a pas encore dépassé cette période que la réduction spon-tanée est peut-être possible et que la réduction artificielle peut surtout être tentée avec chance de succès. Je tâcherai, au chapitre du diagnostic, d'établir les caractères qui peuvent faire supposer que ce degré n'est pas dépassé. Quant au rôle de l'*inflammation*, il est encore trop vague, trop mal déter-miné, pour qu'on puisse en faire une classe spéciale dans les complications de l'invagination. Elle s'ajoute souvent aux autres d'une manière plus ou moins précoce et en même temps plus ou moins aiguë ; mais ses signes sont toujours obcurs et d'ordinaire méconnus.

Après cette longue digression, qui m'a paru nécessaire, jetons un coup d'œil rapide sur la marche de l'invagination chronique.

Le *début* est très-souvent brusque et signalé par un accès de douleur abdominale vive. Je trouve ce mode de début mentionné dans plus de 15 observations. Il est à peu près constant dans les intussusceptions iléo-côliques et dans celles de l'intestin grêle. Souvent, au contraire, il est gra-duel, tantôt très-lent, tantôt assez rapide ; il est indiqué ainsi dans un nombre égal d'observations appartenant surtout aux iléo-cœcales et aux côliques (1). La douleur est un symptôme initial, mais elle se produit souvent en même temps que des troubles digestifs, vomissements, diarrhée ou constipation. La maladie peut quelquefois avoir pour point de départ un traumatisme et en être la suite immédiate ; ailleurs son début semble coïncider avec un prolapsus anal. Dans des cas rares la formation du déplacement n'est annoncée que par de l'anorexie, ou un sentiment de faiblesse profond, accompagné de troubles intestinaux légers. Ces altérations de fonctions restent assez souvent peu prononcées jusqu'au jour où une aggravation subite des symptômes vient revêler l'existence d'une affection abdominale sérieuse.

Marche. Quel qu'ait été le début de la maladie, elle forme quand elle est constituée, un des types suivants :

Forme ordinaire prolongée. La forme *ordinaire prolongée*. Cette forme est certainement la moins caractéristique et la moins intéressante ; elle oppose cependant de réelles difficultés au diagnostic. On trouve là, en effet, la succession des symptômes qui révèlent une occlusion intestinale et le diagnostic doit être assis sur les mêmes bases que pour l'invagination aiguë ou subaiguë ; la durée seule est l'élément qui peut dérouter l'observateur.

Forme dysentérique. La forme *dysentérique*, qui appartient le plus souvent aux invaginations aiguës, présente une marche en général assez rapide. Ce qui nonobstant m'a décidé à lui donner place ici, c'est d'abord qu'elle peut exister dans l'invagina-

(1) D'après la statistique de M. John Gay, la santé des malades était parfaite, au moment de l'attaque dans 50 % des cas. Celle-ci avait été précédée de diarrhée 18 fois sur %, de constipation 14 fois, de dysentérie 11 fois et d'attaques intermittentes de tranchées 7 fois sur %. Je ne puis m'empêcher de penser que dans un certain nombre de ces derniers cas l'invagination était déjà formée au moment où ces symptômes se produisaient.

tion chronique, ainsi que le prouve l'observation xx, et que ses symptômes offrent un ensemble si spécial, si caractéristique, que son étude est moins bien placée au milieu des invaginations aiguës, à symptômes d'étranglement interne. Les observations viii et xii en sont encore des exemples dont le dernier, bien que d'une durée plus brève, a cependant affecté des allures chroniques.

La forme *chronique proprement dite*, à apparence d'affection organique, est celle qui donne le plus grand nombre d'erreurs de diagnostic, celle qui est la moins connue, la plus intéressante, celle enfin dont la rencontre m'a décidé à entreprendre cette étude. Sa marche graduelle, sa durée prolongée, son évolution à peu près fatale, en font une des affections les plus singulières qui puissent s'observer.

Forme chronique proprement dite.

Que son début se soit établi lentement, rapidement ou brusquement, sa marche progresse d'une façon inévitable. Elle est quelquefois uniformément aggravée, comme le montre, par exemple, l'intéressante observation de mon ami le Dr Léger (obs. xxiv); mais plus souvent elle est interrompue par divers épisodes, que ce soient des intermittences complètes ou relatives, courtes ou de longue durée, ou que ce soient les diverses complications auxquelles toute invagination est sujette. Ces aggravations, avouons-le de suite, reconnaissent aussi souvent une médication intempestive qu'un excès d'alimentation ; mais le plus souvent la cause nous en échappe, de même que nous échappe la raison intime des périodes de mieux être, d'amélioration prononcée, qui peuvent simuler pendant quelque temps une guérison parfaite. Il n'y a dans le retour de ces intervalles de santé, rien de régulier, rien qui puisse être calculé ; leur durée, de quelques jours le plus souvent, peut atteindre quelques semaines ou davantage. Ajoutons qu'elle diminue à mesure que la maladie approche de son dénouement.

Rien dans ces diverses allures ne peut être rapporté au siége de l'invagination, sauf pour la forme dysentérique qui ne se produit que quand la lésion occupe un point assez bas placé dans le gros intestin et prend par conséquent son point de départ à l'angle iléo-cæcal ou dans le côlon.

Durée des invaginat. chroniques. La *durée* des invaginations chroniques est extrêmement variable, comme on peut en juger d'après ce qui précède. On trouvera dans les tableaux de M. Leichtenstern, reproduits à la fin de ce travail, et notamment dans les tableaux XVII et XVIII, des chiffres à ce sujet. Les cas que j'ai réunis donnent des résultats un peu différents; ainsi, sur 55 observations où l'invagination a affecté une marche chronique, on trouve que :

Tableau X.

```
  3 fois la durée a été de moins d'un mois.
  9    —      —        de  1 et  2 mois inclusivement.
 20    —      —        de  2 à  4      —
  5    —      —        de  4 à  6      —
  5    —      —        de  7 et  8      mois
  3    —      —        de  9 et 10      —
  2    —      —        de 11 et 12      —
  1    —      —        de plus d'un an.
et 7   —    la durée n'est pas précisée, mais a été de plusieurs mois.
 ———
 55
```

En présentant autrement les chiffres, on obtient le groupement suivant :

Tableau XI.

Sur 55 cas, l'invagination a duré plus d'un mois et demi, 48 fois.
Et sur 48 cas (en négligeant les 7 observations où la durée n'a pas été exactement donnée) :

```
La maladie a duré plus de 2 mois, 35 fois.
     —        —       3  —   26 —
     —        —       4  —   15 —
     —        —       5  —   13 —
     —        —       6  —   11 —
```

Si l'on cherche maintenant à déterminer quelle est l'influence de la variété de l'invagination sur la durée, on trouve les totaux suivants :

Tableau XII.

| | INVAGINATIONS | | | | |
	iléo-cæcales.	jéjuno-iléiques.	iléo-coliq.	coliques et rectales.	Totaux
Cas ayant duré moins de 2 mois,	7	1	0	1	9
— — 2, 3 ou 4 mois,	13	1	4	4	22
— — de 4 1/2 à 8 mois,	6	1	2	1	10
— — plus de 8 mois,	4	2	0	0	6
— — plusieurs mois,	2	3	0	2	7
	32	8	6	8	54

D'où suit que la durée la plus ordinaire des invaginations chroniques, quelle que soit la variété, est de deux à quatre mois environ.

Les *complications* auxquelles je faisais allusion tout à l'heure sont assez nombreuses. Les plus fréquentes sont constituées par une période d'*engouement* ou d'*étranglement* et présentent le tableau clinique de l'occlusion intestinale ou de l'étranglement interne, que je n'ai pas à décrire ici. Je dois cependant mentionner les graves symptômes qui se montrent souvent au moment où le cylindre invaginé se gangrène, et surtout les symptômes nerveux reflexes qui peuvent accompagner l'étranglement : *crampes, contractures, convulsions* ou *syncopes*, ou même *congestions pulmonaires graves* (1). J'aurai tout à l'heure à revenir sur cette dernière complication. D'autres très-sérieuses peuvent se montrer dans le cours d'une invagination chronique et prendre leur part dans les souffrances auxquelles le malade est en butte. Telle est la *péritonite* de voisinage qui se

Complications.

(1) Voyez à ce sujet : M. P. Berger. Phénomènes nerveux qu'on observe dans le cours de l'étranglement herniaire. (Bull. Soc. chirurgie, 1876, p, 694 et 698.)

produit fréquemment et celle encore plus ordinaire qui succède à une *perforation* ou à une *rupture*. Lorsque ces dernières lésions surviennent la péritonite généralisée n'est cependant pas fatale, des adhérences peuvent se former et limiter un abcès ou un cloaque ; alors la circulation des matières se fera peut-être encore, mais cette poche pourra s'ouvrir plus tard dans un organe voisin et donner lieu à des lésions très-curieuses. Telle est la fistule vésico-intestinale qui s'est produite chez un malade de M. Nicaise, et dont la pièce a été présentée à la Société anatomique par M. Bruchet (1) en 1877 (obs. LIV). Signalons encore *l'infection purulente* à la suite de la mortification d'une invagination de la partie inférieure du côlon (obs. LI) et l'*hémorrhagie intestinale* dont l'abondance peut être assez grande pour entraîner presque immédiatement la mort (obs. XLIII).

Une dernière complication, tout à fait insolite et qui a été signalée par deux auteurs, dans les invaginations aiguës il est vrai, c'est la *gangrène d'un membre inférieur*, consécutive à l'élimination spontanée de la portion intestinale invaginée. L'une des observations appartient à King (2) et l'autre à Smith de New-York (cité par John Gay) ; dans le premier cas, la jambe gauche devint gangréneuse après le rétablissement des fonctions intestinales (l'expulsion de l'anse invaginée s'était faite le 11e jour) et se détacha au niveau du genou. La guérison eut cependant lieu. Je n'ai pas de détails sur le second cas. M. Smith attribue cet accident à la compression exercée par la tumeur sur les vaisseaux iliaques.

Terminaisons.   La *terminaison* de l'invagination est beaucoup plus rare

(1) L'observation a été publiée dans le Progrès médical du 5 janvier 1878 et avec plus de détails dans la Revue mensuelle de médecine et de chirurgie, 1878, p. 255.

(2) Habershon. Diseases of abdomen, 2e édit., 1862, p. 494. The Lancet, vol. I, 1854, p. 638 et Gaz. hebd. de médecine et chirurgie, 1854, p. 697.

ment heureuse dans la forme chronique que dans la forme aiguë. On peut même dire que dans la première la mort est la règle. Elle se produit suivant divers mécanismes.

Quand l'intussusception chronique évolue normalement, quand son cours n'est pas interrompu ou troublé par des complications intercurrentes, la terminaison normale est la mort par inanition. Elle résulte d'un épuisement graduel dans lequel la continuité et l'intensité des douleurs entrent pour une large part, mais qui provient surtout de l'impossibilité de garder et de digérer une quantité suffisante d'aliments.

Dans ces conditions, c'est à un appauvrissement général de l'économie, à une misère physiologique profonde que l'organisme finit fatalement par succomber; ajoutons à cela l'influence déplorable que doit avoir l'absorption d'une partie des matières septiques et putrilagineuses que la fonte gangréneuse de la partie invaginée verse souvent dans la partie inférieure du tube intestinal. Dans un grand nombre de cas, la mort est précipitée par la production d'une *perforation intestinale* ou d'une péritonite généralisée.

Mais la mort peut encore avoir lieu par un mécanisme différent, lorsqu'une crise aiguë vient s'ajouter à la maladie chronique. « Les choses se passent ici, comme dans la hernie étranglée, » a dit Cruveilhier (1). « Il est des malades qui succombent par suite de l'atteinte profonde portée aux forces de la vie par le seul fait de l'étranglement, avant l'apparition de la gangrène..... » Hutchinson (2), parlant, il est vrai, des invaginations en général, écrit que « la mort résulte ordinairement du choc et du collapsus et non de la péritonite. »

J'ajouterai à cela que la mort peut être la conséquence

(1) Traité d'anat. path., I, 526.
(2) Medico-chir. Trans. LVII, p. 31. Traduction par M. Delens, in Revue des sciences méd.; V, p. 730.

<table>
<tr><td style="vertical-align:top; width:20%">

Mort
par
congestion
pulmonaire.

</td><td>

des accidents d'origine réflexe dont je parlais tout à l'heure et dont le travail de M. Berger, comme les études faites ou inspirées par M. Verneuil (1), donnent une bonne idée. La mort résultera donc quelquefois de la réaction immédiate de l'étranglement sur le sympathique abdominal et sur le reste du système nerveux et cette réaction pourra se traduire par une congestion pulmonaire grave, aboutissant à la mort.

Cette manière d'envisager la physiologie pathologique de cette dernière complication est parfaitement rationnelle et rend fort bien compte des faits où l'étranglement est très-aigu et la production de la congestion pulmonaire très-rapide. Mais il n'en est pas toujours ainsi et l'observation suivante, dont je suis redevable à l'extrême obligeance de M. le Dr Rigal, doit peut-être suggérer une autre explication pathogénique.

</td></tr>
<tr><td style="vertical-align:top">

Obs. I.
M. Rigal.

</td><td>

Obs. I. — *Invagination intestinale iléo-cœcale.* — *Prédominance de la diarrhée.* — *Vomissements mélaniques.* — *Mort au vingtième jour par congestion pulmonaire ultime,* par M. le Dr Rigal. — Le malade qui fait le sujet de cette observation, était un homme âgé de 45 ans, d'une bonne santé habituelle. Il faut noter cependant qu'il se livrait à des travaux

</td></tr>
</table>

(1) M. Verneuil. Gaz. hebd. de méd. et de chir., 1869, n°s 22, 25 et 45 ; et Soc. de chir., 10 mai 1871.

Thèse de M. Ledoux, n° 111, 1873. « De la congestion pulmonaire comme complication de l'étranglement herniaire. » Voici les conclusions de ce dernier travail :

« 1° L'étranglement ne borne pas son action à l'intestin et au tube digestif. — 2° Il réagit sur le système du grand sympathique en entier, sur le pneumo-gastrique et la moelle. Il abaisse la température, modifie les battements du cœur et les mouvements respiratoires. — 3° Il peut provoquer la congestion pulmonaire. — 4° Cette congestion peut débuter en même temps que l'étranglement et par conséquent se montrer avant la réduction ; elle peut continuer après. — 5° Elle sera souvent annoncée par l'algidité et l'état du pouls. — 6° Elle peut à elle seule causer la mor précoce ou tardive. — 7° Reconnue à temps et combattue par les moyens appropriés, elle peut guérir. »

intellectuels excessifs et qu'il était sujet, depuis un grand nombre d'années, à d'assez fréquentes indigestions (vomissements alimentaires, diarrhées et douleurs gastro-intestinales de quelques heures de durée). Il présentait en outre une obésité assez prononcée pour laquelle il venait de subir un traitement anti-polysarcique par l'alimentation et les bains de vapeur ; mais il ne paraissait pas avoir été fatigué par ce traitement.

Le 1er février 1878, ayant été exposé à la pluie, il éprouva un refroidissement suivi des phénomènes de catarrhe intestinal, douleurs sourdes, léger ballonnement de l'abdomen, diarrhée, perte de l'appétit, langue saburrale et fièvre légère. Le malade ne jugea nécessaire d'avoir recours au médecin que le huitième jour de sa maladie, 8 février. L'ensemble des symptômes précédents persistait et n'autorisait pas à porter un autre diagnostic que celui de catarrhe gastro-intestinal ; cependant l'existence du ballonnement du ventre déjà notable et insolite faisait naître l'idée de quelque complication, de quelque chose d'anormal. Aussi M. Rigal pût-il soupçonner dès ce jour l'existence d'un phénomène caché plus grave que ceux qui pouvaient être tout d'abord constatés. Néanmoins l'administration d'une dose d'eau de Birmenstorf produisit son effet d'une façon tout à fait régulière.

Le 11, un vomitif fut prescrit à cause de la persistance des mêmes phénomènes ; c'est sous son influence que les premiers vomissements eurent lieu.

Pendant les quarante-huit heures qui suivirent, un léger état nauséeux se développa graduellement et le ballonnement persista.

La journée du 11 fut bonne ; il en fut de même le 12, le malade ne reprenant cependant pas l'appétit et gardant le ventre sensible et un peu ballonné, avec un certain degré de fièvre.

Le 13, dans la matinée, se produisit un vomissement mélanique abondant (la valeur de deux verres environ) qui se répéta le soir et le 14 au matin.

Ces vomissements avaient lieu en grande abondance et étaient constitués par ces matières que l'on caractérise habituellement par leur comparaison avec le marc de café. Leur ressemblance avec ceux qui accompagnent le cancer de l'estomac était en effet parfaite et il faut noter ici qu'il n'y eut *à aucune période de la maladie d'évacuation de sang par les selles*.

En même temps se manifestèrent des phénomènes de dépression notables. Le malade prit graduellement l'aspect d'un cholérique ; le facies s'altéra ; les yeux s'excavèrent ; il y eut une légère cyanose des mains et de la face qui s'amaigrit rapidement. L'apyrexie était complète ; le pouls, petit, battait de 80 à 90 fois par minute, chiffre qui ne fut dépassé à aucun moment de la maladie. Toutefois les urines étaient conservées et normales, et la diarrhée cessa complètement.

Le 14, dans l'après-midi, débutèrent assez brusquement des vomissements de matières fécales. Il y eut en même temps augmentation du ballonnement du ventre et la palpation abdominale permit alors de constater l'existence d'une tumeur située dans le flanc droit. Cette tumeur, allongée et cylindrique, rénitente, assez mal limitée, un peu douloureuse à la pression et donnant de la submatité à là percussion, semblait située sur le trajet du côlon ascendant.

Le diagnostic porté fut celui d'invagination intestinale; le siége et les caractères de la tumeur permirent même de préciser et de localiser le déplacement, lequel parut constitué par l'intussusception dans le côlon ascendant du cæcum retourné entraînant après lui l'extrémité inférieure de l'iléon. M. Jaccoud, appelé en consultation le lendemain, 15 février, confirma pleinement le diagnostic.

Le traitement reposa principalement sur l'emploi de la réfrigération. Le quatorzième jour on avait appliqué de la glace sur le ventre et le quinzième on y ajouta des lavements d'eau glacée.

La tumeur disparut dans l'espace de vingt-quatre heures et ne put plus être sentie nettement par la suite ; mais il resta à son niveau un certain degré d'empâtement.

A la fin du seizième jour, se produisit une débâcle. 7 ou 8 selles diarrhéiques survinrent, offrant un aspect brunâtre et une consistance de purée. Ces évacuations furent suivies d'un peu d'augmentation des phénomènes de dépression.

Le lendemain eut lieu une réaction légère, mais incomplète offrant tous les caractères de la réaction avortée du choléra.

L'amélioration était assez franche le jour suivant et les forces du malade se relevaient en même temps que se continuaient des garderobes peu abondantes.

Le dix-huitième jour, l'état devenait assez satisfaisant et le patient paraissait ètre franchement en voie de guérison ; tellement que M. Rigal put permettre un commencement d'alimentation par les solides, des œufs et même un peu de viande; mais le 19, au soir, brusquement, 4 selles diarrhéiques se répétèrent coup sur coup. Il en résulta une dépression notable et le malade reprit l'aspect cholériforme qu'il avait eu précédemment.

On redoubla dès lors l'emploi des stimulants (vin de champagne, eau-de-vie, café, et aussi bouillon et lait), auxquels on avait déjà largement eu recours depuis le 16, jour de la débâcle. En même temps on s'efforça de réchauffer le malade et on lui injecta, à l'aide de la seringue de Pravaz, 3 grammes d'éther dans le tissu cellulaire.

A 10 heures du soir, il existait un état de dépression très-prononcée avec algidité notable et sueurs froides. On trouvait à l'auscultation une respiration pure, il est vrai, mais un peu affaiblie dans toute l'étendue des poumons. Il y eut une forte dyspnée à partir de minuit.

Le lendemain, à 6 heures du matin, M. Rigal trouva le malade atteint d'une congestion pulmonaire intense, à marche rapide, envahissant les deux poumons. L'auscultation, qui, pratiquée quelques heures auparavant, n'avait montré que des signes négatifs, à part un peu d'affaiblissement du murmure vésiculaire, permettait de constater les signes d'une congestion occupant les deux moitiés inférieures des poumons et assez intense pour donner lieu à du souffle bronchique.

La congestion fit, à partir du moment de son début, des progrès continus ; l'asphyxie augmenta graduellement et la mort arriva le lendemain, vingtième jour, à 10 heures du matin.

L'observation que l'on vient de lire est remarquable à plusieurs titres. Les allures absolument insolites de la maladie, la production des vomissements mélaniques, coïncidant avec l'absence de selles sanglantes, la terminaison par congestion pulmonaire, toutes ces particularités justifieraient de longs commentaires. Je ne veux cependant en retenir qu'une, la dernière, qui me donnera l'occasion d'essayer de traduire quelques-unes des appréciations que M. Rigal a bien voulu me communiquer.

La congestion pulmonaire à laquelle a succombé le malade, ne tient probablement pas à une action nerveuse réflexe telle que celles qu'a signalées M. Verneuil. Le cas n'offre pas cette soudaineté, cette brusquerie qui permettrait de le comparer à un étranglement herniaire suraigu. La congestion doit être, si j'ai bien compris, simplement le résultat ultime de l'affaissement du malade, de l'épuisement profond, de l'usure de la résistance de l'organisme. C'est un de ces phénomènes qui terminent la scène dans les affections graves affectant des individus épuisés ou des vieillards et dans celles qui produisent une débilitation extrême, comme la fièvre typhoïde et le choléra. C'est plutôt enfin un résultat de la névrolysie générale consécutive à l'affaiblissement amené par la maladie qu'une fluxion déterminée d'une façon immédiate par un trouble réflexe de l'innervation vaso-motrice. Une des conditions favorables à cet épuisement de la résistance organique dut être cherchée, pour M. Rigal, dans la constitution du malade ; il a remarqué, en effet, que les individus obèses offrent plus que d'autres une disposition à succomber aux maladies sous l'influence de cette sorte de déchéance des forces vitales.

On peut admettre que dans d'autres cas la mort peut résulter d'une syncope, si l'on s'en rapporte, par analogie, à ce qui se passe dans la hernie étranglée. L'observation xiv en est peut-être un exemple.

Modes de guérison. Y a-t-il quelques chances pour que la guérison ait lieu spontanément dans l'invagination chronique ? Peut-être ; mais elles sont fort peu nombreuses et je crois qu'on peut se borner à l'avis de M. Hutchinson :

« Dans l'invagination avec étranglement, s'il y a des chances de mort rapide, il y a aussi quelques chances pour que la gangrène amène une guérison spontanée. Quand il y a invagination et non étranglement, il existe peu de chances pour que la gangrène se produise et il est probable que le malade succombera au bout de quelques semaines ou de quelques mois par suite de l'irritation et de la douleur.»

Elimination spontanée. Cependant la guérison spontanée n'est pas impossible dans l'invagination chronique; l'élimination de l'anse invaginée, par gangrène, a eu lieu un certain nombre de fois. De plus, dans beaucoup d'observations l'autopsie a révélé un commencement de gangrène soit au niveau du collet, soit plus souvent à l'extrémité libre des cylindres invaginés, et montré, par conséquent, une tendance à la guérison. Mais la résistance de l'organisme est d'une part trop tôt épuisée et d'autre part la vitalité de la gaîne de l'invagination est trop faible pour laisser à l'anse déplacée le temps d'être éliminée sans accident.

De ce que l'élimination spontanée est possible, il ne suit malheureusement pas qu'une guérison définitive doive toujours en résulter ; loin de là, et nous avons vu en traitant de l'anatomie pathologique, que les suites de la chute gangréneuse de l'invagination sont loin d'être simples. MM. Hutchinson, Warren Tay et bien d'autres auteurs encore l'ont établi d'une façon indiscutable. Dans les cas d'élimination spontanée réunis par M. Gaultier de Claubry la guérison eut lieu, il est vrai, dans les deux tiers des cas ; mais les relevés de Thompson donnent 24 morts contre 19 guérisons, et la mortalité dépasse en moyenne 40 0[0 d'après M. Leichtenstern. Ces faits nous autorisent donc à dire avec M. Hilton Fagge (1), que si d'une part l'évacuation spontanée de la partie invaginée arrive comparativement dans un petit nombre des cas, de l'autre, elle ne fait souvent que retarder la terminaison fatale au lieu de la prévenir. Dans mes observations d'invagination chronique, sur six cas où l'élimination eut lieu, deux fois seulement la guérison définitive paraît s'être produite (Obs. x et xxxviii); dans les autres cas la mort ne fut que retardée et eut lieu après un espace de temps plus ou moins long.

Il existe cependant d'autres modes de guérison, dont l'un au moins est indiscutable, c'est la désinvagination artificielle par les moyens mécaniques ou chirurgicaux. Deux autres procédés méritent aussi d'être examinés.

La *réduction spontanée* est révoquée en doute par le plus grand nombre des auteurs. Sa possibilité est cependant théoriquement admissible. On peut concevoir en effet qu'à une période avancée, alors que les lésions sont encore légères, un déplacement mécanique ou une contraction active de l'intestin puisse défaire ce qu'ont fait un déplacement ou une contraction antérieure s'exerçant en sens inverse. Dance était tenté de l'admettre, au moins pour les invagi-

(1) Guy's hospital Reports, 1869

nations de l'intestin grêle et disait (1) : « On conçoit que pour peu que les portions d'intestin situées au-dessus ou au-dessous de l'invagination viennent à se contracter ou à s'allonger dans un sens opposé à celui qui a produit ce genre de déplacement, ces mouvements tendront à déplisser l'intestin et à la faire disparaitre. Mais lorsque c'est le gros intestin qui s'invagine dans lui-même, ou l'intestin grêle dans le gros intestin, on ne peut s'attendre à voir l'invagination se dissiper avec la même facilité, car le côlon ne jouit que de peu de mobilité et ne peut s'allonger assez pour abandonner une portion d'intestin qui s'est incarcérée dans sa cavité ; et d'ailleurs, les mouvements de contraction sont bien plus énergiques dans le gros intestin que dans l'intestin grêle et chacun de ses mouvements tend à augmenter la maladie. »

M. John Gay, dans son travail remarquable à tant d'égards, se montre pleinement convaincu de la possibilité de la réduction spontanée et croit que beaucoup des faits publiés sous le titre de guérison d'*Iléus* ont été selon toute probabilité des cas d'invagination terminés d'une façon favorable. Il cite à ce propos un cas qu'il a eu dans son service du *Royal free Hospital* :

Une femme de 38 ans présentait des symptômes d'iléus graves. Ceux-ci avaient débuté brusquement et consistaient surtout en une *douleur* limitée et *fixe* et une tumeur dure siégeant à gauche de l'ombilic, une constipation obstinée et des vomissements. Ces symptômes cessèrent presque subitement ; mais la malade, qui était phthisique depuis de longues années, mourut deux jours après d'hémorrhagie pulmonaire et d'épuisement. On trouva à l'autopsie une portion limitée de l'iléon contractée et portant distinctement la marque d'un processus de constriction récent.

(1) Loc. cit., p. 462.

Des faits presque semblables, et qui sont donnés ou comme des faits d'iléus spasmodique ou comme des faits d'étranglement par torsion détruit au moment de la mort, se trouvent dans divers recueils : tels sont entre autres ceux d'Abercrombie et d'Habershon.

Dans une de ces observations que M. J. Gay rapproche de la sienne et ne regarde pas comme explicable autrement d'une façon compréhensible, on eut des symptômes d'iléus pendant la vie et on trouva à l'autopsie dix-huit pouces de l'intestin grêle colorés en une *couleur livide foncée*, mais non autrement altérés au milieu d'un intestin parfaitement sain d'ailleurs, mais distendu plus haut ; dans une autre, les 12 derniers pouces de l'iléon étaient enflammés et en partie gangréneux. Dans un travail de M. Travers (1), on trouve sous le titre d'iléus l'observation suivante :

Un homme de 40 ans, sujet depuis quelque temps à des tranchées, avec constipation et nausées, fut pris soudainement de douleurs hypogastriques cruelles, soulagées par chaque vomissement, et de douleurs spasmodiques dans divers parties du corps. Eructations, *ténesme*, vomissements fécaloïdes précoces et mort en 28 heures. — A l'autopsie on trouva quelques adhérences péritonéales. L'intestin grêle était distendu jusqu'à environ 18 pouces de la valvule ilio-cæcale, point où il était soudainement contracté par un *spasme (by spasm)* de façon à ne pas admettre le bout du petit doigt. La tunique villeuse était extraordinairement vascularisée.

M. Gay pense, — et il est difficile de ne pas être de son avis, — que c'était là, comme dans le fait précédent, un cas d'invagination à travers l'orifice iléo-cæcal, duquel l'iléon s'était dégagé spontanément. On pourrait multiplier ces citations. M. Henrot, dans son intéressante thèse, cite

(1) On injuries to the intestines, p. 211.

notamment une observation (1) due à MM. Peulevé et Fumouze, et donnée comme un exemple de paralysie intestinale produite par des troubles de la circulation de la veine porte. Cette observation me semble ne pouvoir s'expliquer que par la réduction spontanée d'une invagination. Mais la discussion de tous ces faits m'entraînerait beaucoup trop loin, et je dois me borner à faire remarquer que si la démonstration de la réduction spontanée ne peut être complètement faite, un certain nombre d'arguments militent en sa faveur. L'hypothèse en est certainement plus satisfaisante à l'esprit que celle encore plus vague d'un iléus *spasmodique*. Elle semble être acceptée complètement par M. Leichtenstern.

Un autre procédé de guérison, que Rilliet était tenté d'admettre pour réel, et que quelques faits tendraient à faire accepter, est le suivant : La rétraction et l'atrophie des cylindres invaginés arrivent à ne plus produire qu'un rétrécissement du calibre de l'intestin compatible avec la vie. Cette opinion paraît admissible à M. Leichtenstern. Rilliet cite, à l'appui l'observation d'un enfant de 10 ans, qui présenta la plupart des symptômes d'une invagination, y compris l'évacuation de mucus sanguinolent, les coliques intermittentes violentes avec intervalles de calme parfait, la tumeur, etc. Puis les symptômes s'amendèrent, la tumeur diminua graduellement de volume, et la guérison eut lieu environ un mois après le début (obs. xlvii). La lecture de la discussion dont Rilliet fait suivre cette observation démontre la probabilité de l'existence d'une invagination et de sa terminaison par rétraction et atrophie.

L'observation lvi, qui m'est personnelle, militera fortement, je crois, en faveur de la même opinion.

Deux ordres de faits, du reste, concourrent à faire admet-

(1) Henrot. Des pseudo-étranglements, thèse de Paris, n° 94, 1865, obs. xxx, p. 53

tre la possibilité de la guérison (au moins apparente et prolongée pendant un long temps). Ce sont d'abord les observations telles que celles de M. Nicaise (obs. LIV) et de Velpeau (obs. XL), dans lesquelles une invagination dégénérée, et ne formant plus qu'un rétrécissement, a pu permettre une longue survie.

N'a-t-on pas souvent vu des malades vivre pendant de longues années avec un rétrécissement intestinal cicatriciel même très-étroit, en conservant une santé supportable? Les malades atteints d'invagination chronique ne seront-ils pas dans le même cas, si tout processus congestif ou inflammatoire a cessé de se produire du côté de l'intestin déplacé ? Est-ce que la longue durée probable de certaines invaginations, avant la production d'accidents sérieux, ne vient pas enfin corroborer ces diverses hypothèses ?

D'un autre côté, les périodes de calme, les rémittences quelquefois complètes et prolongées que présentent beaucoup d'invaginations chroniques, et pendant lesquelles la santé est presque parfaite, prouvent nettement que le rétrécissement produit par l'invagination est compatible avec la prolongation de la vie ; cela, du moins, en l'absence des éléments qui la compliquent souvent et déterminent un certain degré de constriction et d'effacement de la lumière de l'intestin invaginé.

J'aurai terminé l'esquisse des divers modes de la guérison quand j'aurai dit quelques mots de la désinvagination opératoire. Il est bien évident que c'est là un des modes de terminaison, et des plus favorables, que ce soit par réduction avec le doigt ou une sonde, par insufflation d'air, par injection de liquide, ou même par la gastrotomie. Mais je compte revenir sur ce sujet, et à propos du pronostic, et à propos du traitement.

DIAGNOSTIC.

Diagnostic en général.

Si l'on jette un coup d'œil sur les observations qui sont résumées à la fin de ce travail, on sera frappé de la proportion considérable des cas où le diagnostic n'a pu être porté pendant la vie. En ne tenant compte que des faits où l'autopsie, la gastrotomie, l'élimination spontanée, ont prouvé l'existence de l'invagination, on remarque que sur cinquante-six observations le diagnostic exact n'a été porté, comme je le disais à la fin de l'historique, que dix fois, et que dix-sept fois aucun diagnostic me paraît avoir été hasardé ; dans deux autres cas (obs. xl et liv), rien n'aurait permis de soupçonner la vérité ; mais les vingt-sept cas qui restent ont donné lieu à des diagnostics erronés, qui souvent ont été remplacés au bout de quelque temps par d'autres diagnostics également faux. J'ajouterai même que dans deux des cas où l'invagination a été reconnue la maladie avait d'abord été prise pour une autre, et que dans un troisième cas (obs. iii) un seul médecin sur quatre soupçonna qu'on pouvait avoir affaire à une invagination.

Il ne sera peut être pas sans intérêt de donner ici l'énumération des diagnostics divers qui ont été portés dans ces cas d'intussusception chronique : elle offrira, pour ainsi dire, la justification de l'étude que j'ai entreprise.

La voici :

Tumeur fécale (2 fois).	Une fièvre (?) (*a fever*).
Coliques hépatiques.	Chute du rectum simple (3 fois).
Colique de plomb.	Polype du rectum.
Collection sanguine ou purulente du petit bassin ouverte dans le rectum.	Obstruction intestinale quelconque (2 fois).
	Maladie viscérale maligne (2 f.)
Vers intestinaux (3 fois).	Maladie inflammatoire (?).

Cancer de l'intestin (3 fois).
Tumeur (?) de l'intestin.
Cancer de l'estomac.
Cancer de l'utérus.
Ulcère de l'estomac.
Dyspepsie stomacale.
Péritonite.
Péritonite tuberculeuse.
Gastro-entérite ulcéreuse avec péritonite tuberculeuse.
Gastro-entéro-colite profonde.

Empoisonnement
Dysentérie chronique (3 fois).
Entérorrhagie.

—

Ajoutons enfin à cette liste deux observations dont la chronicité est douteuse (obs. LIX et LX) et où on a porté d'abord les diagnostics de « coliques nerveuses et d'affection chroniques du foie. »

Après cette lecture ne sera-t-on pas tenté de dire, avec Grisolle (1), que « les invaginations intestinales, surtout celles qui revêtent la forme chronique, sont une des maladies les plus difficiles à reconnaître. » Je pense cependant qu'un diagnostic, et un diagnostic précis pourra être porté dans un grand nombre de cas et que si la maladie a été aussi fréquemment méconnue, c'est que, l'attention n'ayant pas été suffisamment attirée sur son existence, sa probabilité n'est pas assez souvent venue à l'esprit. Cela est si vrai que la plupart des fois ou le diagnostic a été posé, le médecin qui a reconnu la maladie avait déjà rencontré le même complexus symptomatique : il en était ainsi par exemple dans le second cas de Dance éclairé par le premier.

Il est résulté pour moi de l'étude à laquelle je me suis livré la conviction que dans beaucoup de cas. peut-être même dans la majorité des manifestations de cette maladie, elle pourra et devra être reconnue. C'est là, du reste, l'opinion de plusieurs des auteurs qui se sont le plus occupés de l'intussusception intestinale. Il faut ajouter que

(1) Bull. Soc. anat., 1835, p. 76.

pour réussir, tous les moyens d'exploration dont nous pouvons disposer devront être mis en œuvre, et tout spécialement le toucher rectal et le palper, facilité au besoin par l'emploi du chloroforme.

Etude du diagnostic. L'étude du diagnostic de l'intussusception a un double objet : 1° reconnaître l'invagination, son siége, son degré et ses complications; 2° la distinguer des maladies avec lesquelles on pourrait la confondre.

Nous avons vu qu'après un début tantôt graduel et lent, tantôt rapide ou même brusque, presque toujours marqué par une douleur spéciale (*colicky pain*), l'invagination intestinale chronique présente un ensemble caractéristique de symptômes physiques, fonctionnels et sensitifs. Une douleur intermittente ou paroxystique (symptôme constant) ; des vomissements alimentaires d'abord, puis souvent bilieux, quelquefois mélangés de sang, très-rarement stercoraux ; des alternatives de diarrhée et de constipation, des selles souvent muco-sanguinolentes et accompagnées de ténesme, l'existence d'une tumeur appréciable à travers la paroi abdominale et souvent par le rectum, offrant des caractères spéciaux, tels sont les signes capitaux de la maladie. La marche, quelquefois continue, est beaucoup plus souvent interrompue par des rémissions variables dans leur durée et dans leur degré. Cependant, après un temps qui est de trois mois en moyenne, mais qui peut dépasser un an, après une altération profonde de la santé qui simule une affection constitutionnelle, la maladie se termine par le marasme et la cachexie, quand une complication aiguë n'est pas venue en abréger la durée.

Diagnostic du siége de l'invagination. Une fois l'invagination reconnue, il s'agira de déterminer quel point de l'intestin en est le siége. Ce problème, qui pourra être résolu facilement dans un certain nombre de cas, présentera dans d'autres des difficultés qu'il sera à peu près impossible de vaincre. Ce qui le prouve, c'est le désaccord des auteurs à ce sujet. On pourra cependant presque toujours asseoir son diagnostic sur un ensemble de probabilités assez grandes.

J'ai établi que la variété iléo-cæcale est plus fréquente encore dans les invaginations chroniques que dans les autres.

La *forme du ventre* et le *degré de météorisme*, dont parlent tous les auteurs, n'ont dans mes cas qu'une valeur médiocre, car dans l'invagination chronique le ventre est le plus souvent rétracté jusqu'à la production d'une complication. Il s'ensuit qu'il n'y a pas lieu de rechercher les caractères donnés par le professeur Laugier et fondés sur l'inégale distension des diverses parties du tube intestinal. Le *signe de Dance*, qu'il existe normalement ou qu'il se produise artificiellement par l'insufflation du rectum indiquera cependant à coup sûr le déplacement du cæcum et par conséquent une invagination iléo-cæcale. De plus un soulèvement limité de la paroi abdominale décèlera parfois le siége de la tumeur,

« Lorsque l'obstacle réside dans le gros intestin les *vomissements* stercoraux ou non stercoraux sont tardifs, » a dit M. Besnier. Cette observation est confirmée par les recherches des autres auteurs.

J'ajouterai, et je regrette d'être ici en désaccord avec M. Bucquoy (*loc. cit.* p. 202.), que les vomissements stercoraux paraissent être, au moins pour les cas chroniques, plus fréquents dans les invaginations qui portent sur l'intestin grêle que dans celles occupant la fin de l'intestin.

Je crois n'avoir pas à revenir sur la valeur donnée par un certain nombre de médecins anglais à la *quantité* des urines sécrétées. On a pu voir plus haut qu'en réalité la diminution de cette quantité n'est pas en rapport avec la hauteur de l'étranglement, mais avec la gravité des lésions et l'acuité des symptômes.

La distension de la partie inférieure du gros intestin à l'aide d'une injection d'eau pourra peut-être permettre parfois de déterminer par la percussion le point où siége une invagination du côlon (?). On a voulu aussi mesurer la capacité du gros intestin au-dessous de l'étranglement par la quantité de liquide qui peut y être introduite au moyen d'une injection. Mais, je le rappelle, les résultats ainsi obtenus sont incertains et sujets à être entachés de graves erreurs.

La faible abondance de *l'hémorrhagie* a été donnée par Brinton comme une probabilité en faveur des intussusceptions du gros intestin. Ce signe perd beaucoup de sa valeur si l'on se rappelle que cette hémorrhagie, considérée comme pathognomonique et *constante* par Cruveilhier, a manqué dans plus de la moitié des cas que je rapporte.

Il est démontré que les invaginations iléo-cæcales ou coliques sont à peu près (1) les seules qui s'accompagnent de *ténesme.* La dilatation et la *paralysie du sphincter* anal, qui en résultent, ne pourront donc qu'ajouter à la signification de ce signe.

Les seuls qui soient d'une grande valeur au point de vue de la localisation de la lésion, sont fournis par le *siége* et les *caractères* de la *tumeur.* La signification du siége de la tumeur dans l'abdomen au point de vue du siége de l'invagination dans l'intestin, a été particulièrement étudiée par M. Leichtenstern. Il établit (voir le tableau xx), que si une tumeur peut être reconnue au milieu de l'hypogastre, l'invagination porte probablement sur l'intestin grêle. Si elle demeure stationnaire dans la région cæcale, elle appartient vraisemblablement à une invagination iléique ou iléo-colique; si elle progresse suivant le trajet du côlon, elle est ou

(1) Cette réserve m'est inspirée par la statistique de M. Leichtenstern, dans laquelle le ténesme est signalé comme ayant eu lieu 4 fois dans des invaginations de l'intestin grêle.

iléo-cæcale, ou peut-être colique et n'appartient certainement pas à l'intestin grêle seul. Si elle occupe le côté gauche de l'abdomen, elle doit être iléo-cæcale ou colique ; si enfin elle peut être reconnue par le toucher rectal ou bien si elle fait saillie à travers l'anus, elle n'est certainement pas de la variété jéjuno-iléique.

Je dirai aussi que, lorsque la tumeur est accessible au doigt ou à la vue, ses caractères propres pourront indiquer si l'on a affaire à une invagination iléo-cæcale ou à une invagination du côlon seul. Dans le premier cas, on rencontrera peut-être les deux orifices du cæcum retourné, dans le second, on n'en pourra trouver qu'un seul. Il ne faut pas oublier qu'on a signalé la possibilité de la précipitation jusqu'au voisinage de l'anus d'une anse d'iléon ayant franchi la valvule. C'était le cas dans l'obs. xlvi *bis*, où l'anse d'intestin qui fît saillie hors de l'anus appartenait à l'iléon ; mais ici, une invagination iléo-cæcale avait compliqué l'invagination iléo-colique probablement primitive.

Pour être complet, je terminerai en citant un signe qui me paraît d'une appréciation assez difficile mais qui est indiqué par plusieurs médecins : c'est l'acuité et la plus grande violence de la douleur et des autres symptômes dans les invaginations de l'intestin grêle. Ce caractère, dont la valeur est ici diamétralement opposée à celle que lui donne M. Bucquoy (*loc. cit.*, p. 206), pour qui l'inflammation, la gangrène et l'ulcération sont plus précoces dans l'invagination du gros intestin, a peut être son importance dans les cas aigus, mais il n'en a pas dans la chronicité.

La détermination du rapport qu'affecte l'invagination avec les parois de l'abdomen est d'un intérêt très-sérieux en cas d'intervention opératoire. La *douleur limitée* qui existe dans beaucoup de cas, indiquera souvent avec une grande précision le siége qu'elle occupe, mais c'est surtout

Rapport de l'invagination avec les parois de l'abdomen.

dans la constatation du point occupé par la tumeur qu'il faudra chercher la notion du siége du déplacement.

Diagnostic de l'état des parties invaginées. Une question d'une importance capitale et à laquelle il est malheureusement bien difficile de faire une réponse précise lorsque, comme cela a lieu presque toujours, la maladie n'est pas récente au moment où elle est reconnue, est celle de l'état des parties invaginées. Est-il possible d'apprécier s'il existe un engorgement simple, un étranglement, ou une inflammation? Oui, mais rarement d'une façon certaine. Ce n'est qu'en se guidant sur l'histoire du malade et sur l'examen de l'état général aussi bien que sur l'étude des symptômes fournis par chaque fonction ou appareil, qu'on arrivera à une probabilité. C'est en face de cette difficulté que l'expérience et le tact du médecin trouvent à s'exercer.

Le moment où la constriction, maintenue par le collet sur l'anse invaginée se change en étranglement, est annoncé par l'aggravation de tous les symptômes. La douleur devient plus vive et ne disparaît pas entièrement, comme elle le faisait précédemment, dans les intervalles des paroxysmes; les vomissements se produisent, s'ils n'existaient pas déjà, ou augmentent de fréquence et d'abondance en devenant d'alimentaires qu'ils étaient, bilieux ou rapidement stercoraux; la constipation s'établit ou bien le ténesme augmente. En même temps, l'état général s'altère et l'ensemble des symptômes prend une gravité qu'il était loin d'avoir. Il devient clair que l'étranglement s'est produit, mais quel est son degré? combien y a-t-il de chances pour que la réduction puisse encore s'obtenir? Au bout de combien de temps le désordre des parties invaginées rendra-t-il illusoire toute tentative d'opération. C'est ce qu'il est difficile de reconnaître d'une manière positive.

L'expulsion de sang par les selles a été donnée comme un caractère certain de l'existence de l'étranglement, mais à tort. C'est évidemment l'indication d'un certain degré de constriction, mais le point où il est nécessaire qu'il soit porté pour la production de l'hémorrhagie varie suivant les sujets.

Dans tel cas où l'écoulement du sang aura duré depuis le début, la désinvagination sera possible ou même facile; dans tel autre où l'hémorrhagie ne se sera produite que tardivement ou aura manqué, la réduction ne pourra être obtenue. Il n'y a donc pas de règle générale à établir d'après ce symptôme.

Il faut savoir cependant que dans quelques cas la production de l'hémorrhagie coïncide avec l'étranglement, et indique la nécessité d'intervenir rapidement si l'on ne veut arriver trop tard. C'est lorsqu'elle accompagne, dans le cours d'une invagination chronique, les symptômes généraux graves et la période d'acuité dont je parlais tout à l'heure.

MM. Hilton Fagge et Howse ont consacré à l'étude des selles sanglantes, un intéressant mémoire qu'on pourra consulter dans les *Medico-chirurgical Transactions* (1). Ils établissent que jusqu'à un certain degré de constriction l'écoulement sanguin ne se produit pas, qu'il se manifeste quand cette constriction augmente et cesse finalement quand elle devient très-prononcée, résultat de l'interruption de l'afflux du sang artériel aussi bien que du sang veineux.

L'inflammation de l'intussusception et les adhérences qui en résultent, peuvent encore moins être diagnostiquées pendant la vie. On pourra la soupçonner toutes les fois que l'on trouvera dans l'histoire du malade la mention d'une période fébrile ayant coïncidé avec une aggravation des symptômes. Malheureusement cette notion manque le plus souvent, et l'accès de fièvre qui révèlerait la péritonite des

(1) 1876, vol. LIX, p. 79

séreuses invaginées, passe inaperçu au milieu des cruels symptômes de la maladie. On ne reconnaît que la complication a existé qu'en constatant directement ses traces, adhérences ou altérations diverses de la partie déplacée. Un seul signe, d'après M. Hutchinson, autorisera à affirmer que les adhérences n'existent pas, non plus que d'autres lésions graves des cylindres ; c'est la progression continue de la tumeur suivant le trajet du côlon. Ce signe me paraît cependant encore douteux, car à la rigueur, une invagination dont la tête serait très-enflammée ou même gangréneuse, pourrait continuer à se déplacer au fur et à mesure de l'invagination de portions saines d'intestin.

L'aspect et l'odeur des selles suffiront à indiquer l'existence de la gangrène. Je n'ai pas à parler ici des autres complications, telles que la péritonite généralisée par propagation ou par perforation, etc., dont l'étude m'entraînerait beaucoup trop loin.

Les difficultés que je viens d'énumérer, sont celles qui se sont présentées dans le plus grand nombre des cas où la nature véritable de la maladie n'a été reconnue que tardivement. Elles seront moindres, j'en suis persuadé, lorsqu'une invagination chronique aura été diagnostiquée de bonne heure, et avant qu'aucun symptôme d'étranglement ne se soit produit. Les observations xxv et xxviii sont de bons exemples de ce qui se passera sans doute dans la plupart des cas de cette sorte. Dès lors une décision rigoureuse pourra être prise en toute connaissance de cause, soit qu'on adopte, comme MM. Fagge et Howse, une intervention active avant la production de toute complication, soit qu'on attende, comme M. Howard Marsh, que le début d'accidents aigus rendent cette intervention urgente et nécessaire.

DIAGNOSTIC DIFFERENTIEL

Les *étranglements internes*, par *brides* ou par *ban-des*, affectant une marche chronique, n'ont pas encore été décrits longuement, bien qu'ils existent d'une manière incontestable. L'observation déjà citée de Moulinié en est un bon exemple. Il semble que leur évolution offre beaucoup d'analogie avec celle de l'invagination chronique. Mais outre que leur fréquence est beaucoup moindre, l'absence de la tumeur, comme celle des évacuations sanglantes, du ténesme, etc. suffirait, le cas échéant, pour empêcher la confusion. Etranglements par brides.

Les *rétrécissements de l'intestin* offriront des antécédents très-importants : entérites ulcéreuses simples ou tuberculeuses, syphilis, hernies anciennes réduites avec ou sans opération, plaies ou autres lésions de l'intestin. Les selles seront solides, rares, filées, aplaties ou fractionnées, ou même supprimées, mais ne présenteront jamais les caractères des selles dysentériques. Elles n'auront point de fétidité gangréneuse ; il n'existera pas de ténesme, pas d'épreintes, pas de dilatation et de paralysie du sphincter de l'anus. Le toucher pourra révéler le rétrécissement, mais jamais une tumeur. Rétrécissements de l'intestin.

Le ballonnement du ventre sera le plus souvent très-prononcé. La cachexie syphilitique (?) ou tuberculeuse offrira quelquefois, il est vrai, une analogie lointaine avec la cachexie de misère de l'intussusception chronique ; mais s'il existe une tumeur sur le trajet de l'intestin, ses caractères seront assez différents pour empêcher la confusion avec celle de l'invagination. La douleur, enfin, n'aura pas la même forme, ni le même degré.

Le *cancer de l'intestin* présentera comme symptômes communs les accidents du rétrécissement intestinal, les Cancer de l'intestin.

hémorrhagies, la douleur, la cachexie et la tumeur. Mais la
douleur, beaucoup moins intense, ne revêtira pas les caractères de la tranchée ; la cachexie sera plus profonde et
plus vraie ; les selles hémorrhagiques pourront consister
en matières fécales ordinaires, striées de sang, en sang pur,
sous forme de caillots noirâtres ou de poussière marc de
café selon la hauteur du siége de la lésion, mais elles n'offriront jamais, comme cela a souvent lieu dans l'invagination, l'apparence de la diarrhée muco-sanguinolente de la
dysenterie... La tumeur, enfin, au lieu de présenter la forme
et les caractères tranchés de celle de l'intussusception est
dure, inégale et irrégulière, et, en général, plus ou moins
mobile. J'avoue, du reste, que les allures de la maladie
rendront dans bien des cas la confusion facile ; les caractères différents de la tumeur et des douleurs auront cependant
une grande importance.

Tumeurs fécales. On a plusieurs fois pris une invagination pour une occlusion intestinale déterminée par la présence d'une *tumeur
fécale*. Il existe pourtant un assez grand nombre de signes
différentiels. Un des plus importants sera fourni par l'examen de la tumeur qui n'offrira jamais, dans le cas d'accumulation fécale, cette dureté qui s'accroît par la malaxation,
cette sorte d'érection, ni les mouvements vermiculaires
non plus que la forme cylindrique régulière et allongée de
la tumeur d'invagination. La douleur sera aussi beaucoup
moindre et le ballonnement existera bien plus souvent.

Dysenterie. La *dysenterie* est une des affections avec lesquelles on
peut le plus facilement confondre certaines formes de l'invagination. Les cas où l'erreur a été commise sont fort
nombreux et il suffira de se rapporter aux observations
VIII, XII et XX, pour se convaincre de la possibilité d'y re-
tomber. Mais la fièvre manque dans l'invagination tant
qu'elle reste simple, tandis qn'elle existe en général à un
haut degré dans la dysentérie. De plus, un examen complet

du malade peut faire reconnaître par le palper et le toucher l'absence ou l'existence d'un tumeur.

La présence de *vers intestinaux* qui a été souvent allé-guée est incapable à elle seule de produire des accidents d'une telle gravité. Que s'ils peuvent dans certains cas rares déterminer, par leur agglomération en peloton, des phénomènes d'occlusion intestinale, ceux-ci n'offriront pas plus de difficultés au diagnostic que ceux produits par une tumeur fécale.

L'invagination chronique a pu en imposer, je le sais par expérience, pour une *péritonite tuberculeuse* ; c'est une erreur qui a même été commise plusieurs fois, quoique les deux maladies semblent, au premier abord, ne pouvoir être confondues. Cela est vrai, mais à condition que l'attention soit appelée sur la possibilité d'une évolution chronique de l'intussusception. Brinton a consacré une grande partie d'une de ses cliniques (1), en 1863, à discuter les raisons qui l'avaient conduit à adopter le diagnostic d'affection can-céreuse, plutôt que celle d'affection tuberculeuse de l'abdo-men, dans un cas d'invagination chronique, avouant que l'idée de cette maladie ne lui était pas même venue à l'es-prit. Je crois que du moment que l'attention demeurera éveillée sur ce point l'erreur de diagnostic sera bien plus difficile. Dans le cas que j'ai eu sous les yeux (obs. ii), l'er-reur a été, ce me semble, bien excusable. Le petit malade était atteint depuis longtemps de troubles digestifs sur-venus graduellement, il avait conservé son appétit et ne présentait pas d'autres altérations de l'état général que celles qui résultent d'un trouble profond de la nutrition ; il avait le ventre un peu ballonné, douloureux à la pression et présentant dans sa partie supérieure une tuméfaction assez considérable. Des douleurs abdominales, des alter-

(1) The Lancet, 1863, I, p. 409, n° du 11 avril.

natives de constipation et de diarrhée, avec prédominance de cette dernière ; des vomissements, une émaciation et un affaibissement progressifs, un très-léger mouvement fébrile le soir, constituaient les principaux symptômes. La maladie enfin, dura plus de 7 mois, et aboutit, après quelques rémissions passagères, à une *phlegmatia alba dolens* et à la mort dans le marasme. La coïncidence d'une légère pleurésie sèche était venue à un moment donné ajouter encore aux probabilités de la tuberculose, en faisant croire à la généralisation de cette maladie.

La possibilité de l'intussusception lente une fois connue, chaque symptôme sera étudié à ce point de vue. Dès lors, on remarquera que dans la péritonite chronique les vomissements sont bien moins fréquents, que la douleur est loin d'atteindre le même degré d'intensité et de revêtir le même caractère. Enfin l'examen plus soigneux de l'abdomen, avec l'aide du chloroforme au besoin, (comme il aurait été nécessaire dans le cas que je viens de rappeler), permettra de limiter et etde déterminer exactement la tumeur caractéristique de l'invagination.

Est-il bien nécessaire, maintenant, de rappeler successivement les caractères diagnostiques principaux des affections très-variées, avec lesquelles l'on a pu ou l'on peut confondre l'intussusception chronique ? Est-il urgent de mettre en parallèle cette dernière maladie avec la colique de plomb et la colique hépatique, les affections de l'estomac, dyspepsie, ulcère, ou cancer..., avec le cancer de l'utérus (!) même ? je ne le crois pas. Il me semblerait superflu de répéter chaque fois les quelques caractères sur lesquels le diagnostic différentiel doit être établi, quand le simple éveil de l'attention doit empêcher de commettre l'erreur.

Il existe cependant une affection avec laquelle pourrait être confondue, à moins de grande attention, une des variétés de l'invagination. Je veux parler du *prolapsus de la muqueuse du rectum* en regard de la procidence d'une in- tussusception formée dans le côlon ou à la partie supérieure du rectum. La confusion a été faite un grand nombre de fois et le sera sans doute encore.

Prolapsus
rectal
simple.

L'invagination de toute l'épaisseur des tuniques du rectum existe, ainsi que l'a démontré Cruveilhier et contrairement à ce qu'écrivait Boyer, dès que la tumeur dépasse le sphincter de deux ou trois centimètres de longueur, dès qu'elle représente plus qu'un bourrelet ou chémosis circulaire peu considérable. Ce cas se présente fréquemment et ne détermine que peu d'inconvénients ; mais il n'en est plus de même dans le cas où le point de départ du renversement est dans l'S iliaque ou même seulement à la partie supérieure du rectum. On peut alors être témoin ds tous les accidents de l'intussusception chronique du côlon. Le diagnostic reposera donc sur l'examen de la tumeur, sur la longueur de sa saillie même alors qu'elle ne présente pas de rigole circulaire, et sur les caractères fournis par le toucher. Je crois pouvoir me dispenser d'insister sur ces caractères différentiels dont on trouvera l'exposé dans les ouvrages qui traitent de la chute du rectum. (1).

PRONOSTIC

Le pronostic de l'invagination intestinale, déjà bien grave dans la forme aiguë, s'assombrit encore dans la forme chronique. Nous avons vu que l'élimination par gangrène de l'anse invaginée, qui représente le principal mode de guérison, n'a lieu que d'une façon tout à fait exceptionnelle lorsque les accidents traînent en longueur. Quand un mois

Pronostic
en
général.

(1) Voyez notamment pour tout ce qui concerne l'invagination et le prolapsus du rectum : Cruveilhier. Traité d'anat. path., I, p. 547 à 567.

s'est écoulé avec des signes d'invagination bien accusés et que l'expulsion spontanée n'a pas eu lieu, il y a de fortes présomptions pour qu'à moins d'intervention chirurgicale, la mort devienne inévitable. Sur 56 cas, je le répète, l'élimination spontanée n'a eu lieu que six fois. Quand l'élimination s'accomplit au niveau du collet, elle se fait trop tard, alors que la gaîne est malade et que les lésions sont devenues irréparables ; quand elle a lieu graduellement par une fonte gangréneuse progressive, l'organisme succombe avant l'achèvement du processus. Enfin, lorsque sous l'influence d'une poussée aiguë le rejet de l'anse invaginée a pu s'effectuer, la guérison n'est encore rien moins que certaine et les chances de mort restent nombreuses. Sur les six malades chez lesquels l'élimination spontanée s'est complétée, je le rappelle, quatre sont morts à échéances plus ou moins éloignées.

L'observation LVI paraît être un exemple de guérison spontanée par désinvagination ou plutôt par rétablissement de la perméabilité du canal central de l'invagination. Mais un tel mode semble devoir être encore plus rare que l'élimination par gangrène et exposer, dans le second cas, après un délai plus ou moins long, au retour des accidents ou à la production de complications diverses (obs XL, LIV). L'espoir d'une telle guérison ne peut guère entrer en ligne de compte.

Quels sont les principaux éléments qui pourront influer sur le pronostic à porter dans un cas donné d'invagination chronique ?

Pronostic d'après la chronicité. La *chronicité* bien établie des accidents permettra de supposer que l'intégrité des parties invaginées est conservée et que par conséquent la réduction est encore possible. Dans le cas contraire, on sera réduit à penser, sans pouvoir l'espérer, à la possibilité d'une poussée aiguë dont la mor-

tification et l'élimination du boudin de l'invagination serait
la suite.

L'*âge* peu avancé du malade diminuera l'espoir qu'on
pourrait fonder sur ce mode de guérison, qui est fort rare
au-dessous de six ans. En effet, M. Leichtenstern a pu établir le tableau suivant :

Dans la 1re année, élimination spontanée dans 2 % des cas.
    De 2 à 5 ans,   6 % —
    De 6 à 10 —   38 % —
    De 11 à 40 —   40 % —
    De 41 à 60 —   44 % —
Au-dessus de 60 —   46 % —

Le *sexe* semblerait *a priori* ne devoir offrir que peu d'influence ; cependant le même auteur a trouvé que sur 179
invaginations chez l'homme, l'évacuation a eu lieu 66 fois
(soit 31 0[0) et que sur 101 chez la femme, elle a eu lieu 54
fois (soit environ 54 0[0).

Le *siége* de l'invagination, quand il pourra être diagnostiqué, fournira au pronostic des éléments plus précis et
plus faciles à admettre ; on se rappellera, toujours d'après
le même, que tandis que l'intussusception iléo-cæcale est
expulsée spontanément dans 20 0[0 des cas et la colique
dans 28 0[0, l'intussusception de l'intestin grêle l'est
dans 61 0[0.

Quant au résultat final selon la variété de l'invagination
et suivant l'âge du patient, *après élimination spontanée*.
il est donné par les deux tableaux suivants :

Sur 33 invag. iléo-cæcales terminées par élimination spontanée,
                                14 morts ou 42,4 %
  — 75 —   de l'intestin grêle,   31 —   42,6 %
  — 1   —   coliques,   5 —   38,4 %
                                 (Leichtenstern).

(marginal notes) Pronostic suivant l'âge et le sexe. — Tableau XIII — Pronostic suivant la variété de l'invagination. — Pronostic après l'élimination spontanée. — Tableau XIV.

<table>
<tr><td>Tableau
XV.</td><td>Mortalité consécutive à l'élimination spontanée, suivant l'âge :</td></tr>
</table>

De 6 à 10 ans.   42 morts %
11 à 20 —   28 — %
21 à 40 —   32 — %
41 à 50 —   36 -- %
51 à 60 —   50 — %
Au-dessus de 60 —   85 — %

(Leichtenstern).

Ces divers tableaux s'appliquent au cas où le processus réparateur s'était manifesté. Quant à la mortalité générale, l'auteur que nous citons a trouvé qu'elle est en moyenne de 68 0[0 pour les hommes et de 70 0[0 pour les femmes ; et que de 11 à 60 ans elle est selon la variété :

Pour les iléo-cæcales, morts,   71,6 %
—   iléiques,   —   57,8 %
—   coliques,   —   70,9 %

Cela donnerait déjà une mortalité générale de 66,7 0[0 ; mais celle qui semble résulter d'autres totaux est notablement plus élevée et varie entre 72 et 83 0[0.

Ces chiffres ont rapport à l'invagination intestinale considérée en général, cas aigus et cas chroniques mélangés. Les résultats sont encore plus déplorables si l'on envisage seulement la statistique des cas chroniques. Sur 59 observations nous trouvons ici 51 morts par mécanismes divers; *trois* guérisons spontanées (dont le diagnostic sera toujours sujet à discussion), *trois* guérisons par la gastrotomie, et *deux* guérisons par élimination. Ce qui ferait quinze guérisons pour cent ; ou en mettant de côté les cas douteux, seulement neuf guérisons et quatre-vingt-onze morts pour cent cas chroniques. Si l'on retranche encore les observations où la gastrotomie a été faite, on n'obtient plus qu'une proportion de 4 guérisons environ sur 100 cas.

Une mortalité aussi élevée démontre que l'invagination

intestinale chronique est une des formes les plus fatales de
l'occlusion intestinale et qu'elle perd presque complètement le bénéfice de l'élimination spontanée. Existe-t-il un
moyen de modifier le pronostic qui en découle ? Y a-t-il
quelque espoir de parvenir à trouver dans les indications
de la maladie l'art de remédier au mal ? Peut-on espérer
d'obtenir des ressources de la thérapeutique l'abaissement
du chiffre de la mortalité ? C'est ce que j'aurai à examiner
dans le chapitre consacré au traitement.

TRAITEMENT.

Quand on recherche ce qui a été écrit sur la thérapeutique des étranglements internes on se trouve dans un chaos
d'opinions contradictoires, d'exemples tirés de cas douteux
et de préceptes purement théoriques.

Cela s'explique si l'on songe que sous le nom d'étranglements internes, d'iléus et d'occlusions intestinales on a con-
fondu pendant bien longtemps les affections les plus diverses. Telle médication qui a paru donner de bons résultats
dans un cas, en a donné de déplorables dans un autre. Puis
s'est produit ce qui a lieu toutes les fois que le médecin est
en présence d'une affection rebelle et sur laquelle l'action
thérapeutique est nécessairement limitée ; on a essayé de
tous les moyens, souvent un peu à l'aventure, ou en se laissant guider par des vues très-hasardées, Il n'y a pas bien
longtemps encore on voyait d'un côté Forbes (1) s'élever
contre toute opération directe et proclamer la nécessité
de laisser agir la nature, mais en prévenant l'accumulation
du contenu liquide de l'intestin, c'est-à-dire, en tenant le
malade dans un repos absolu, le privant de nourriture et

Considéra-
tions
générales
sur le
traitement.

(1) Cyclopedia of pract. med., III, p. 134.

de boisson aussi longtemps que possible, sans préjudice des saignées générales et des émétiques....,. A part cela, le médecin devait attendre patiemment ! D'un autre côté, on assistait à l'administration, sur la foi d'Hippocrate, de mercure métallique ou de balles de plomb destinés à agir mécaniquement. Aussi comprend-on la protestation de Streubel (1) écrivant : « En présence d'un étranglement interne, le médecin se croit plus apte que le chirurgien à diriger le traitement. Sans autre préoccupation que de combattre la constipation opiniâtre, les vomissements, les douleurs abdominales, il entre en campagne, armé des remèdes les plus violents, avec lesquels il tourmente nuit et jour le malheureux patient jusqu'à ce que l'organisme succombe à ces tortures. Certes, si quelque chose pouvait étonner, ce serait de voir les malades résister si longtemps, »

Sans doute ces récriminations, justifiées à l'époque où Streubel écrivait, ne le sont plus aujourd'hui et le tableau est trop chargé pour notre époque. Il est de fait cependant qu'on voit en face de traitements intempestifs et perturbateurs, le praticien tomber parfois dans un excès contraire et compter trop ou trop longtemps sur l'action de la nature médicatrice. Néanmoins l'expectation ne doit pas être rejetée ; souvent elle mérite d'être employée, cela est vrai et dans maintes circonstances où le diagnostic ne peut être clairement porté l'abstention de toute intervention s'impose. Tant d'incertitude m'a conduit à donner une étendue considérable au chapitre de la symptomatologie, pensant que lorsque les différents points du diagnostic sont bien connus, les indications en découlent naturellement. Je crois qu'étant donnée une invagination intestinale chronique, on peut aujourd'hui reconnaître à coup sûr son existence et de plus, son siége d'une façon assez exacte, l'état

(1) Contrib.au diagn. et au traitement des étrangl. internes ; Viertelj. 1858 et Gaz. hebd., 1859, p. 229.

d'altération de ses tuniques au moins approximativement, puis baser là-dessus sa conduite.

Le traitement a emprunté ses moyens tantôt à la médecine et tantôt à la chirurgie. Les opinions sont encore assez divisées sur le choix à faire et puisque les indications à ce sujet sont souvent discutées, je crois devoir les passer en revue.

I. TRAITEMENT MÉDICAL.

Les moyens médicaux auxquels on a eu recours répondent à des indications différentes et peuvent former plusieurs groupes. Les uns *a*) ont été administrés dans le but de soulager les douleurs, de supprimer l'action spasmodique de l'intestin et de lui permettre de se dégager par ses propres efforts (J. Gay), (opium, belladone, tabac, chloroforme, chloral); les autres *b*) ont été employés dans le but de stimuler l'intestin et d'exciter la contraction musculaire (1) (évacuants, électricité, marteau de Mayor, frictions sèches, strychnine); d'autres encore *c*) ont eu pour but de modérer l'état congestif ou inflammatoire des parties (émissions sanguines, vésicatoires, action du froid). Moyens médicaux.

a) Il n'est pas douteux que l'emploi des narcotiques soit utile dans l'invagination chronique. Il est même indispensable pour rendre supportables les horribles douleurs des malheureux qui en sont victimes. De plus, si leur action ne suffit pas pour permettre à l'intestin de se dégager spontanément, comme le croient possible quelques auteurs, elle doit du moins avoir pour résultat de permettre d'assurer le diagnostic et de faciliter l'usage des divers moyens curatifs Narcotiques.

(1) On me pardonnera de ne pas faire la critique de l'emploi des corps étrangers, balles de métal, mercure, ingérés dans le but d'agir par leur poids. Je crois une simple mention suffisante et je m'étonne de trouver ces moyens sérieusement discutés dans un grand nombre d'écrits récents.

dont il justifie le choix. On aura donc recours avec avantage dans ce but à la chloroformisation, préconisée par Streubel, en 1858, et tout dernièrement par M. Hirschsprung. Pour calmer la douleur, le chloral, l'opium et la belladone pourront jouer un rôle utile. Ce dernier médicament, proné par Fiessinger (1), chaudement recommandé par Brinton (2), paraît avoir produit quelquefois d'excellents résultats. Les lavements de tabac, dont l'emploi dans les constipations opiniâtres est vulgaire, paraissent n'avoir donné lieu qu'à des succès assez clair-semés et sujets à discussion.

Purgatifs et vomitifs.

b. Parmi les stimulants de la contraction musculaire, les *purgatifs* et les *vomitifs* sont ceux qui ont été le plus anciennement proposés. Leur théorie est d'une simplicité élémentaire : Quand l'invagination est descendante, un vomitif renversera la contraction intestinale et l'action antipéristaltique ainsi provoquée remettra l'intestin en place. Les vomitifs échouent-ils ? c'est que l'invagination est rétrograde et dès lors en agissant en sens inverse les purgatifs la réduiront (3). Cet énoncé se passerait de commentaires si l'on ne trouvait dans un certain nombre d'auteurs ces indications des évacuants acceptées sans protestation.

Il est cependant bien évident pour quiconque a étudié le mécanisme de la progression de l'invagination, que la purgation agira sur celle-ci comme sur un bol fécal et tendra à l'augmenter si elle est progressive. Si au contraire elle est rétrograde, l'administration d'un purgatif n'aura pas davantage pour effet de la réduire. Ainsi que l'a très-bien établi Bégin (4), cité par M. Besnier, les matières, en arri-

(1) Cité par Bayon. Thèse de 1858.
(2) The Lancet, 1863, I, p. 409.
(3) Nombreux auteurs et entre autres Hunter. The works of., III, p. 591.
(4) Ancien Dict. de méd. et de chir. prat., X, art. Invagination,

vant de l'estomac dans la partie lésée du canal intestinal, sont subitement arrêtées à la base du cône saillant formé par la partie invaginée de bas en haut et s'engagent dans cette sorte de cul-de-sac, sans pouvoir pénétrer dans l'étroit orifice qui existe au sommet du boudin.

Pour en finir avec la médication évacuante, j'ajouterai que les purgatifs ont été conseillés aussi, non plus pour obtenir la désinvagination, mais pour favoriser l'élimina - tion spontanée de l'anse déplacée. Les purgatifs devraient, dans ce cas, paraît-il, être donnés à une période avancée de la maladie et néanmoins avant qu'une perforation soit à craindre. Ces indications, dont la précision laisse à désirer, ne trouveraient pas leur place dans les cas d'invagination chronique qui est la forme dont nous traitons et où nous avons vu que l'élimination par gangrène est une terminaison exceptionnelle.

L'*électricité* est un moyen plus doux et dont l'emploi est plus facile à justifier. Depuis que Leroy (d'Etiolles) a pro- ·posé le *galvanisme* et que Duchenne (de Boulogne) a em- ployé la *faradisation* dans des cas d'occlusion intestinale, les divers procédés d'électrisation ont été de temps à autre mis en usage, mais rarement, je crois, dans l'invagination. M. le Dr Bucquoy vient cependant (1) d'en publier trois guérisons obtenues par la méthode de Duchenne, c'est-à- dire en introduisant un réophore olivaire d'une machine à courants interrompus dans le rectum et appliquant l'autre rhéophore humide sur l'abdomen. On agit ainsi, d'après M. Bucquoy, à la fois sur l'intestin et, peut-être davantage, sur les muscles de la paroi abdominale. Quel que soit le mode d'action de l'électricité, ces succès remarquables, bien

Electricité.

(1) Journal de thérapeutique, 1878, p. 122 et 162.

que peu nombreux encore, autorisent et invitent à tenter son application.

Les autres moyens proposés pour exciter la contractilité de l'intestin sont les frictions sèches, l'administration de la strychnine (?), enfin l'application du marteau de Mayor sur les parois abdominales. Ce procédé a donné, paraît-il, dans des cas d'occlusion intestinale plusieurs succès, dont l'un est dû à M. Hervieux. Ces expédients dont le mode d'action est fort difficile à concevoir d'une façon satisfaisante peuvent peut-être aller parfois contre le but que l'on se propose et doivent, ce me semble, être mis complètement de côté dans la maladie qui nous occupe.

c. Les moyens qui ont pour but de combattre ou de prévenir les altérations de la partie invaginée elle-même et de supprimer les causes d'irréductibilité sont dignes d'un plus sérieux examen. Nous avons vu que, peu de temps après la production de l'intussusception, la constriction exercée sur son collet a pour résultat de la congestionner à divers degrés. Dans les cas chroniques, les lésions ne dépassent souvent pas, pendant toute la durée ou tout au moins pendant une période assez longue, la stase sanguine et un peu d'infiltration des tissus. Mais souvent aussi et après un temps variable, il se produit une inflammation plus ou moins considérable dont le résultat ultime est la production d'altérations et d'adhérences qui rendent les parties définitivement irréductibles. C'est pour empêcher ces derniers accidents *Emissions sanguines.* ou diminuer leur intensité que beaucoup d'auteurs ont proposé les émissions sanguines. Autrefois on conseillait et on pratiquait la saignée générale dont le résultat ne pouvait qu'être déplorable dans l'intussusception chronique, où la mort arrive pour la moitié des cas par épuisement et par inanition. Les émissions sanguines locales, sangsues en petit nombre ou ventouses scarifiées, n'ont qu'à un beaucoup plus faible degré le même inconvénient; aussi j'admets, quoique préférant m'en abstenir, qu'on en puisse user dans les cas où une poussée très-aiguë paraît être en voie de se produire au niveau de l'invagination. J'emploierais plutôt sans hésitation, dans le même cas, le moyen qui a été surtout préconisé par M. Masson (1), l'application du froid à l'extérieur et à l'intérieur. Je n'ai pas à m'étendre ici sur les précautions qui doivent accompagner l'usage de la glace : il suffira de se reporter à ce sujet à l'excellente thèse que je viens de citer. Je dirai seulement que ce mode de traitement n'a rien que de rationnel et doit apporter un grand bénéfice dans les cas d'invagination. « On prévoit facilement, » disait Guérard dans le Dictionnaire en 30 volumes, « tout le parti qu'il est possible de tirer de cette action (du froid), ici pour modérer le mouvement vital, pour prévenir l'inflammation qui est imminente ou faire avorter celle qui s'est déjà développée; dans quelques cas, pour chasser le sang d'un organe dont l'engorgement peut devenir funeste. » L'astriction produite sur les vaisseaux, la diminution de volume de l'anse invaginée pourront très-probablement, certaines fois, favoriser la réduction, surtout si à l'emploi de la glace sur l'abdomen est associé celui de lavements glacés, en grande quantité. Le froid aura, indépendamment de l'avantage de combattre et de diminuer les processus congestif et inflammatoire, celui non moins précieux d'agir comme sédatif de la douleur, comme analgésique, et de lutter comme antipasmodique contre l'élément nerveux dont l'influence est si grave dans toutes les occlusions intestinales.

On remarquera que dans l'observation II, les douleurs du petit malade ont été soulagées d'une façon constante par l'application de vésicatoires sur l'endroit le plus dou-

----

(1) Thèse de Paris, 1857 : De l'occlusion intestinale et de son traitement par la glace.

loureux et qui correspondait certainement au siége de l'invagination. Cette action, qui paraît singulière au premier abord, s'explique facilement dans cette hypothèse que les recrudescences de douleurs correspondaient à des poussées inflammatoires du côté de la partie malade, poussées que le révulsif atténuait rapidement.

Je dois rappeler aussi que l'application d'un badigeonnage au collodion sur toute la surface du ventre a paru soulager, à plusieurs reprises et d'une façon sensible, le même patient.

II. TRAITEMENT CHIRURGICAL,

Traitement chirurgical. Les divers moyens que nous venons de passer en revue devront être tentés et pourront procurer un certain soulagement. Ce serait à tort cependant que l'on compterait trop sur leur réussite et que l'on insisterait longuement sur leur emploi. On perdrait un temps précieux et irréparable. Je suis persuadé que la formidable mortalité de l'invagination intestinale est due autant à l'expectation plus ou moins déguisée qui préside à son traitement, même quand elle est reconnue, qu'au retard du diagnostic. Cela est vrai tout spécialement de la forme chronique, dans laquelle les lésions sont plus tardives et moins accentuées et contre lesquelles une intervention active précoce serait surtout efficace.

Cette intervention active repose sur l'emploi de moyens assez nombreux, les uns mécaniques et qui sont le toucher réducteur et le cathétérisme de l'intestin, les insufflations d'air et les injections de liquide, le massage de l'abdomen et la position; les autres sont les moyens chirurgicaux proprement dits, entérotomie et gastrotomie.

Moyens mécaniques. a) La *malaxation* de la tumeur à travers les parois abdominales a été conseillée, il y a longtemps, pour obtenir directement la réduction de l'invagination. Streubel recommandait, dans tous les cas d'étranglements internes, d'opérer une sorte de *massage*, pendant l'anesthésie, sur la partie de l'abdomen où se trouvait une tuméfaction, une région tendue et douloureuse. Malaxation et massage.

M. Duchaussoy considère le massage comme un procédé rationnel et bon à tenter. M. Leichtenstern le cite comme recommandable. Plusieurs auteurs encore en parlent avantageusement. On ne conçoit pas très-bien cependant comment la désinvagination pourra s'opérer à travers l'épaisseur des parois du ventre ; mais on connaît les résultats obtenus par Desault, réduisant l'énorme invagination à deux cylindres d'un anus artificiel par une compression méthodique, et l'on sait combien la malaxation et le pétrissage d'une invagination opérés à l'autopsie en diminuent le volume. Je ne connais pas de succès qu'on puisse rapporter à cette pratique ; mais son innocuité probable autorise à la tenter dans un cas donné, avant l'emploi des autres moyens, qu'elle ne pourra que faciliter.

b) Je me bornerai à citer pour mémoire le moyen que mentionne Trousseau dans une de ses cliniques (1), l'application d'une énorme *ventouse* à laquelle on fait exécuter des mouvements de soufflet ; comme le disait Barbette (2) : Ventouses.

« *Mediis ordinariis nihil efficientibus, cucurbitula magna sine scarificatione sœpius parti dolenti apponi potest, atque iterum auferri.* »

c) L'*inversion du corps*, sans l'emploi simultané d'autres moyens, a été proposée par M. J. Gay dans l'espoir que le poids du contenu de l'intestin au-dessus du segment invaginé, exercera sur celui-ci dans cette nouvelle situation une traction suffisante pour le dégager : cet espoir me pa— Inversion du corps.

(1) Clinique de l'Hôtel-Dieu, 4° édit.; 1873, III, p. 218.
(2) Chirurgia Barbettiana, in Opera omnia ; in-4°. Genevœ, 1688, p. 511.

Rafinesque. 13

raît extrêmement problématique. C'est dans le même but qu'on a quelquefois imprimé au corps des secousses violentes. D'autres procédés dont le résultat constaté par de nombreux succès est bien plus facile à concevoir sont à notre disposition au moins dans le cas où l'invagination occupe un point quelconque du gros intestin. Ce sont les procédés de réduction qui refoulent directement en haut la partie déplacée.

Il y a peu d'années encore, ils n'étaient pas entrés dans la pratique. M. Besnier, en 1860, admettait seulement que l'action mécanique dirigée de bas en haut mérite un peu plus de considération que l'emploi des expédients essayés en sens inverse, à savoir l'ingestion du mercure coulant, des balles et de la grenaille de plomb. « C'est donc là », disait-il, « un moyen à ne pas rejeter absolument dans les cas d'invagination du gros intestin ». Valleix, rappellant que l'insufflation a été proposée très-anciennement, ajoutait qu'on ne connaissait pas de cas où ce procédé mécanique eût réussi. Holmes, en 1870, n'admettait ces pratiques qu'avec de grandes réserves, car il ne connaissait qu'un essai suivi de réussite. M. Henock, combattu, il est vrai, par MM. Senator et Küster soutenait encore en 1876, à la Société médicale de Berlin (1) que chez les adultes on ne peut faire de telles tentatives de réduction et qu'il faut se borner à employer la glace et l'opium.

Insufflation rectale. — *d)* L'*insufflation rectale* remonte cependant aux premiers temps de la médecine. Hippocrate (2) l'avait conseillée dans les cas d'iléus ; Praxagore, Galien, Zacutus Lusitanus, Haller surtout ont, à son exemple, donné le même conseil dans l'invagination. Mitchel, de Kingston, a de nouveau appelé l'attention sur cette méthode, et depuis, les cas où

(1) Berlin Klin. Wochens., 1876, n° 35, p. 510 et Medical Times, 1876, II, p. 393.

(2) Libr. 3 de Morbis. Text. 15.

l'ensemble des symptômes de l'invagination ont disparu, après une ou plusieurs insufflations des intestins par l'anus, se sont beaucoup multipliés. Ce procédé a sur d'autres cet avantage de pouvoir être exécuté, faute de mieux, à l'aide d'un soufflet ordinaire qu'on peut se procurer partout.

e) La *distension* forcée du gros intestin par les *injections de liquides* a aussi été conseillée très-anciennement. Elle paraît avoir donné lieu à un grand nombre de succès. Elle s'opère à l'aide d'une seringue ou d'une pompe aspirante et foulante; ou encore plus simplement, comme l'a conseillé le Dr Henderson, à l'aide d'un siphon dont on élève le réservoir jusqu'à ce que la pression soit assez forte pour vaincre la résistance à l'injection. Il paraîtrait que c'est au Dr Finch (de Greenwich) (1) que revient le mérite, sinon d'avoir inventé le procédé, du moins de l'avoir fait rentrer dans la pratique en en obtenant trois succès. Il est facile de se rendre compte de la façon dont une injection d'air ou d'eau agit dans la réduction d'une intussusception. Le fluide où le liquide injecté distend le bout inférieur de l'intestin, ainsi que la gaîne de l'invagination et fait remonter d'une façon toute mécanique la partie invaginée. On sait du reste avec quelle facilité un paquet d'intestins se débrouille sous l'influence d'une injection d'air ou d'eau.

Une méthode qui paraît avoir donné souvent de bons résultats, c'est l'emploi successif et fréquemment répété des injections d'eau et d'air, quand l'une employée d'abord n'a pas réussi. L'introduction forcée d'une grande quantité de liquide paraît cependant être plus puissante que la distension gazeuse. Le liquide injecté est de l'eau, tiède ou froide ; ou encore du lait comme il a été conseillé dans l'espoir qu'une certaine quantité en puisse être absorbée avant le rejet de l'injection .

(1) The Lancet, 1848, I, 640.

Quelquefois la susceptibilité du gros intestin est telle que le liquide est expulsé à mesure qu'il est introduit. On aura recours, dans ce cas, à l'anesthésie qui permettra d'opérer pendant que les muscles des parois abdominales seront dans un état de relâchement. La désinvagination n'a pu être obtenue quelquefois qu'en plaçant le tronc du malade dans une position déclive pendant qu'on opérait l'injection. Le liquide agissait alors par son poids en même temps que par la pression. Plusieurs médecins ont, de cette manière, obtenu des résultats que toute autre était impuissante à produire ; notamment M. Warren Tay (1), qui va jusqu'à recommander de pendre les malades par les pieds.

Une des plus fortes objections qu'on ait faite à l'emploi de ces manœuvres, qui agissent par la distension du bout inférieur de l'intestin, a été la crainte de déterminer une rupture. On ne courrait ce danger (danger imaginaire, tant que les parois sont saines), que si l'on attendait trop longtemps avant d'intervenir, si l'on déployait une force trop grande en injectant le liquide avec une abondance exagérée, l'occlusion de l'anus étant parfaite (2).

C'est affaire au médecin de n'user de cette ressource que lorsqu'il n'y a point de contre-indications et à ne pas dépasser certaines limites, tant dans la quantité de liquide injecté que dans la force avec laquelle on l'injecte.

f) On a aussi proposé de tenter la réduction soit avec le doigt, soit à l'aide d'une sonde. On ne peut se servir du doigt qu'autant que le boudin d'invagination atteint ou dépasse l'anus. Cette circonstance a rendu la réduction

(1) The Lancet, 1876, vol. I, p. 13.

(2) Ou bien encore si l'on employait un procédé qui a été conseillé et mis en œuvre à l'étranger et qui consiste à introduire dans le gros intestin, distendu par de l'eau, quantités égales d'acide tartrique et de bicarbonate de soude, l'anus étant tenu fermé à l'aide d'une compresse par un homme vigoureux (*sic*). (Medic. and surg. reporter ; Union médicale, 1859, II, p. 169.)

manuelle possible plusieurs fois et notamment ainsi qu'on le voit dans une très-remarquable observation due à M. Lacoste (1) et reproduite par M. Besnier. L'invagination qui faisait hors de l'anus une saillie de 30 centimètres environ fut rentrée en elle-même par le procédé suivant. M. Lacoste appliqua les pouces sur les bords de l'ouverture qui était au sommet de la tumeur, et tandis que par une compression soutenue, il s'efforçait de repousser en haut et en dedans ces parties, il cherchait en même temps à ramener par-dessus celles qui les avoisinaient, à l'aide des autres doigts disposés circulairement autour de la tumeur. La réduction fut complète et le malade guérit.

.D'autres fois, la réduction a pu être obtenue à l'aide d'une sonde œsophagienne munie d'un tampon ou d'une éponge à son extrémité et introduite dans le rectum. Le Dr Niessen a proposé cette sorte de refoulement le premier, je crois, et le Dr Bosia, qui lui a dû un succès, l'a vivement recommandé. On pourra donc le tenter ; mais il ne faut pas oublier que le cathétérisme du gros intestin est très-difficile, même sur le cadavre, comme le faisait remarquer Rilliet, et qu'on aura beaucoup de peine, si l'on arrive sur l'invagination, à empêcher la sonde de glisser dans le cul-de-sac circulaire qui existe entre la partie invaginée et sa gaîne. Il faudra, de plus, prendre garde de léser les parois de l'intestin.

g) Dans des circonstances malheureusement trop nombreuses, ces divers moyens répétés avec persévérance et dans diverses conditions, se montreront inefficaces. Tantôt la tumeur de l'invagination restera absolument stationnaire, tantôt elle subira une réduction partielle après laquelle rien ne réussira à la modifier dans son volume ou dans sa situation. Que reste-t-il à faire au médecin ?

Nécessité
fréquente
de
l'intervention
chirurgicale.

(1) Montfalcon. Dict. des sciences méd., art. Iléus, p. 560, 561, et M. Besnier, loc. cit., 1860, p. 319.

Des causes diverses peuvent s'opposer au succès des tentatives que nous venons d'énumérer. Il est clair que les procédés mécaniques dirigés de bas en haut n'offriront que bien peu de chances de succès dans les invaginations qui portent sur l'intestin grêle seul. Tous les moyens mécaniques ou médicaux échoueront fatalement si les cylindres moyen et interne de l'intussusception sont unis par des adhérences, même récentes et peu solides. Ils réussiront aussi mal du reste dans les cas très-nombreux où, même peu de temps après leur invagination, les tuniques ont subi une congestion, un gonflement qui les empêche, à moins d'un effort considérable, de quitter leur situation anomale.

Cependant le malade continue à souffrir, les troubles digestifs persistent, l'amaigrissement fait des progrès, et tout annonce qu'à moins d'une chance d'élimination spontanée dont la probabilité est très-minime, la période de cachexie qui va suivre sera terminée par une mort misérable. Il faut à tout prix rétablir le cours des matières et pour cela une opération grave est le seul moyen qui reste. Doit-on reculer devant cette extrémité? Je ne le pense pas. M. Besnier, derrière l'autorité duquel j'aime à m'abriter, admettait que dans le cas de M. Bucquoy (obs. xxxv), cas essentiellement chronique, la gastrotomie était praticable, n'aurait pas offert de difficultés insurmontables et représentait le seul moyen de sauver les jours du patient. « Le problème se résoudrait donc, ajoute-t-il,, dans des cas de cette nature, à une question de diagnostic.» L'invagination, chez le malade de M. Bucquoy, ne présentait il est vrai aucune adhérence, ce qui rendait les chances exceptionnellement favorables. Mais je mets en fait que si l'on étudie soigneusement les observations réunies à la fin de ce mémoire, on demeurera convaincu, comme moi :
1º que le diagnostic était la plupart du temps possible;
2º que l'intervention opératoire était à peu près la seule

chance de salut qui restât. J'ajouterai que l'opération faite à une époque relativement rapprochée du début aurait sans doute permis une réduction facile, les adhérences ne paraissant s'établir que tardivement. On reconnaîtra même tout à l'heure, j'espère, que la présence d'adhérences n'aurait peut-être pas empêché que la possibilité de la guérison fût plus grande avec opération que sans opération. N'est-ce pas ici le lieu de répéter les paroles qu'écrivait Paul Barbette, il y a environ deux cents ans : « *Annon etiam præstaret, facta dissectione musculorum et peritonœi, digitis susceptum intestinum extrahere quam certœ morti ægrotantem committere ?* » (1)

Les opérations tentées dans le but de guérir l'invagination intestinale peuvent être ramenées à deux chefs principaux ; l'*entérotomie* et la *gastrotomie* (2). Je ne m'arrêterai pas à décrire les procédés opératoires, ni à en faire un long historique. On trouvera ces divers points traités soit dans les ouvrages de chirurgie, soit dans de fort bons mémoires qui ont la discussion de ces opérations pour objet (3).

L'*entérotomie* sera, pour nous comme pour M. Delaporte, l'opération qui a simplement pour objet l'établissement d'un anus artificiel, quels que soient du reste le procédé employé et le siége de l'opération. Nous appellerons *gastrotomie*, avec la plupart des auteurs français, l'opération qui consiste en une incision de l'abdomen ayant pour but d'aller, par une large ouverture du ventre, à la recherche

---

(1) Pauli Barbette Opera omnia medico-chirurgica ; in-4. Genevœ, 1688. Chirurgia Barbettiana, p. 511.

(2) Je ne parle pas de l'entérocentèse ou ponction de l'intestin dont les indications ne me paraissent pas exister ici, le ballonnement du ventre étant absolument rare sauf à la période ultime.

(3) Voir spécialement sur l'entérotomie : Savopoulo, Thèse de doctorat, Paris, 1854, et sur la gastrotomie : Delaporte, Thèse de doctorat, Paris, 1872, et sur le traitement de l'occlusion intestinale en général, Ledentu, *Journal de thérapeutique* 1876, t. III, p. 485 et 569.

de l'étranglement (1). Enfin, l'expression *gastro-entérotomie* désignera les cas où il a fallu, la gastrotomie étant faite, inciser l'intestin, soit pour établir un anus artificiel, soit pour suturer ses deux extrémités avant de l'abandonner dans la cavité abdominale.

La recherche de l'opinion des auteurs sur ces diverses opérations appliquées à l'invagination montre une discordance complète. Bien peu cependant semblent demeurer sous l'impression du mémoire dans lequel Hévin (2), traduisant le sentiment de l'Académie royale de chirurgie, écrivait : « Le projet seul (de la gastrotomie) en fait frémir ; nous ne pouvons trop insister sur l'inutilité et les dangers de cette opération..... L'examen des faits doit bannir de l'esprit une pensée aussi funeste : ce procédé fatal à l'humanité ne sera plus cité par nous sous le nom d'opération, lequel offre naturellement une idée de secours et de bienfaisance. »

La publication posthume d'un autre mémoire d'Hévin par Dézeimeris a montré que le savant chirurgien n'avait pas été toujours aussi violemment ennemi de la gastrotomie. Malheureusement les conclusions de celui dont je viens de citer un passage ont certainement exercé une grande influence et ont empêché pendant de longues années l'application de la gastrotomie au traitement des invaginations.

Aujourd'hui, que la pratique de l'ovariotomie est devenue presque journalière, on a dû reconnaître que l'ouverture du péritoine, avec des précautions convenables, n'offrait pas un tel degré de gravité. Je n'en veux pour preuve

(1) Il faut cependant convenir en passant que les Allemands ont raison de donner à la même opération le nom de *laparatomie*, réservant comme le voulait Sédillot, celui de *gastrotomie* à l'ouverture de l'estomac.

(2) Mémoires de l'Académie royale de chirurgie, IV, p. 223.

que le beau succès que la gastrotomie a donné à M. Terrier
au mois de décembre 1877. Il s'agissait d'une hernie ven-
trale étranglée et la guérison eut lieu sans aucun accident.
Il s'est décidé à pratiquer cette opération à cause du peu de
gravité qu'il a trouvé aux plaies du péritoine faites avec le
pansement de Lister. (Société de chirurgie, séance du 29
mai 1878). Il est un autre mode de pansement, le pansement ouaté, qui sans nul doute donnerait dans la gastrotomie des résultats aussi favorables qu'il en a donnés à mon
maître vénéré M. Alphonse Guérin dans la kélotomie.
Aussi presque tous ceux qui ont étudié le traitement de
l'intussusception ont-ils admis avec plus ou moins de réserve la nécessité d'une opération dans des cas donnés. La
discussion ne porte donc plus sur la possibilité d'une de ces
opérations, mais sur les indications de l'intervention chirurgicale et sur la méthode opératoire qu'elle doit choisir.

L'*entérotomie* a trouvé de nombreux partisans. MM. Se-
kendorf, dans une thèse de Leipzic, puis M. Savopoulo
dans sa thèse souvent citée (1854), rejetaient la gastrotomie
au profit exclusif de l'entérotomie. Dans des thèses soute-
nues en 1857 et 1860, M. Boutel-Durivaux et M. Mouy se
rangeaient à la même opinion. Depuis ce temps on a été en
général moins exclusif et l'on a admis que l'une ou l'autre
opération pouvait trouver son indication dans l'invagination intestinale. Cette dernière manière d'envisager la
question a été adoptée par MM. Besnier, Duchaussoy,
Bucquoy, Bayon (1), Trousseau (2), Larguier des Bancels (3), Charpentier (4), etc.....

Ainsi l'entérotomie serait applicable dans un certain
nombre d'intussusceptions. Je le veux bien admettre provi-

*Entéro-
tomie.*

(1) Thèse de Paris, 1858.
(2) Clinique médicale de l'Hôtel-Dieu. 5e édition. Paris, 1877.
(3) Thèse de Paris, 1870.
(4) Thèse de Paris, 1870.

soirement, et sans aller jusqu'à en faire, avec M. Bucquoy,
la méthode générale, je suppose qu'elle peut trouver une
application utile dans certaines invaginations aiguës, alors
qu'on est encore en droit d'espérer l'élimination spontanée.
C'est d'ailleurs un point que je n'ai pas à discuter ici; mais
il n'en est plus de même dès que la maladie présente la
moindre tendance à la chronicité. Nous avons vu que la
mortification, quand elle se produit dans un cas chronique,
n'affecte pas une marche régulière, portant surtout sur le
collet et respectant les autres parties constituantes de l'invagination. Nous avons vu que la *gaîne*, c'est-à-dire une
partie du bout inférieur de l'intestin, a une grande tendance
à se mortifier et qu'une perforation avec ses conséquences
aura souvent lieu, malgré la sortie des matières par l'anus
artificiel. Ce n'est pas tout cependant, car il sera impossible
de faire porter l'incision immédiatement au-dessus de
l'invagination, et dans de telles conditions il se formera
entre elle et l'anus artificiel une sorte de cloaque où les
matières séjourneront et favoriseront le développement
des ulcérations qui ont tant de tendance à s'y former. Les
progrès de la mortification de l'extrémité inférieure ou tête
du boudin d'invagination, accident fréquent, continueront,
versant constamment dans le bout inférieur du tube digestif
des matières septiques et putrilagineuses. Enfin, les accidents d'étranglement ne disparaîtront pas s'ils existaient
déjà ou pourront de nouveau se produire, tandis que les
efforts péristaltiques douloureux, sollicités par la présence
de l'anse invaginée formant corps étranger, continueront à
s'exercer. Les accidents ne seront, en somme, qu'en partie
diminués, puisque l'interruption du cours des matières est
loin d'être le seul caractère grave de l'intussusception.
L'entérotomie faite dans ce milieu n'aura pas plus d'avantages que n'en aurait un anus artificiel établi au-dessus
d'une hernie étranglée ou engouée et ne se justifierait pas

davantage. Je conclurai en disant que je n'ai trouvé nulle part la relation d'un fait où l'entérotomie ait aidé à la guérison dans l'invagination.

C'est la *gastrotomie* seule qui peut, dans les cas d'intussusception chronique où les méthodes non sanglantes de réduction ont échoué, apporter au malade une dernière chance de salut. On ne songera à y recourir, je tiens à le bien établir dès maintenant et j'y reviendrai tout à l'heure, que lorsque tous les moyens tels que traitement médical, insufflations gazeuses, injections de liquide, etc., employés avec persévérance, séparément ou associés, avec ou sans anesthésie, se sont montrés décidément impuissants ; on ne songera non plus à l'employer que lorsqu'il n'existera aucune contre-indication formelle, telle qu'une complication inflammatoire grave, un état d'épuisement et de cachexie trop avancé. Excepté dans ces dernières circonstances, on devra se hâter de mettre en œuvre un traitement chirurgical ; on s'y sentira encouragé en pensant que c'est le seul qui puisse permettre au patient d'espérer.

Je compte démontrer que cette appréciation est juste, et je me fonde pour cela sur le témoignage de nombreux auteurs, sur les chiffres fournis par la statistique et sur la discussion des objections qu'on a faites à la gastrotomie.

L'historique de cette opération a été suffisamment exposé dans plusieurs ouvrages et notamment dans la thèse de M. Delaporte pour que je n'aie pas à y revenir en détail. Je me contenterai de donner une courte revue des travaux qui ont été mis au jour depuis la publication de ce dernier mémoire (1872).

Parmi les auteurs qui ont rangé l'invagination intestinale chronique au nombre des cas bien déterminés auxquels s'applique la gastrotomie, M. J. Hutchinson vient en première ligne. C'est à lui qu'on doit quelques principes precis à ce sujet, principes exposés tout au long dans une importante communication faite à la Société de médecine et de chirurgie de Londres en 1873.

« La gastrotomie », disait-il dans ses conclusions, « a le plus de chances de réussir dans les cas où les symptômes existent depuis un temps assez considérable et dans lesquels l'intestin est seulement invaginé (et non étranglé). Or, ce sont précisément les cas les moins susceptibles d'être guéris par toute autre méthode. Il faut alors, après avoir échoué avec les injections, l'emploi des bougies, etc., considérer l'opération comme tout à fait indiquée. »

Les affirmations de M. Hutchinson étaient, il est vrai, appuyées sur la conviction que les adhérences ne se forment pas dans ces cas où l'intestin est simplement incarcéré et non étranglé. Et si l'on se reporte aux autopsies que nous résumons plus loin, on verra qu'il en est ainsi plus rarement qu'il ne le croyait ; mais il faut songer, comme je l'ai déjà dit, qu'il n'y a rien d'impossible à ce qu'on puisse trouver en opérant ces malades, à une période éloignée encore de leur mort, les séreuses accolées restées saines.

Au reste, la Société à laquelle s'adressait M. Hutchinson, bien que d'abord un peu surprise, paraît-il (1), à cause de la nouveauté des faits d'invagination chronique dont on lui parlait, parut assez disposée à se laisser convaincre. M. Spencer Wells apporta son appui. M. Holmes expliqua que s'il s'était autrefois prononcé contre la gastrotomie, c'était en parlant des cas aigus plutôt que des cas chroniques. Enfin M. Hilton Fagge, qui présenta quelques objections à M. Hutchinson, est cependant partisan de la gastrotomie puisqu'on lui en doit deux observations dont l'une constate une guérison.

Depuis cette époque, les opinions de M. Hutchinson ont été répandues et se sont fait accepter. M. James Paget

(1) Voyez une ppréciation de la séance, dans le Brit. med. Journ., 6 décembre 1873, II, p. 669.

a pu traduire le sentiment de la Société médico-chirurgicale de Londres en disant que l'opération de la gastrotomie comme traitement de l'intussusception est des-
tinée à devenir aussi usitée et d'aussi grande valeur que
l'ovariotomie. M. Howard Marsh a conclu d'un cas où la
gastrotomie a été suivie de guérison, que l'opération doit
être faite, si tous les autres moyens ont échoué, soit dans
es cas aigus dont la durée n'a pas encore excédé 12 à 18
heures de durée, soit dans les cas chroniques tant qu'il n'y
a pas eu de symptômes d'inflammation ou d'étranglement
de l'intestin.

Le mouvement en faveur de la gastrotomie n'est pas resté
limité à l'Angleterre. En France, M. Cazin (de Boulogne) (1)
a dernièrement obtenu un succès dans un cas d'occlusion
intestinale ; en Autriche, M. Herz l'a tentée dans un cas
d'invagination aiguë, mais il n'a pas réussi. En Amérique,
plusieurs mémoires importants ont été publiés sur le sujet.
M. Ashurst (2) termine le sien en disant que, dans les cas
exceptionnels où rien ne fait prévoir une guérison par gangrène,tous les moyens non sanglants ayant failli,le malade
est exposé à succomber par suite d'épuisement et de douleurs
prolongées.En pareil cas,si l'âge et l'état général ne sont pas
une contre-indication, on peut avec juste raison penser à
intervenir par une opération. Enfin, lorsqu'on est décidé à
opérer, la laparatomie devra être invariablement préférée
à l'entérotomie ou à la colotomie, opérations qui échouent
quand il s'agit d'invagination.

Le Dr Samuel Whitall, de New-York (3), a résumé en
quelques lignes tous les avantages qu'il attribue à la gastrotomie. Elle permet en effet d'obtenir : 1° quelquefois le
retour à la santé complet et parfait du malade, par la dis-

(1) Comm. à l'Acad. de méd., 11 déc. Gaz. hôp., 1877, p. 1151,
(2) American journ. of med. sc., 1874, II, p. 48, et Rev. Sc. Méd.
t. V. p. 322.
(3) New-York med. Journal, août 1873.

parition de la cause de l'étranglement, sans ouverture du canal intestinal ; 2° elle permet d'enlever entièrement une cause pariétale d'étranglement et de replacer l'intestin dans l'abdomen après l'avoir recousu ou d'établir un anus artificiel, selon les circonstances ; 3° elle permet, si le siége de l'obstruction n'est pas découvert, d'établir un anus artificiel aussi près que possible du point malade ; 4° elle permet enfin, si l'obstruction est reconnue, mais jugée insurmontable, de former un anus artificiel qui soulage beaucoup les souffrances et adoucit les angoisses d'une mort inévitable.

M. Sands enfin, dans le même recueil (1), a publié l'an dernier une étude intéressante sur la gastrotomie appliquée à l'intussusception. Il n'admet comme ayant de la valeur que le traitement par insufflation ou par injection de liquide ; est-il inefficace, il faut opérer. Or l'opération est indiquée, dans les cas d'invagination chronique, toutes les fois qu'on peut croire qu'elle n'est pas accompagnée d'adhérences ou de graves lésions des parois. Il a relevé 20 opérations de gastrotomie pratiquées dans des cas d'invagination et établi que la mortalité a été de 65 0/0 (7 guérisons et 13 morts). Il conclut enfin que le succès obtenu est suffisant pour justifier son emploi quand tout autre moyen a échoué ; qu'il faudra donc opérer les cas chroniques lorsque la réduction semblera impossible.

On trouvera aux pièces justificatives 3 observations (obs. XXIV, XXV et XXVIII), où la gastrotomie a été couronnée de succès dans des cas d'invagination affectant une allure chronique, ou venant de la quitter pour prendre une marche aiguë. Il faut remarquer que la réduction a été d'une façon générale, un peu difficile, mais qu'elle s'est accomplie sans accidents.

Cette difficulté de la réduction est une des objections les plus sérieuses à la gastrotomie dans l'invagination. Nous

(1) New-York Journal, juin 1877 et Rev. scméd., t. XI, p. 286.

verrons tout à l'heure ce qu'on peut y répondre; mais disons
tout d'abord que M. Hutchinson a beaucoup insisté sur la
méthode qu'on doit employer pour obtenir la désinvagination sans déchirer l'intestin (1). Selon lui, il faut toujours
rechercher en premier la partie inférieure de l'invagination
et effectuer la réduction en exprimant *(squeezing)* le cylindre
ou en tirant sur la gaîne, plutôt qu'en cherchant à extraire
directement l'anse invaginée. On a ainsi l'avantage de diminuer le volume du boudin d'invagination en pratiquant sur
lui cette compression et on risque évidemment moins de le
rompre en le pressant doucement qu'en exerçant des tractions sur lui. M. Hutchinson y voit un autre avantage, c'est
la possibilité d'opérer la désinvagination sans qu'il soit
nécessaire d'extraire la tumeur de l'abdomen ; il est
aussi beaucoup plus facile, l'expérience l'a démontré,
d'attirer l'intussusception hors de la plaie par sa partie inférieure que par sa partie supérieure, au moins dans les cas
le plus nombreux où la tumeur occupe le côlon descendant.
Il était nécessaire d'attirer l'attention sur ces points, comme
le fait remarquer l'auteur, parce qu'il est probable que ni
l'un ni l'autre ne s'imposerait *a priori* à l'esprit de l'opérateur. MM. Hilton Fagge et H. Howse avaient déjà parlé,
en 1874, de la nécessité où ils avaient été, pour opérer la
réduction, d'exercer une sorte de pétrissage joint à une
pression appliquée à l'extrémité inférieure de la tumeur ;
et avant eux, Rilliet prescrivait de refouler le paquet invaginé vers sa partie supérieure.

Pendant le cours de mes recherches, je n'ai pu relever
que 7 cas de guérison d'invagination par la gastrotomie (2),

(1) Note on a second case of abdominal section. Med.-chir. transactions, LX, décembre 1875, p. 99.

(2) Ils sont dus à Hutchinson (voyez obs. xxiv), Fagge et Howse
(obs. xxv), Howard Marsh (obs. xxviii), Sands (New-York med. Journ.,
juin 1877, et Revue des sc. méd., 1878, XI, p. 286), Nuck (in Velse,
De mutuo intestinorum ingressu. Lugd. Bat., 1732 ; reproduite par De-

tandis que j'ai rencontré la mention de 12 cas de mort, après gastrotomie ou gastro-entérotomie (1). Faudra-t-il conclure de là que l'opération ne réussira que dans un tiers des cas ? Cela serait beaucoup déjà, puisqu'avant l'opération les patients étaient tous voués à une mort à peu près certaine. L'intervention chirurgicale ne rend pas le risque de mort beaucoup plus grand qu'il ne le serait si l'élimination spontanée se faisait. Mais je suis persuadé que par la suite le chiffre des succès s'élevera beaucoup. Il faut d'abord constater que dans les 7 résultats heureux que je mentionne, 3 au moins appartiennent à des cas à forme chronique, tandis que dans les 12 morts, je ne trouve que 2 ou 3 cas à allures lentes (2). De plus, dans le plus grand nombre de ces insuccès, l'opération paraît avoir été tentée beaucoup trop tard. La mention de l'état presque agonique des patients au moment de l'opération, a été faite plusieurs fois. M. Hutchinson a opéré *in extremis* en 1876, une petite fille de 6 mois qui succomba au bout de 8 heures ; il en avait été de même dans l'observation de M. Spencer

laporte, thèse de Paris, 1872, etc.) ; Wilson (American Journ. of. med. sc., 1836, t. XVIII), et Fuchsius (Journ. der practischen Heilkunde, février 1825, et Arch. gén. de méd., 1825, 1ʳᵉ série, vol. IX, p. 116).

(1) Ils sont dus à Herz, de Vienne (Œster. Jahrb. Pædiatrik, sept. 1872, vol. 1) ; Duncan (Edimb. Med. Journ.) ; Hutchinson (Med. chir. Transactions, 1876, p.99) ; Spencer Wells (Path. Transact., XIV, p. 170) ; Royes Bell (The Lancet, 1876, I, p. 12) ; Henry Morris (Transact. pathol., 1877, vol. XXVIII, p. 131) ; Howse et Fagge (obs. xxvii et med. chir. trans., LX, p. 94). — Les 5 indications suivantes sont fournies par M. Leichtenstern. — Ohle (in Fiedler, Dissert. Viteb., 1811) ; Hauff (Heidelb. med. anal., 1842) ; Gerson (Fricke und Oppenheim's Zeitschrift, Bd 14, p. 303) ; Pirogoff (Petersburger Abhandlungen aus dem Gebiete der Heilkunde, 1852) ; et Laroyenne, de Lyon (in Servier. De l'occlus. intest., mémoire couronné, 1870).

(2) Dans ces 12 faits, il est vrai, 5 fois je n'ai pu trouver d'indication sur la durée de la maladie avant l'opération. Les 3 cas auxquels je fais allusion ont duré 6 mois (Hauf), 1 mois (Fagge et Howse) et 14 jours (Ohle) ; mais rien ne me dit que ce dernier eut une forme nettement chronique.

Wells qui à trait à un enfant de 4 mois opéré en 1863. Dans les cas de MM. Gerson, Morris, Fagge et Howse (1876), l'intestin se déchira au moment de la désinvagination, ce qui montre bien que l'intervention chirurgicale était tardive ; enfin dans ceux de MM. Hauff et Laroyenne, la désinvagination fut impossible.

Ceci m'amène à discuter l'objection à laquelle je faisais allusion tout à l'heure. Si vous faites la gastrotomie et que vous trouviez des adhérences qui empêchent la réduction, n'aurez vous pas abrégé, sans justification possible, les jours du malade ?

Cette objection, dont il ne faut pas méconnaître la valeur, a été maintes fois représentée. C'est l'une des trois dans lesquelles se résument pour les auteurs du Compendium les obstacles à la gastrotomie (1). Sera-t-elle assez puissante pour arrêter la main de l'opérateur ? Je ne le crois pas. Il suffira de se rappeler que la plus longue durée de l'invagination chronique n'implique pas la présence d'adhérences entre les séreuses et d'altérations profondes de l'anse invaginée ; que leur production est souvent annoncée par l'invasion des symptômes d'étranglement ou d'inflammation ; que si le diagnostic enfin est porté de bonne heure, comme il doit l'être, le médecin devra, quand les moyens non sanglants se seront montrés impuissants, se rappeler qu'il ne

---

(1) Les deux autres objections s'appuient sur les dangers de l'opération et sur la difficulté du diagnostic de la nature et du siége. J'espère que les éléments accumulés dans cette étude seront considérés comme une réponse suffisante. Rilliet se contentait de rappeler le vieil adage « *Melius ançeps remedium quam nullum.* » M. Delaporte a fourni des arguments bien meilleurs en comparant la gastrotomie à l'ovariotomie et aux autres grandes opérations. Il établit ainsi que la mortalité, d'après les observations publiées, n'y est pas plus grande, par exemple, qu'à la suite des désarticulations du coude ou de l'épaule et des amputations de l'extrémité des membres et qu'elle est beaucoup moindre que celle des amputations de cuisse et des désarticulations du genou ou de la hanche. On consultera ses tableaux avec beaucoup d'intérêt. (Thèse de Paris, 1872, p. 35 et 36).

Rafinesque.   14

reste plus guère au malade qu'une seule chance de guérison, et la tenter.

Gastro-
entéroto-
mie.

Au reste, de ce que la réduction est impossible, il ne suit pas que le malade soit fatalement condamné ; il reste encore une ressource, qui est la *gastro-entérotomie*. Je sais bien que dans les deux cas de Morris et de Fagge et Howse, où elle a été opérée dans l'invagination, il y a eu deux morts ; mais dans ces deux observations les malades étaient à toute extrémité et l'intervention chirurgicale arrivait évidemment trop tard. La guérison est théoriquement possible, soit qu'on abandonne dans l'abdomen les deux extrémités suturées après ablation de la tumeur de l'invagination, soit qu'on fixe ces deux extrémités à la plaie, dans le but de créer un anus artificiel qui pourra peut-être plus tard être fermé. L'anastomose intestinale est un procédé qui a réussi dans quelques cas et qui pourrait à la rigueur être couronné de succès dans des circonstances moins désespérées que celles auxquelles je faisais allusion tout à l'heure. M. Besnier qui cite une gastro-entérotomie heureuse de Reybard faite en 1844 (1), laisse voir son sentiment en disant que, « une opération de cette nature, que la plupart des médecins considéreront toujours comme téméraire, n'est peut-être que hardie. » Brigham (2) a eu la même année occasion de faire une suture intestinale sur un aliéné chez lequel existait une ouverture de l'abdomen avec ablation de 17 pouces d'intestin ; le malade survécut plus de

(1) Journal de chirurgie de Malgaigne, t. II, p. 303, octobre 1844, et rapport présenté à l'Académie sur ce sujet par Jobert. Il s'agissait d'un homme de 28 ans, sur lequel fut faite l'ablation d'une tumeur cancéreuse de l'S iliaque, avec réunion directe des deux bouts de l'intestin. La guérison fut complète au bout de 38 jours. Malheureusement le cancer récidiva au bout de six mois et la mort eut lieu un an après l'opération.

(2) American journal of med. science et Gazette médicale de Paris, février 1847.

4 mois; à l'autopsie, on trouva la réunion des deux bouts complète, à part un petit pertuis qui avait persisté. Ran dhor compte un succès par l'anastomose intestinale dite par invagination chez un militaire dont la continuité du tube intestinal venait d'être détruite. Velpeau cite, dans sa médecine opératoire (tome IV, p. 134), à côté de deux insuccès dus à Boyer et à Dieffenbach, quatre réussites complètes obtenues par Lavielle (1), Chemery, Havé et Schmidt. Enfin une guérison a été obtenue par Reali, d'Orvieto (2).

On le voit donc, l'anastomose intestinale malgré la condamnation sévère de Jobert (3) serait peut-être justifiée par un certain nombre de faits et sans avoir la prétention de discuter à fond cette question, je crois utile de la poser de nouveau. Un procédé plus prudent et peut-être plus pratique, consisterait, au lieu de suturer les anses intestinales et de les abandonner dans la cavité abdominale, à fixer les deux extrémités de l'intestin à la plaie, de façon à y créer un anus artificiel. On éviterait par là les risques du manque de réunion de la suture intestinale. Une fois la guérison

(1) Journal général de médecine, XLV, p. 176.
(2) Publié par Malgaigne. Revue médico-chirurgicale, 1851, p. 42.
(3) Rapport de Jobert, à l'Académie de médecine:
« En dernière analyse, la suture à surjet peut encore à toute force réussir dans les sutures intestinales complètes, mais elle est beaucoup trop dangereuse pour ne pas être absolument rejetée de la pratique. »
En effet, quatre expériences de section complètes de l'intestin, suturées par la méthode et faites devant la commission, sur des chiens, ne donnèrent pas de réunion immédiate. Mais ne peut-on pas cependant opposer à ces tentatives les expériences de M. Gely (de Nantes), (Journal de chirurgie de Malgaigne, sept. 1844, p. 272, et Journal de la sect. de méd. de la Soc. acad. de la Loire-Inférieure), dans lesquelles deux chiens seulement sur 9 moururent, et encore fut-ce par suite de circonstances étrangères à l'opération ou du moins à l'opération régulièrement pratiquée. Trois chiens seulement, il est vrai, eurent des sections complètes; l'un mourut le 6º jour, mais on avait fait plusieurs autres plaies dont une avec perte de substance réunie par une suture *au piqué*. Les deux autres guérirent au 6º et au 8º jour.

obtenue, on pourrait travailler comme dans tout autre anus contre nature à faire communiquer les deux bouts et à rétablir ainsi la continuité du canal, puis fermer la plaie. Ce moyen qui semble tout à fait rationnel n'a jamais été mis en usage, à ma connaissance du moins, et ne pourrait être jugé que par l'expérience.

Il est facile de voir, par ce qui précède, que je suis essentiellement partisan dans l'invagination intestinale chronique d'une intervention aussi puissante que possible. Il reste à examiner quel ordre il est préférable d'adopter dans la succession des moyens à employer et dans quel cas il faudra y avoir recours. C'est ce que je vais faire brièvement en quelques pages qui serviront de résumé au chapitre du traitement.

INDICATIONS ET CONTRE-INDICATIONS DU TRAITEMENT.

Indications et contre-indications.

Dans l'examen des moyens propres à soulager les malades atteints d'invagination intestinale, M. Duchaussoy établit une division entre ceux qui conviennent à la première période, celle d'*invagination*, à la seconde, celle de *formation du séquestre* et à la troisième, celle d'*élimination du séquestre*. Dans l'invagination chronique l'élimination et la guérison spontanées sont une exception trop rare pour que nous puissions adopter une semblable classification. La même série de remèdes est applicable à presque tous les cas, sauf à précipiter plus ou moins leur essai successif, suivant que la marche de la maladie se montre elle-même plus au moins rapide. Nous aurons cependant à tenir compte de diverses indications, d'abord de celle qui résulte du niveau plus ou moins élevé que le déplacement occupe sur la longueur du tube intestinal, ensuite de celle à laquelle il convient d'obéir suivant l'état d'altération que paraissent offrir les parties invaginées.

La première préoccupation du médecin sera d'alimenter son malade en veillant à ce que l'alimentation n'aggrave pas son état; la seconde sera d'atténuer les symptômes douloureux. Ce sont bien là les deux premières indications : retarder l'épuisement qui résulte de l'inanition, diminuer celui que cause la douleur. On satisfera jusqu'à un certain point à la première en arrêtant ou modérant les vomissements par la glace, l'opium, les boissons gazeuses, et en instituant un régime aussi réparateur qu'il pourra se composer à l'aide d'aliments exclusivement liquides et laissant le moins possible de résidu dans le tube digestif. On les administrera par doses fractionnées souvent répétées. On y ajoutera des lavements alimentaires de bouillon ou de lait, etc. Ce régime sera bien toléré et accepté avec plaisir par les malades, car leur appétit se conserve souvent et quelquefois augmente. Dans ce dernier cas, on aura même à s'opposer à l'ingestion d'aliments indigestes ou pris en trop grande quantité. Le bénéfice que les malades obtiennent de ce régime est considérable et on a pu le constater toutes les fois qu'il a été employé; c'est à lui, j'en suis persuadé, qu'a été due la longue survie du sujet de l'observation II.

La douleur sera combattue par les opiacés, par la belladone, par les injections de morphine surtout; par la glace, appliquée sur l'endroit du siége maximum des coliques et administrée à l'intérieur.

C'est à l'emploi de la glace surtout qu'il me paraît bon d'avoir recours à ce moment qu'il faut saisir, où un mouvement fébrile d'intensité variable, coïncidant avec le changement de caractère de la douleur locale qui devient continue, semble indiquer un certain degré d'inflammation du côté de la tumeur. Presque tous les auteurs recommandent de faire dans ce cas des émissions sanguines locales. Je n'ai cependant trouvé nulle part que le bénéfice en ait jamais été bien grand et je ne me déciderais qu'avec répugnance pour ma part à ajouter une cause d'affaiblissement direct à celles qui déjà épuisent le malade. Peut-être fera-t-on bien dans ce cas d'essayer plutôt de l'action d'un petit vésicatoire comme je le disais plus haut : en effet, le malade de l'observation ɪɪ en éprouvait assez de soulagement pour en réclamer une nouvelle application toutes les fois que la douleur augmentait de violence.

Je n'ai encore énuméré que des moyens purement palliatifs et dont on ne peut attendre qu'une amélioration passagère. Dès que le diagnostic est posé d'une façon certaine, il faut résolument chercher à agir directement sur les parties déplacées.

Supposons un premier cas, celui de l'existence d'une invagination vraie du rectum, ou encore de la précipitation d'une invagination colique ou iléo-cæcale à travers l'anus. La rentrée de la tumeur dans le rectum pourra presque toujours être obtenue par des manipulations et même la réduction pourra se faire dans le premier exemple à l'aide du doigt ou d'une sonde munie d'un tampon. Mais il n'en est plus ainsi quand le point de départ de l'invagination est plus haut placé ; je crois qu'en cette occurrence on ne peut espérer que de rares et exceptionnels succès, si l'on ne se décide pas sans retard pour les injections d'eau ou d'air sur lesquelles on peut faire bien plus de fond.

Dans le cas où la tumeur qui fait saillie à l'anus présente des traces évidentes d'ulcération profonde et de gangrène, la réduction, ainsi que l'établit fort bien M. Besnier, ne devra pas être tentée ; mais on peut se demander si à défaut d'élimination spontanée, on ne peut pas fonder encore un léger espoir sur l'intervention chirurgicale. Mentionnons à ce propos l'extirpation d'une invagination de la courbure sigmoïde en voie d'élimination gangréneuse par M. Holmes; le malade, à la suite de cette opération, aurait eu, paraît-il, des chances de guérison, s'il n'avait pas été enlevé par une infection purulente (obs. LI) (1).

Dans une seconde série de cas, la tumeur siége encore en un point quelconque du gros intestin, mais ne peut être atteinte par le toucher, C'est alors que tous les moyens mécaniques devront être successivement tentés. On essayera d'abord la *glace*, qui ne pourra que favoriser les moyens dont l'emploi viendra ensuite ; celui de l'*électricité*, puis le *massage* et la *malaxation* de l'abdomen, sur la réussite desquels on ne pourra pas appuyer grand espoir, mais que leur innocuité autorisera à tenter. On pourra leur venir en aide par une *position* favorable, c'est-à-dire le renversement du corps et peut-être l'*anesthésie* générale. Enfin, si ces tentatives ne donnent que des insuccès, on essayera un moyen plus puissant, la *distension forcée* du gros intestin, qui sera probablement efficace dans un certain nombre de cas si on la fait intervenir assez tôt.

Quel procédé est le meilleur ? de l'insufflation gazeuse ou de l'injection de liquide ? C'est un point sur lequel les auteurs ne sont pas d'accord. Il semble que l'injection de liquide doit être plus puissante et cependant, dans le doute, si l'une échoue, on fera bien de tenter l'autre, pour revenir encore au besoin à la première. On demandera quelles sont les règles de ce mode de traitement, quelles sont les quantités à injecter, quelle force doit être employée, pendant combien de temps on peut le mettre en œuvre ? Ce sont des questions auxquelles il est difficile de faire des réponses précises. La quantité de liquide et la force avec laquelle il doit être lancé, seront nécessairement calculées d'après l'état probable des parties, la durée de la maladie et l'intensité des

(1) Je ne donne pas ici le détail du traitement curatif de l'invagination du rectum seul, on le trouvera mieux à sa place dans les traités de chirurgie à l'article de la chute du rectum.

symptômes. On considéra avec M. Besnier comme des contre-indications formelles l'époque très-avancée de l'affection, avec rejet par l'anus de détritus fétides et à odeur manifestement gangréneuse, ou encore l'existence d'une inflammation péritonéale non douteuse. On n'oubliera pas que l'intestin peut être rompu ; cela a été relaté dans une observation d'occlusion par tumeur fécale, due à MM. Fagge et H. Howse (1) et où l'on voit que l'injection de sept pintes d'eau tiède a été suivie de mort. L'espace de temps pendant lequel ces tentatives pourront être renouvelées est assez long, — bien que MM. Hutchinson, Hilton Fagge et Howse aient prétendu qu'elles doivent être abandonnées du moment qu'elles ne réussissent pas rapidement. Mais ces auteurs sont revenus sur leur première opinion, au moins en partie, dans la discussion de 1873 à la Société médico-chirurgicale de Londres. En effet, il a semblé que dans un certain nombre de cas et notamment dans ceux que MM. H. Fagge, Barwell, Eastes et Symes Thompson ont rapporté au cours de cette séance (2) que là où des tentatives précédentes avaient échoué, de nouvelles tentatives ont été couronnées de succès. Toutefois, et nous l'avons déjà dit, on ne doit pas, si on veut augmenter les chances, se borner à refaire une injection dans des conditions identiques mais alterner les insufflations et les injections. Celles-ci seront faites tantôt avec de l'eau tiède ou chaude, tantôt avec de l'eau glacée ; on les essayera pendant l'anesthésie chloroformique ; on pourra, pendant que l'intestin est distendu par du liquide, opérer le renversement du corps, afin d'ajouter l'influence de la pesanteur à la pression de l'injection, ou encore pratiquer dans le même moment la malaxation de l'abdomen (Leichtenstern).

(1) Med. chir. trans., LIX, 1876, p. 96.
(2) Séance du 11 novembre 1873. Brit. med. journal, 1873, t. II, p. 661, etc.

Que si, après des tentatives répétées, ces moyens mécaniques se montrent impuissants, force sera bien de mettre dans la balance les chances de guérison spontanée qui restent au patient et de l'autre côté celles que peut lui apporter une opération. La décision devra être prise de bonne heure car les dangers de l'intervention chirurgicale augmenteront à mesure que le malade s'affaiblira, à mesure que s'aggraveront les lésions propres à l'invagination. On substituera ainsi aux quatre chances pour cent qui restent au patient de voir *heureusement* s'accomplir l'élimination spontanée, une chance de guérison contre deux de mort, chances qui augmentent encore beaucoup si un parti décisif est pris de bonne heure, alors que la désinvagination est possible ou même facile. C'est en pareille conjoncture qu'il faut se représenter la longue et cruelle agonie qui attend, selon toute probabilité, le malade et répéter à ce sujet ce que disait Ambroise Paré parlant des hernies étranglées : « Faut venir à l'extrême remède, plustost que laisser le malade mourir si vilaînement. »

Est-ce à dire qu'il faudra opérer tous les malades indistinctement? Non, les contre-indications à la gastrotomie sont nombreuses; Il est bien entendu qu'on tiendra compte de l'âge, de l'état d'intégrité ou d'altération du péritoine, de la durée de l'affection et de l'état général du patient, enfin des conditions dans lesquels on suppose les tuniques de l'invagination, étant donnés les symptômes actuels et notamment les caractères des matières rejetées par l'anus.

Dans les cas où l'on pourra préciser le diagnostic et reconnaître que l'invagination siége sur l'intestin grêle, la conduite du médecin changera en ce sens que les moyens mécaniques seront bien plus tôt abandonnés. Il est clair que les injections ne dépasseraient pas la valvule de Bauhin et ne pourraient pas aller distendre l'intestin grêle. On peut les essayer cependant, car des succès, non expliqués d'ailleurs, leur ont malgré tout été attribués. Il faut ajouter que bien souvent le siége précis du déplacement demeurant douteux, c'est l'insuccès seul des injections qui le fera soupçonner, en même temps qu'il conduira à prendre une décision opératoire.

Cette longue étude sera terminée quand j'aurai fait prévoir l'occurrence possible d'une période d'étranglement au milieu du cours d'une invagination chronique. Les indications deviendront celles de l'invagination aiguë et dès lors je n'ai pas à m'y arrêter. Je tiens seulement à répéter qu'en pareil cas, si l'on se décide à intervenir par la gastrotomie, ainsi que le conseillent MM. Hutchinson, Hilton Fagge et d'autres, il est important d'agir vite. Il est en effet démontré que dans les cas aigus, les difficultés de la désinvagination augmentent avec une grande rapidité, à mesure que la maladie progresse et que les chances de réduction deviennent faibles après que 12, 18 ou 24 heures d'étranglement se sont écoulées.

CONCLUSIONS

I. L'invagination intestinale chronique a été peu étudiée. Elle n'est pas assez connue.

II. Quelques auteurs entendent par ces mots l'invagination qui se termine par élimination spontanée après un temps ne dépassant guère quinze jours ou un mois. Pour d'autres, c'est simplement une forme plus lente ou prolongée.

III. Nous pensons que l'invagination intestinale chronique est une forme distincte; qu'elle doit occuper une place à part dans le cadre nosologique; que cette variété peut être définie : une intussusception dans laquelle les phénomènes de l'étranglement sont tardifs, incomplets, peu accusés ou nuls.

IV. Nous croyons que l'on ne peut mieux la comparer, à divers points de vue, qu'à une hernie, et que cette manière de la considérer donne une idée juste des lésions anatomiques qu'elle subit et des symptômes par lesquels elle se manifeste.

V. Les *lésions anatomiques* peuvent offrir les mêmes caractères dans les deux formes aiguë et chronique. Les particularités les plus saillantes dans celle qui nous occupe sont les suivantes ; le long temps écoulé avant la formation des adhérences entre les séreuses; le peu de tendance à l'élimination spontanée par ulcération ou gangrène au niveau du collet; la fréquence plus grande des perforations au niveau même de l'invagination (altérations de la gaîne) qu'au-dessus; la possibilité d'un état d'intégrité presque complète des parties invaginées, même après un grand nombre de mois de durée.

VI. L'invagination chronique présente, d'une façon générale, la même *étiologie* que celle de l'invagination aiguë ; elle est toutefois exceptionnelle chez les jeunes enfants.

VII. La formation d'une invagination s'explique par deux *mécanismes* qui peuvent agir séparément ou se combiner. Dans l'un, c'est une portion d'intestin qui *glisse* sous l'influence de la pesanteur et pénètre une partie voisine par un phénomène purement physique ; dans l'autre, la contraction des fibres circulaires transforme une certaine longueur de l'intestin en une tige relativement rigide, l'allonge et la pousse ainsi dans l'anse non contractée qui lui fait suite. Dans l'un ou l'autre cas la contraction musculaire complète l'invagination en agissant sur elle comme sur un bol fécal.

VIII. La *symptomatologie* de l'intussusception chronique présente un certain nombre de signes dont la réunion ne permet pas de la méconnaître. Les symptômes d'un étranglement interne manquent, ou s'ils existent, sont mal caractérisés. La douleur intermittente ou paroxystique offre le caractère de coliques extrêmement violentes ; les vomissements, qui sont loin d'être constants, alimentaires d'abord, deviennent souvent bilieux, quelquefois sanglants ou mélaniques, très-rarement fécaloïdes. L'appétit est quelquefois conservé ou même augmenté. Il existe rarement de la constipation d'une façon continue, souvent de la diarrhée, plus souvent des alternatives de diarrhée et de constipation. Les selles peuvent être normales ; elles ne contiennent du sang que dans la moitié des cas environ et ne sont accompagnées de ténesme que quand la tumeur occupe le gros intestin. Le relâchement du sphincter et la dilatation de l'anus ont lieu dans ce même cas seulement. L'abdomen n'est pas souvent ballonné, il demeure peu sensible à la pression tant qu'il n'existe pas de complication. La constatation par le toucher ou par le palper d'une *tumeur* allongée, de consistance variable, susceptible d'un processus d'érection ou de mouvements vermiculaires, changeant graduellement de place dans l'abdomen, est *pathognomonique*. Elle devra donc être attentivement et longuement recherchée, au besoin avec l'aide du chloroforme. Son siége, son volume et sa forme permettront le plus souvent de déterminer le point du tube intestinal qu'elle occupe. L'attitude du malade, son habitude extérieure, son facies, son amaigrissement et son état général profondément altéré peuvent être rangés parmi les signes de la maladie.

IX. Le *début* est brusque ou graduel, la *marche* toujours lente. Celle-ci affectera tantôt une évolution absolument chronique, tout à fait comparable à celle d'une affection organique grave ; tantôt une évolution lente, mais interrompue et précipitée de temps à autre par des épisodes aigus ; tantôt enfin une évolution plus rapide, mais n'ayant que fort peu de rapports avec l'invagination aiguë, ressemblant beaucoup, au contraire, à une colite ou à une dysentérie. Des rémissions quelquefois fort prolongées sont ordinaires, et la *durée*, longue de deux à quatre mois en moyenne, pourra atteindre et dépasser une année.

X. Les *terminaisons* peuvent résulter de phénomènes très-divers. La *mort* arrivera soit par épuisement et cachexie, le malade succombant à l'inanition et à la souffrance ; soit par péritonite, suite de perforation ulcérative ou gangréneuse, ou de propagation d'inflammation ; soit par rupture de la cicatrice ou rétrécissement après élimination spontanée ; soit par infection purulente (dans l'invagination du rectum) ; soit par accidents réflexes ou phénomènes de dépression nerveuse dus à l'étranglement, dans une poussée aiguë. La guérison peut résulter : 1° *très-exceptionnellement* de l'élimination spontanée de l'anse invaginée ; 2° de la rétraction de cette partie et de l'établissement temporaire ou définitif de la perméabilité du point invaginé (?) ;

3e de la désinvagination spontanée (?), et 4° de l'intervention thérapeutique.

XI. L'intussusception chronique a été jusqu'ici rarement reconnue pendant la vie. Elle a été confondue avec un très-grand nombre d'autres maladies et surtout avec des affections cancéreuses ou tuberculeuses dans une de ses formes; dans une autre forme avec la dysenterie. Son *diagnostic* est possible dans un grand nombre de cas : on peut souvent déterminer en même temps son siége et son degré.

XII. Le *pronostic* est d'une gravité extrême. La mortalité de l'affection abandonnée à elle-même peut être évaluée à 96 p. 100. La mise en œuvre de la gastrotomie, bien que rare jusqu'ici, a fait descendre ce chiffre à 91 p. 100 environ. Il est certain que les résultats seront plus favorables encore quand un diagnostic exact sera plus souvent porté et quand un traitement décisif sera, d'une façon habituelle, institué en temps utile.

XIII. Le *traitement* de l'invagination intestinale chronique devra répondre à ces trois indications : soutenir les forces, apaiser les douleurs, réduire le déplacement; à la première s'appliqueront l'hygiène alimentaire, l'usage des toniques et des stimulants; à la seconde répondra surtout l'emploi de la belladone, de l'opium et de la glace; la troisième enfin sera remplie par la mise en œuvre de divers procédés : malaxation de l'abdomen, catéthérisme du rectum, insufflations et injections forcées de liquide dans le gros intestin, manœuvres associées entre elles ou aidées par la position et l'anesthésie. Si ces divers moyens échouent, la gastrotomie, exécutée d'une façon opportune, restera la seule ressource. Cette opération est justifiée par la logique, par les résultats remarquables d'une opération similaire, l'ovariotomie, enfin par la statistique des cas où elle a été employée. C'est d'ailleurs pour les malades à peu près la dernière chance de salut.

PIÈCES JUSTIFICATIVES

I. Observations.

A. Invaginations iléo-cœcales.

Obs. I. (*Voir page* 158).

Obs. II. *Invagination intestinale ayant simulé une péritonite tubercu-leuse.* (personnelle, présentée à la Société clinique). — Paul H..., âgé de 13 ans, entre le 15 mai 1877 dans le service de M. Archambault à l'hôpital des Enfants-Malades, salle Saint-Louis nº 10. Il se plaint de diarrhée et de vomissements dont le début remonte à six semaines environ.

L'enfant médiocrement développé pour son âge, pâle et d'apparence lympathique, n'a pas eu de maladie antérieure grave ; mais il n'a jamais été robuste et souffre fréquemment de maux de tête passagers. Il habite Paris depuis l'âge de 5 ans, dans un logis sec et aéré. Son alimentation habituelle est bonne.

Il est fils unique et son père ni sa mère n'ont jamais présenté d'accidents qui puissent être rapportés à la tuberculose. Il a eu la gourme dans son enfance, paraît-il, mais ne présente pas actuellement de symptômes de scrofule.

La diarrhée dont il souffre depuis six semaines, paraît s'être établie d'une façon graduelle ; les selles sont peu nombreuses, généralement très-liquides et d'une odeur infecte.

Les vomissements, qui ont commencé vers la même époque, se produisaient presque chaque jour. Ils avaient un peu diminué de fréquence pendant les dernières semaines, mais depuis trois jours, ils ont reparu de nouveau et déterminent, une heure environ après chaque repas, le rejet des aliments. L'appétit cependant est resté bon, et l'enfant ne prétend s'être aperçu d'un peu d'amaigrissement que depuis ces derniers jours.

Il ne tousse pas et n'est pas sujet aux bronchites.

Au moment de son entrée le ventre est modérément tendu, également sonore partout, mais sa sensibilité est tellement vive que l'exploration en est rendue extrêmement difficile. C'est surtout dans le flanc droit, où existe un certain degré d'empâtement, de tuméfaction, que la douleur spontanée et la douleur provoquée par la pression, sont fortes. Pendant la palpation, quelques gargouillements se produisent. La douleur spontanée affecte la forme de coliques.

L'examen des organes thoraciques est absolument négatif.

Pendant les premiers jours qui suivirent l'entrée du malade, on constata un certain degré de rémission dans les symptômes, sous l'influence du régime lacté, du repos et de l'application d'onguent belladoné et de cataplasmes sur le ventre. Les douleurs abdominales ne permettaient pas encore la palpation, mais diminuaient d'une façon graduelle ; les vomissements avaient cessé ; la diarrhée était remplacée par de la constipation. La température, enfin, oscillait du matin au soir, entre 37°6 et 38°2.

Cependant, le 21 mai, les vomissements recommençaient, le ballonnement du ventre augmentait et le malade se plaignait plus vivement de la persistance de la douleur au niveau de l'épigastre.

Du 25 au 28, la maladie offrait une période d'acuité ; la température montait jusqu'à 38 degrés 7 dixièmes le soir. Douleurs très-vives au niveau de l'épigastre ; nuits mauvaises, avec agitation et sueurs, soif vive ; plusieurs vomissements, diarrhée. Ventre très-ballonné et excessivement douloureux. Face pâle, yeux excavés, facies de péritonite.

Le 29. Pas de vomissements ni de selles, mais des éructations répétées qui gènent beaucoup le malade. Le ventre est toujours ballonné, mais d'une façon irrégulière ; il est bosselé, surtout à droite, et toujours aussi douloureux.

Le 31 mai et le 1er juin, accès violents de gastralgie ; un vésicatoire, appliqué sur l'endroit douloureux, amène un soulagement très-prononcé.

Les notes quotidiennes prises pendant le mois de juin peuvent se résumer en quelques mots. L'enfant allait mieux ; l'appétit, diminué d'abord, était redevenu impérieux et même parfois vorace ; les digestions se faisaient bien, en général, quoique de temps à autre elles fussent troublées par un vomissement ou suivies par plusieurs selles diarrhéiques. Le ventre était moins ballonné, mais la palpation y révélait toujours des masses dures, peu douloureuses alors, donnant en certains points un peu de submatité à la percussion et occupant la région sus-ombilicale de l'abdomen. Cette amélioration fut mise avec une grande apparence de raison sur le compte de l'iodure de potassium que l'enfant prenait alors à la dose quotidienne de 50 centigrammes.

En juillet, les atteintes de gastralgie devinrent très-fréquentes. On trouvait toujours un empâtement assez étendu, occupant, sous forme d'une masse dure et indistincte, l'hypochondre droit et les parties supérieures de l'abdomen : et, en outre, les anses intestinales irrégulièrement distendues, soulevant par places la paroi abdominale. La diarrhée, qui se produisait tous les deux ou trois jours, devenait plus abondante.

Le 15. La température dépassait 39 degrés, exceptionnellement, il est vrai. La diarrhée était très-forte.

Le 18. L'enfant commençait à tousser pour la première fois ; l'examen de la poitrine ne révélait cependant aucun signe de lésion pulmonaire ou pleurale. On sentait toujours à la palpation du ventre, des bosselures déterminant de légères saillies de la paroi abdominale ; une grosse masse occupait le flanc gauche un peu en dehors et au-dessus de l'ombilic et paraissait très-superficielle.

La première quinzaine du mois d'août fut assez calme ; les selles étaient devenues régulières ; l'enfant accusait un appétit très-vif ; l'état général se soutenait à peu près. Mais à partir du 26, et pendant tout le mois de septembre, l'amaigrissement reprit sa marche continue et les accès de gastralgie se reproduisirent presque quotidiennement. Le seul remède efficace était un petit vésicatoire qui calmait la douleur rapidement, et dont le malade lui-même réclamait l'application avec instances.

Le 30 septembre, le malade recommençait à tousser un peu et accusait un léger point de côté à gauche ; cette fois, on put constater l'existence de quelques froissements pleuraux à la base et en arrière.

L'enfant considérablement amaigri et cachectique déclina de plus en plus rapidement pendant le mois d'octobre. Il offrait chaque jour davantage le facies d'un tuberculeux, et le volume de son ventre contrastait avec l'émaciation du thorax et des membres. L'appétit persistait toujours, mais toujours aussi les vomissements se produisaient après l'ingestion d'aliments autres que le lait, les potages et les œufs, et même avaient lieu en dehors de toute tentative d'alimentation.

Le malade, s'affaiblissant et s'émaciant de plus en plus rapidement, est pris d'une *phlegmatia alba dolens* de la jambe et de la cuisse gauches, le 30 octobre. Il meurt le 6 novembre, à 1 heure du matin, parvenu au dernier degré du marasme.

Autopsie (résumé). Le péritoine était parfaitement sain et ne présentait pas trace de péritonite. Il ne renfermait ni liquide, ni adhérences : mais, à la partie supérieure de la cavité abdominale existait une énorme tumeur, allongée transversalement, régulièrement arrondie et offrant la même coloration que l'estomac dont elle embrassait la grande courbure. L'examen le plus superficiel montrait qu'on avait affaire au côlon transverse extrêmement dilaté jusqu'au côlon descendant par l'intussusception du côlon ascendant, du cæcum et d'une partie de l'intestin grêle. La tumeur était longue de 18 centimètres environ et sa circonférence était de 16 centimètres. (Voir à la fin du mémoire la

Rafinesque.   1

planche dessinée d'après nature par M. A. Lapierre, interne des hôpitaux.)

Il existait des traces d'inflammation chronique et des adhérences assez intimes entre les séreuses accolées. L'extrémité interne des cylindres était frappée de mortification dans une certaine étendue, et cette mortification avait détruit à peu près complètement la valvule iléo-cæcale ; dans le reste de la tumeur, la tunique musculaire et le tissu cellulaire sous-muqueux étaient notablement épaissis et la surface du cylindre moyen présentait une coloration lie de vin foncée et uniforme. La cavité centrale était conservée et parfaitement perméable. Le mésentère entraîné par l'intestin invaginé n'était pas sensiblement altéré et se trouvait simplement tendu et plissé entre les séreuses rapprochées. Les ganglions qu'il renfermait ne présentaient pas d'altération appréciable.

Au-dessus de la tumeur, l'intestin grêle offrait des parois légèrement hypertrophiées et une distension peu prononcée ; l'estomac rempli de matières jaunes semi-liquides n'avait que sa capacité ordinaire. La muqueuse intestinale ne présentait dans toute sa longueur aucune autre lésion qu'un œdème très-considérable.

Il existait quelques légères adhérences pleurales à gauche. Tous les autres organes étaient parfaitement sains.

Obs. III. — *Intussusception iléo-cæcale.* (Résumée. Hughues, *Guy's hospital Reports*, 1856, 3ᵉ série, t. II p. 59.)—D. D.., tailleur, âgé de 14 ans, admis le 27 février. Très-bonne santé antérieure. Il a été pris, sept semaines auparavant, après avoir été exposé à un grand froid, par une douleur abdominale cruelle, qui cessa après plusieurs heures de durée, mais pour reparaître le lendemain. Elle continua à revenir à des périodes incertaines, quelquefois à deux reprises dans une journée, le plus long intervalle ayant été du 21 au 25 février, époque à laquelle il prit de l'huile de ricin. Depuis lors il souffrit de ténesme, d'anorexie et de vomissements après ses repas. Douleur donnant une sensation de torsion et d'arrachement, siégeant surtout vers le niveau de l'ombilic ; il pouvait constater lui-même la présence dans l'abdomen de grosseurs qui disparaissaient en même temps que la douleur. Pendant les paroxysmes il se couchait les jambes relevées et trouvait du soulagement en appuyant les mains sur l'abdomen. Accès de durée très-variable ; revenant à cette époque de deux jours l'un, cessant souvent après l'évacuation de vents ; laissant le malade tout à fait bien portant pendant leur intervalle ; appétit capricieux ; deux selles naturelles par jour. A son entrée émaciation considérable ; expression lamentable (*dreary careworn*) du regard ; langue blanche et chargée ; coliques cruelles ; abdomen dur (*rigid*), sensible en quelques points seulement, et inégal pendant les paroxysmes, mais mou, flasque et non douloureux pendant leur intervalle. Pouls et peau naturels. Rejet d'un lombric avec du mucus par l'anus. (Régime lacté, opium et calomel).

Le 28. Insomnie et douleurs cruelles, bien que le purgatif eut agi.

Le 29. Sommeil et absence de douleurs ; abdomen plat et flasque, mais on peut sentir une induration dans l'hypochondre gauche. Selles copieuses, avec un lombric ; pas de vomissements ; appétit vorace (*ravenous*).

2 mars. Nouvelle purgation qui agit bien ; quelques coliques moins fortes.

Le 4. Dépression assez prononcée ; intestins paresseux.

Le 10 et le 11. Retour de coliques très-cruelles.

Le 13 et le 14. Attaques de diarrhée ; selles muqueuses et visqueuses.

Le 15. Douleurs cruelles dont témoigne l'expression angoissée et hagarde de sa physionomie. Nuit sans repos. Langue blanche. Pouls petit, rapide et dépressible ; abdomen distendu et anses intestinales saillantes. Symptômes de dysenterie : évacuations répétées, avec beaucoup de ténesme, et formées de mucus sanglant sans trace de matières fécales. Anorexie et vomissements bilieux abondants.

Le 18. Peu de modifications dans les symptômes ; la souffrance a été excessive et le malade est grandement épuisé par l'extrême douleur. Vomissements incessants de liquides verts et cruelle douleur avec distension de l'abdomen. On soupçonne l'ingestion d'aliments renfermant des substances irritantes ou toxiques.

Le 19. Vomissements incessants, rejet d'un lombric par la bouche. Douleur au maximum ; beaucoup de ténesme, avec expulsion de mucus sanglant, sans matières fécales.

Le 20. Un lavement passe librement dans l'intestin, est gardé un temps considérable, mais ne produit aucun résultat. Mal au cœur insignifiant, douleur moins cruelle ; abdomen inégal, dur et bosselé en quelques points, mou et plat dans d'autres ; mais en tous temps gardant plus ou moins de dureté et de sensibilité à la pression au scrobicule du cœur et dans l'hypochondre gauche.

Le 22. Un lavement a ramené un peu de matière féculente. Le malade se sent assez bien (*tolerably comfortable*), mais se plaint d'un grand épuisement et paraît très-déprimé et très-émacié.

Le lendemain, 23, on trouve son état brusquement aggravé. Sensibilité vive et tension de l'abdomen, douleur extrême, face tirée, anxiété, peau visqueuse, pouls à peine perceptible, enfin tous les signes de la péritonite par perforation. Mort quelques heures après la visite.

Quatre diagnostics différents étaient portés par les quatre médecins qui avaient suivi le malade: maladie vermineuse, affection organique maligne, empoisonnement, intussusception.

L'*autopsie* donna raison à ce dernier. Il y avait une invagination du cæcum retourné, entraînant l'intestin grèle et le côlon ascendant dans les côlons transverse et descendant. Péritonite aiguë générale avec exsudats et un peu de liquide jaune dans les parties déclives de la cavité abdominale. Perforation récente de la courbure sigmoïde du côlon. Deux ou trois ulcérations au-dessus de l'invagination, dans la partie inférieure de l'iléon, qui était d'une couleur pourpre foncée et contenait plusieurs lombrics. L'intestin invaginé était un peu courbé sur lui-même par la traction exercée par le mésentère ; il offrait tout entier une coloration vert noirâtre et était considérablement ulcéré à son extrémité inférieure. Le canal central, quoique étroit, était parfaitement perméable et renfermait une petite quantité de matière fécale, comme l'intestin situé plus bas. Des adhérences récentes, difficilement séparables existaient à la partie supérieure.

Obs. IV.
Hilton
Fagge.

Obs. IV. — *Intussusception. Douleur et tumeur abdominales, seuls symptômes pendant quatre mois. Tumeur fécale supposée ; diagnostic correct porté sept jours avant l'apparition des symptômes d'étranglement. Mort. Autopsie* (Résumée. Hilton Fagge, *Guy's hospital Reports*, 3º série, vol. XIV, 1868, p. 289). — W. B..., âgé de 5 ans, est amené à la consultation au milieu de mai 1868. Il se plaint de douleurs abdominales et présente dans la région de l'hypochondre gauche une tumeur courbée sur elle-même et offrant exactement la forme qu'auraient eues la courbure splénique et les parties adjacentes des côlons transverse et descendant si elles avaient été bondées de matières fécales.

Le malade n'entra que le 1ᵉʳ juillet à l'hôpital, la tumeur semblant moins volumineuse et siégeant à l'épigastre. On obtint les renseignements suivants : Vers le milieu de mars, l'enfant fut en butte à des violences qui portèrent sur l'abdomen. Après trois ou quatre jours de douleurs abdominales, de constipation et de vomissements (dans l'un desquels il y eut un ascaride lombricoïde), il fut pris d'une douleur abdominale assez violente pour le faire rouler sur le sol. Il resta malade pendant une semaine, puis alla mieux, mais il continua à avoir des accès de douleur spasmodique dans l'abdomen avec beaucoup d'agitation. Anorexie, fonctions intestinales régulières. Jamais de sang dans les selles.

Tumeur cylindrique, à surface irrégulière ou lobulée, insensible à la pression ; changeant de position de temps en temps et pouvant être mobilisée. Pas de matité nette.

Pendant les premières semaines de juillet, accès de tranchées rapportées au niveau de l'ombilic, une ou deux fois par jour. Selles naturelles tous les jours. Vomissements le 8. La tumeur se porte à gauche de l'ombilic le 3, redevient centrale le 4. Le 7, elle est très-distincte ; il y a sous les côtes du côté droit une masse de nature difficile à déterminer.

Le 9. La tumeur est évidente dans la région du côlon transverse ; elle disparaît du côté droit par le pétrissage. Elle donne une sorte de crépitation gazeuse (?) et paraît nettement nodulée. Un purgatif agit bien ; mais le lendemain la tumeur était un peu plus volumineuse et occupait la position du côlon descendant aussi bien que celle du transverse ; tranchées.

Le 11. Un lavement fut donné pour mesurer la capacité de l'intestin au-dessous de la tumeur. On ne put injecter qu'une demi-pinte d'eau de gruau, le ventre devenant tellement tendu qu'il parut imprudent d'en injecter davantage. Le tube fut introduit dans une longueur de 13 pouces. Aussitôt après une grande quantité de fèces noires furent évacuées ; la tumeur ne put plus être distinctement sentie, bien qu'il restât de la plénitude dans la région lombaire droite.

Jusqu'au 21, il y eut peu de changements dans les symptômes. La douleur revenait deux ou trois fois chaque jour. La tumeur était la plupart du temps facile à sentir, mais dans deux ou trois occasions elle ne put être découverte. On constata à plusieurs reprises qu'elle était rendue plus dure par les manipulations, de telle sorte que bien que peu distincte d'abord, elle devenait ronde et proéminente pendant l'examen.

Le 19 seulement, on songea à une intussusception.

Le 21. Beaucoup de douleurs et un peu de fièvre.

Le 22. La tumeur paraît composée de deux parties, l'une transversale, occupant le siége de l'arc du côlon ; l'autre verticale, semblant naître de derrière la partie supérieure et occupant le trajet du côlon descendant. La tumeur semblait toujours durcir sous la pression de la main. Pas de sensibilité à la pression. Vomissements.

Les selles continuent à être régulières, cependant elles renferment un peu de mucus le 24.

Le 26. L'enfant était debout et courait dans la salle.

Le 27. Vomissements abondants d'un liquide grisâtre ; beaucoup de diarrhée ; un peu de fièvre. La nuit suivante, agitation, vomissements, diarrhée, violente douleur abdominale qui le fait se rouler d'un côté à l'autre ou se coucher sur le ventre.

Le 28. Il rendit par les selles environ deux cuillerées de sang et de mucus mêlés. Depuis lors aggravation rapide, nombreuses évacuations sanglantes. Agitation excessivement pénible, l'enfant ne cessant de se jeter de son lit dans les bras de sa mère et de pousser des cris de douleur. Les injections de morphine seules lui donnèrent du calme. L'abdomen se distendit. La tumeur, mate, devint plus volumineuse qu'avant.

L'état de l'enfant ne cessa de s'aggraver jusqu'à la mort, qui eut lieu le 31 juillet, au milieu de douleurs relativement moins fortes.

Autopsie. — Invagination de la fin de l'iléon et du cæcum dans les côlons et l'S iliaque. Intestin grêle peu distendu. Les séreuses contiguës de l'invagination étaient unies par des bandes de lymphe, dont la formation n'était pas très-récente. La paroi interne était très-gonflée et épaissie et d'une couleur foncée ; mais il n'y avait ni ulcération, ni gangrène. Pas de péritonite.

Obs. V.
Grisolle.

Obs. V. *Invagination du gros intestin, suivi d'un épanchement de matières stercorales dans l'abdomen* (Résumée ; Grisolle, *Bull. de la Soc. anat.* 1835, p. 71 et *Atlas d'Anat. pathol. de Cruveilhier,* livraison 21°, page 4). — Spino, ébéniste, âgé de 29 ans, hygiène alimentaire habituelle déplorable et ivrognerie.

Il y a trois mois environ, il fut pris d'un dévoiement copieux avec coliques, aggravé par chaque écart de régime et exaspéré par un drastique. Il entra à l'Hôtel-Dieu le 12 mars 1834. Sorti non guéri au bout de dix-sept jours, il dut rentrer à l'hôpital Beaujon le 10 août suivant. Il se plaignait alors d'avoir un dévoiement jaunâtre ; selles fréquentes, sans épreintes, précédées et accompagnées de coliques assez vives, sans siége spécial, mais revenant de temps en temps par crises pendant lesquelles se dessinaient des bosselures sur le trajet des côlons ascendant et transverse. Ces crises terminées, le ventre était souple ; la pression n'augmentait pas les coliques; pas de hoquets, ni de vomissements, langue normale; pouls à 60. Le 20 avril les coliques et le dévoiement avaient disparu. Des écarts de régime ramenèrent tous les accidents. La nuit qui succédait à ses repas copieux était ordinairement marquée par de violentes coliques, pendant lesquelles le malade se roulait dans son lit ; quelquefois il vomissait des matières verdâtres et amères. Pendant ces crises, tumeur du volume du poing à la partie inférieure de l'hypochondre droit, disparaissant brusquement et avec un gargouillement considérable au bout de deux à cinq minutes.

Les nuits des 5, 6 et 7 mai furent terribles pour ce malheureux, ses coliques étaient atroces et le rendaient comme furieux. Le ventre se tuméfia et devint douloureux. Spino entra de nouveau à l'hôpital Beaujon le 11 du même mois, avec des symptômes de péritonite; ventre très-tuméfié, excessivement douloureux, etc. On ne sent ni tumeur dans la fosse iliaque droite, ni dépression dans la fosse iliaque gauche. Dévoiement continu, urines rares.

Les 13 et 14. Les phénomènes s'aggravent continuellement. Dans la soirée du 14, la dyspnée augmente, le ventre grossit considérablement d'une façon brusque ; mort dans la nuit.

Autopsie. — Epanchement stercoral énorme. Péritonite exsudative généralisée. Cæcum et 4/5 inférieurs du côlon ascendant invaginés dans le côlon transverse où ils forment une tumeur dure, cylindrique, rouge livide, de 7 pouces 6 lignes de long sur 5 de circonférence ; son extrémité libre, conoïde, porte deux ouvertures, l'une ovalaire par laquelle on aperçoit les deux lèvres de la valvule de Bauhin, l'autre, orifice de l'appendice iléo-cæcal.

Les deux surfaces séreuses opposées sont adhérentes l'une à l'autre par des filaments qui offrent une certaine résistance ; entre elles existe une cuillerée à café de pus crèmeux. La cavité de l'intestin grêle, au centre, est réduite au tiers de son ampleur ordinaire. Au-dessus de la tumeur, large déchirure de l'intestin grêle ; celui-ci est affaissé, non aminci, dilaté. A un demi-pouce du pylore existe une ulcération de 6 lignes de diamètre, dont le fond est formé par la tunique musculeuse.

Obs. VI. *Invagination de l'iléon, du cæcum, des côlons ascendant et transverse, dans le côlon descendant, l'S iliaque et le rectum, à la suite d'une violence extérieure. Marche lente. Abondant écoulement de sang par l'anus. Péritonite. Mort. Autopsie.* — (Résumé. Durante, *Bull. de la Soc. anat.* 1859, p. 28.) — Louis T..., âgé de 29 ans, entré le 3 novembre 1858 à l'Hôtel-Dieu, eut il y a neuf mois, le ventre violemment comprimé entre deux wagons. A la suite de cet accident, vomissements et diarrhée sanguinolente ; il put reprendre ses travaux au bout de quelque temps. A son entrée, douleurs de ventre très-vives, par accès, avec diarrhée assez abondante, durant depuis quelques semaines, mais sans que l'état général fût alarmant. Dès cette époque, M. Pelletan remarqua dans la fosse iliaque gauche une tuméfaction douloureuse, profonde, sans empâtement ni changement de couleur à la peau, faisant un léger relief sur la paroi abdominale et présentant cela de particulier qu'elle se déplaçait d'un jour à l'autre, par en haut ou par en bas. Amélioration par les ventouses scarifiées, les astringents, les émollients et les narcotiques.

Le 1er janvier 1859, le malade souffrait depuis deux ou trois jours d'épreintes fort douloureuses suivies de selles peu abondantes, mais renfermant du pus mêlé à du sang. Pâleur et amaigrissement ; face grippée exprimant la souffrance et une anxiété considérable. Pouls petit, concentré, fréquent ; langue blanchâtre, sèche. Appétit nul, pas de vomissements, mais douleurs de ventre excessivement vives et partant de la région lombaire pour aboutir à l'anus, provoquant l'expulsion d'une selle liquide. Ventre rétracté et douloureux à la pression, surtout au niveau de la fosse iliaque gauche, où existe une tumeur très-légèrement saillante, mais dure au toucher, sans fluctuation, à base large et profonde, difficile à délimiter, mate à la percussion. M. Barth tend à admettre la présence d'une collection sanguine ou purulente du petit bassin, ouverte dans le rectum.

Aggravation les jours suivants ; le ventre se rétracte de plus en plus et laisse apercevoir dans la fosse iliaque gauche une tuméfaction persistante, mais qui ne se déplace point. Selles de plus en plus fréquentes et douloureuses ; le malade, constamment sur le bassin, prend les positions les plus diverses pour trouver un peu de soulagement et rend tantôt du sang pur, tantôt des coagulums noirâtres, fétides, ressemblant à des détritus gangréneux. Pas de vomissements.

5 janvier. Symptômes de péritonite généralisée qui s'aggravent continuellement pour aboutir à la mort, après six jours de souffrances continuelles, le 11 janvier au soir.

Autopsie. — Pus et fausses membranes dans le péritoine. L'S iliaque, ayant acquis le volume du bras d'un adulte, remonte dans le flanc gauche jusqu'auprès de la région ombilicale et renferme le cæcum, la fin de l'iléon et les côlons ascendant et transverse. La longueur de la tumeur est de 48 centimètres ; le cæcum retourné fait saillie dans le rectum à 5 ou 6 centimètres de l'anus ; sa muqueuse, noirâtre, ne présente pas d'ulcérations ; sa forme simule le col de l'utérus, il présente deux ouvertures. Les tuniques épaissies forment une épaisseur de 3 centimètres sur plusieurs points. Les séreuses en contact sont adhérentes par places. Une sonde pénètre très-facilement dans l'intérieur de l'invagination.

<table>
<tr><td>Obs. VII.
Lacaze-
Duthiers.</td><td>

Obs. VII. *Invagination intestinale.* (Résumée. Lacaze-Duthiers, *Bull. de la Soc. anat.*, 1848, p. 272.) — La malade était restée près d'un mois et demi dans le service de Hervez de Chégoin. Traitement purement palliatif, le diagnostic n'ayant été bien tranché que dans les derniers moments de la vie.

</td></tr>
</table>

Pendant la plus grande partie du séjour, il n'y eut que des douleurs légères de ventre, et du dévoiement ; pas de vomissements. Teinte subictérique légère. Diagnostic de tumeur cancéreuse du côlon descendant. Tumeur dans la fosse iliaque gauche, variant de volume et un peu de position. Toucher négatif par le vagin et le rectum. Deux jours avant la mort, symptômes de péritonite.

Autopsie. — Intestins grêles agglutinés par des productions membraneuses ; pus dans le péritoine. Tumeur siégeant vers l'orifice de l'S iliaque et renfermant le cæcum, le côlon ascendant et le côlon transverse. L'anse invaginée descend jusque dans l'ampoule rectale, et fait hernie dans le péritoine par une ulcération de deux pouces environ. La jonction de l'intestin grêle et du cæcum est le siége d'une tumeur noirâtre, fibreuse, dure au toucher, ayant l'aspect extérieur de la mélanose, mais ne présentant au microscope aucun des caractères des cancers. Cette tumeur est ulcérée à son centre et verse directement les produits de l'intestin grêle dans le rectum.

Obs. VIII. *Invagination intestinale. Péritonite.* (Résumée. Lhonneur et Vulpian, *Bull. de la Soc. anat.*, 1855, p. 100.) — B..., terrassier, 31 ans, entre dans le service de M. Hérard, le 2 mars 1855, pour une dysenterie datant de plusieurs mois, accompagnée de dysurie.

Constitution excellente et bonne santé habituelle, sauf quelques douleurs pendant la miction depuis quatre ou cinq ans.

Il y a quatre mois, il fut réveillé tout à coup, au milieu de la nuit, sans cause connue, sans trouble préalable des fonctions digestives, par des douleurs violentes ; constriction dans l'abdomen, au niveau de l'ombilic et des flancs. Douleurs continues mais exacerbantes ; ténesme vésical pénible ; impossibilité d'aller à la selle. Pas de nausées, ni de vomissements.

Le lendemain, quelques selles liquides très-douloureuses ; les coliques cessèrent d'être continues, mais le ventre resta sensible à la pression. Prostration, abattement ; douleurs reveillées par le moindre mouvement et surtout par les garde-robes.

Les selles restèrent liquides et toujours pénibles depuis cette époque. Un mois après, évacuations de matières sanguinolentes, glaireuses et fétides, peu abondantes, accompagnées de douleurs violentes et souvent d'une procidence de la muqueuse rectale.

Jamais de perte d'appétit, mais digestions difficiles et longues, avec éructations gazeuses fréquentes. Perte graduelle des forces et de l'embonpoint.

Il entre à l'hôpital en mars. Face altérée, pâle, amaigrie ; émaciation considérable. Pouls petit, fréquent (90 P.).

Diarrhée jaunâtre, excessivement fétide, quelquefois sanguinolente ; épreintes, ténesme, dysurie. Abdomen sensible à la pression, surtout dans les flancs ; aplati dans le flanc droit, développé sensiblement dans le flanc gauche. De ce côté existe une tumeur plongeant dans le petit bassin et remontant à gauche sur le trajet de l'S iliaque et du côlon jusqu'au niveau du rein, puis se recourbant presque à angle droit au-dessous des fausses côtes pour se diriger à droite jusque vers la ligne médiane. Elle est cylindrique, solide, mate, assez fixe. Le toucher rectal atteint l'extrémité inférieure de cette tumeur, à laquelle on peut imprimer des mouvements visibles dans sa partie la plus superficielle. Elle est le siége de douleurs spontanées, exaspérées par les efforts de défécation, les mouvements, la pression et la percussion. Le malade s'est aperçu de l'existence de la tumeur depuis deux mois. Autres fonctions assez régulières ; appétit faible, mais conservé.

Le 9. Après l'administration d'un purgatif, 5 selles liquides ont lieu. Abdomen tendu, sensible partout.

Obs. VIII.
Lhonneur
et
Vulpian.

A partir du 10 il y a quelques nausées et vomissements, et les phénomènes de la péritonite généralisée se prononcent. Mort le 12 à cinq heures du soir.

Autopsie. — Adhérences et liquide séro-purulent dans la cavité abdominale.

Invagination iléo-cæcale. La tumeur, commençant à la moitié de l'arc du côlon et se terminant à la moitié de l'S iliaque, est longue de 48 centimètres; sa circonférence est de 24 centimètres; elle est légèrement noirâtre et ramollie en un point de sa courbure. L'intestin grêle présente les caractères de l'entérite chronique; dans l'étendue de 15 centimètres au-dessus de l'invagination, ses parois, comme squirrheuses, ont 3 millimètres d'épaisseur.

Extrémité inférieure de l'anse invaginée comparable à un col utérin triplé au moins de volume. Les deux surfaces séreuses n'adhéraient pas entre elles, si ce n'est au niveau du collet. Une fente du boudin d'invagination permettait aux matières de passer entre la tunique moyenne et la tunique extérieure de l'invagination.

Obs. IX.
Brinton.

Obs. IX. *Intussusception intestinale anomale.* (Très-résumée. William Brinton, *The Lancet*, 1863, vol. I, p. 409.) — Le malade, âgé de 38 ans, d'habitudes intempérantes, avait remarqué environ quatre mois avant son entrée une grande diminution de l'appétit. Un mois plus tard, il fut pris d'une douleur cruelle et aiguë *(pinching)* correspondant à l'ombilic et qui le fit se plier en deux et provoqua un vomissement de matières verdâtres. Depuis lors, il fut sujet à une douleur cruelle, mais rémittente, de caractère déchirant, qui devint continue avant son admission. De temps à autre, en outre, il y avait des vomissements, généralement alimentaires. Fonctions intestinales irrégulières, tantôt diarrhée, tantôt état normal, rarement constipation ; celle-ci toujours justifiable des purgatifs. Teint blafard, émaciation rapide et perte des forces. Il fut reçu à l'hôpital le 15 septembre 1862.

On trouva l'abdomen tant soit peu distendu et très-sensible à la pression, surtout dans sa partie inférieure, paraissant de plus renfermer un peu de liquide. Une tuméfaction cylindrique incurvée en croissant, à concavité supérieure, traversait la région hypogastrique, La moitié droite de cette tumeur était évidemment le siége d'un mouvement péristaltique actif, pendant lequel l'anse intestinale se dressait contre la paroi abdominale dans un spasme excessivement douloureux et qui, après avoir duré trois ou quatre minutes, était remplacé par un calme relatif; état de rémission plutôt que d'intermission de la douleur et du mouvement péristaltique.

En outre, grande faiblesse, vomissements fréquents, surtout alimentaires. Pouls à 84. Rien à noter du côté des autres organes, sauf un peu d'exagération du murmure vésiculaire des poumons.

On diagnostiqua un cancer de l'intestin, avec cancer secondaire du poumon.

Le fractionnement des aliments, d'abord semi-liquides, puis solides et réparateurs ; les stimulants, eau rougie, eau-de-vie, punch au lait ; les narcotiques, opium et surtout belladone, produisirent une grande amélioration. Cependant l'état général continua à s'aggraver et le malade mourut « terriblement » émacié et épuisé, six semaines après son admission.

Autopsie. — Péritonite très-ancienne, exsudative, avec un peu de liquide verdâtre sale. Intussusception iléo-cæcale dans une longueur de 6 pouces. A part un très léger gonflement avec infiltration des diverses tuniques de l'intussusception, il n'y avait aucune des altérations auxquelles on pouvait s'attendre, inflammation, adhérences, ulcération ou gangrène. Le Dr Montgomery constata que l'épithélium de la muqueuse invaginée était le siége d'un dépôt de pigment, occupant l'intérieur des cellules sans affecter autrement leur structure. Les deux poumons étaient farcis de petites masses cancéreuses.

Obs. X. *Intussusception élimination spontanée.* (Dr Hesilridge Buckby et Quain, *Pathol.*, *Transact.* 1859, vol. X, p. 160). — Petit garçon de 5 ans, qui tomba malade quatre mois avant l'évacuation d'une masse d'intestin. Les symptômes furent d'abord seulement ceux d'une fièvre (?) ; mais quand M. Buckby le vit, il souffrait beaucoup, et continua à souffrir jusqu'au moment de l'évacuation de l'intestin invaginé. Maximum de la douleur dans la région de la vessie, un peu soulagée par la pression ; aucune sensibilité. Les urines étaient quelquefois supprimées pendant quarante-huit heures de suite ; d'autres fois, faciles et abondantes. Constipation fréquente, parfois pendant cinquante heures de suite. Vomissements de temps à autre, mais jamais fécaloïdes. Jamais de sang dans les selles. Pouls toujours entre 100 et 120. Appétit quelquefois vorace. Les vomissements furent arrêtés par l'usage interne du chloroforme.

8 pouces de l'iléon, le cæcum avec son appendice et environ 4 pouces du côlon furent rejetés par une selle, que la diarrhée précéda et suivit.

Six semaines après le petit malade paraissait parfaitement remis ; les fonctions digestives étaient normales.

M. Quain parle de nouveau de ce petit malade dans un volume subséquent des *Pathological transactions* : sa santé était parfaite en septembre 1863.

Obs. XI. *Invagination intestinale méconnue.* (Résumée. Dr Gouzée, *Arch. gén. de méd.*, 1835, 2e série, vol. IX, p. 443.) — Demany, âgé de

45 ans ; plusieurs attaques de fièvre intermittente depuis deux ans ; entre pour une ascite à l'hôpital militaire d'Anvers, le 17 décembre 1834.

A plusieurs reprises, depuis 7 ou 8 mois, fortes coliques avec anxiétés, vomissements séreux et quelquefois selles liquides. Ces coliques reparurent quatre jours après son entrée. Elles étaient rémittentes et d'une extrême violence ; sensation de déchirement dans les entrailles, provoquant des cris et de vives anxiétés. Après plusieurs heures de durée, elles diminuaient peu à peu et devenaient supportables pendant un temps plus ou moins long pour revenir ensuite avec la même intensité.

Légère sensibilité de tout l'abdomen à la pression ; mais surtout dans la région iliaque gauche, où était rapporté le maximum des douleurs ; on sentit en ce point un peu de tuméfaction et de résistance.

Les douleurs séparées d'abord par des rémissions plus longues et plus complètes disparurent entièrement à la fin du mois de janvier ; mais elles revinrent au bout de trois ou quatre jours pour ne cesser qu'avec la vie, le 7 février.

Il y eut, outre la douleur, une soif vive, et des vomissements porracés, sans odeur. Pendant les paroxysmes, pouls presque insensible, sueur froide, cris, changement continuel de position, éructations gazeuses et hoquet. Les traits ne s'altérèrent que dans les derniers jours.

Autopsie. —Anasarque, plusieurs litres de sérosité dans le péritoine ; aucune adhérence entre les anses intestinales. Invagination du cæcum et des côlons dans l'S iliaque et le rectum. De fortes adhérences formées par une sorte de gelée très-dense unissaient de champ le cæcum et une partie de l'intestin grêle à la muqueuse de la partie moyenne de l'S iliaque ; plus bas et dans le rectum le reste de l'intestin invaginé était libre et flottant.

Obs. XII.
Lailler.

OBS. XII. *Invagination intestinale prise pour une dysenterie. Péritonite par perforations. Mort. Autopsie.* (Résumée. M. Lailler, *Bull. de la Soc. anat.*, 1846, t. XXI, p. 115.) —Vercher, 43 ans, terrassier. Constitution détériorée, maigreur prononcée. Entre le 27 juin 1845, dans le service de Legroux.

Huit jours avant son entrée, ingestion considérable d'eau de puits, étant en sueur : à la suite, coliques qui deviennent de plus en plus intenses ; diarrhée ; perte rapide des forces et prostration extrême. Ténesme. Selles comme de la bile.

Du 22 au 25. Vomissements ; selles sanguinolentes ; vives coliques.

Le 28. Prostration des forces, amaigrissement assez prononcé, ventre tendu, peu douloureux à la pression. Dans la fosse iliaque gauche et jusqu'auprès de la ligne médiane, tuméfaction mal limitée qui en haut remonte jusqu'au flanc du même côté, pour se perdre dans l'hypochondre. Cette tumeur, non bosselée, est dure, résistante au toucher, sans

fluctuation, complètement mate; Douleur assez vive à l'hypogastre.
Pas de soif vive, un peu de faim ; pas de nausées, ni de vomissements ;
borborygmes dans tout le ventre ; selles excessivement fréquentes avec
épreintes et ténesme. Matières ressemblant à du frai de grenouilles,
striées de sang. 68 pulsations régulières.

Du 29 au 1er juillet. A peu près les mêmes symptômes.

Le 2. Amélioration ; selles moins fréquentes, toujours liquides. Tumeur moins considérable, moins dure et moins résistante. — Une portion d'aliments.

Le 3 et le 4. L'état général est meilleur. Tumeur stationnaire ; pas de douleur vive à la pression.

Le 6. Il est survenu dans la nuit, sans cause connue, une vive douleur dans tout le ventre, léger ballonnement, quelques nausées et vomissements. 84 pulsations. Vomissements plus fréquents le soir.

Le 7 et le 8. L'aggravation continue. Léger ictère. Mort à une heure de l'après-midi.

Autopsie. — 2 litres de liquide purulent dans la cavité abdominale ; pas d'adhérences. Dans la fosse iliaque et le flanc gauche existe une invagination iléo-cæcale. A la face antérieure de l'S iliaque, déchirure à bords inégaux, transversale, portant sur les deux tiers de la circonférence et par laquelle fait hernie la masse noirâtre des parties invaginées. Un peu plus haut, deux autres déchirures. Aucune adhérence au collet non plus qu'entre les séreuses des cylindres moyen et interne.

Obs. XIII. *Intussusception du cæcum dans le côlon* ; *quatre mois de durée.* (Très-résumée. J. Hutchinson, *Transact. of the pathol. Soc.*, 1856, VII, p. 193, et *in* Holmes, *System of Surgery*, IV, p. 917.) — T... T..., 25 ans, graveur, bonne santé habituelle, se présenta à la consultation, le 30 août 1855. Il était malade depuis trois mois et se croyait atteint de consomption. Il avait eu comme symptômes dominants de l'anorexie, des vomissements, des accès de coliques et de l'amaigrissement. La maladie avait commencé d'une façon tout à fait graduelle par de la constipation et une grande susceptibilité de l'estomac. Aggravation à la suite d'un purgatif et vomissements après chaque repas. Accès de douleurs abdominales dont la violence était telle qu'il se roulait par terre et perdait tout contrôle sur lui-même. A la constipation avait succédé une grande tendance à la diarrhée ; un faible purgatif salin produisait pendant une heure ou deux des évacuations répétées, dont les dernières cependant étaient très-peu abondantes et formées surtout de mucus. En maigrissant, il avait pris une expression hagarde et anxieuse. Depuis six semaines, il avait dû cesser de travailler, mais il pouvait cependant encore faire de longues promenades. Le diagnostic porté fut : dyspepsie stomacale.

Treize jours plus tard, le 12 septembre, il fut pris soudainement d'une douleur abdominale si cruelle qu'il se roula sur le plancher en disant qu'il allait mourir. Aggravation dans la soirée; collapsus et délire pendant la nuit. Le matin suivant il demanda son déjeûner, mais le vomit immédiatement. Les accès de douleur continuèrent et la mort arriva à deuxheures de l'après-midi.

Autopsie. — Abdomen distendu, renfermant environ deux pintes d'un liquide brunâtre homogène sans odeur fécale. Rougeurs par places sur le péritoine, mais pas d exsudat, ni d'adhérences. Invagination du cæcum, etc., dans la moitié supérieure du côlon ascendant, l'extrémité libre de l'appendice iléo-cæcal restant encore visible. Aucune trace de l'approche de la gangrène. Le côlon contenait beaucoup de mucus et de sang coagulé; l'iléon, au point où il pénétrait dans l'intussusception, était juste assez serré pour être retenu solidement, mais n'était en aurune façon étranglé et admettait le petit doigt. Fortes adhérences par des fausses membranes d'ancienne formation entre les séreuses en contact.

Obs. XIV.
Fairbank.

Obs. XIV. *Intussusception du gros intestin; saillie du cæcum par l'anus. Mort. Autopsie.* (Résumée. Fairbank, *Medical Times and Gazette*, 1861, vol. II, p. 531). — William Henry S..., âgé de 3 ans et demi,est admis le 26 septembre 1861. Santé habituelle bonne. Décubitus sur le côté droit, les jambes relevées; physionomie pâle et anxieuse. Pouls petit, à 100 P.; langue chargée; depuis son entrée, une selle muqueuse, striée de sang; anorexie; vomit tous ses aliments, Soif vive; douleur abdominale; prolapsus rectal.

L'enfant a commencé il y a huit mois environ à souffrir de douleurs et de gonflement dans le côté droit de l'abdomen. Il continuait néanmoins à se porter assez bien, malgré des attaques semblables se reproduisant de temps en temps, quand, il y a environ quatre mois, eut lieu un prolapsus de l'intestin. Réduction facile, mais reproduction à plusieurs reprises de la procidence qui ne put parfois être réduite qu'au bout de plusieurs jours. Amaigrissement depuis le même temps.

23 septembre, après une sortie en voiture, l'intestin est sorti et n'a pu être rentré. En outre, vomissements alimentaires et douleurs abdominales. Pendant ces huit mois, il y a eu des alternatives de diarrhée et de constipation.

27 septembre. Après une nuit agitée, l'enfant prit un peu de thé. Une heure plus tard, après quelques plaintes, il mourut presque subitement.

Autopsie. — Une anse d'intestin, conoïde, de 2 pouces et demi de long, dépasse l'anus, terminée par le cæcum retourné. L'invagination occupe en outre le côlon descendant, la courbure sigmoïde et le rectum, formant une grosse masse qu'on sentait à travers les parois abdominales.

Obs. XV. *Invagination intestinale. Péritonite. Mort après plus de cinq semaines.* (Résumée. Butaud, *Gaz. des hôp.*, 1863, p. 405).—Jacques L..., âgé de 22 ans, cultivateur, entre à l'hôpital de Limoges, service de M. Lemaistre, le 14 juin 1863, dans un état de débilitation extrême. Traits grippés et amaigris, yeux excavés, habitus de souffrance. Teint terreux ; soif vive. Ventre comme empâté, peu ballonné, dur, résistant au toucher, difficile à déprimer. A la partie supérieure de la fosse iliaque droite existe une tumeur mal limitée, qu'on ne retrouve plus le lendemain et qu'on pouvait prendre pour un amas de matières fécales. Son tympanique dans les régions ombilicale et sus-ombilicale. Matité au-dessous. Douleurs très-vives dans cette région, exagérées par la moindre pression. Amaigrissement extrême du tronc et des membres. Urines peu abondantes. Pouls misérable, à 102 ; respiration haletante. Diagnostic porté : gastro-entérite ulcéreuse avec péritonite ; celle-ci regardée à un moment donné comme tuberculeuse.

Début il y a cinq semaines, sans cause appréciable, au milieu d'une bonne santé, par de légères coliques, bientôt aggravées.

Le médecin qui avait vu le malade vers cette époque avait pensé, en présence des coliques atroces et de la constipation opiniâtre, à une colique saturnine. Un lavement laxatif et un purgatif furent suivis d'évacuations copieuses.

Cinq jours après, à la suite d'un repas abondant, le mal reparut avec une nouvelle intensité qui·alla toujours croissant ; vomissements alimentaires.

Le 15 juin, insomnie, plaintes incessantes ; vomissements composés de liquide et de grumeaux jaune sale, d'odeur fétide, mais nullement caractéristiques. Pouls à peine sensible ; vomissements ; hoquet, affaiblissement extrême et mort le 18 juin dans la soirée.

Autopsie. — Adhérences entre les anses intestinales ; pas d'épanchement. Invagination iléo-cæcale de 20 centimètres de long dans la moitié supérieure du côlon ascendant et la première moitié du transverse. Canal central perméable. Une vaste ulcération taillée à pic a détruit toutes les tuniques du gros intestin et celles de l'intestin grêle sauf la muqueuse : les cavités intestinale et péritonéale communiquent. Les parois de l'anse invaginée ont 17 millimètres d'épaisseur et adhèrent intimement. Les intestins au-dessus et au-dessous de l'invagination ont leurs parois considérablement épaissies.

Obs. XVI. *Invagination du cæcum dans la courbure sigmoïde ; péritonite par perforations.* (Résumée. Dance, *Répertoire gén. d'anat. et de phys. pathol. de Breschet*, tome I, 1826, p. 441). — Claude Chaverial, 35 ans, entre à l'Hôtel-Dieu le 19 avril 1825. Il a eu à plusieurs reprises la fièvre intermittente ; il avait l'habitude de se purger assez fréquemment. Depuis quatre ans, vomissements bilieux fréquents.

Depuis quatre mois, les vomissements se répétaient d'un moment à l'autre ; de temps en temps, dévoiement avec selles plusieurs fois teintes de sang. Digestions troublées et marasme.

A son entrée, amaigrissement, teinte jaunâtre, vomissements fréquents, surtout après l'ingestion des boissons. Ventre rétracté, dur et tendu, ce qui empêche d'y faire des perquisitions exactes ; il offre une douleur vague et générale. On porte le diagnostic d'inflammation gastro-intestinale profonde.

Les 21 et 22. Vomissements fréquents, abondants et verdâtres ; ténesme. Ventre toujours rétracté et dur. Pouls petit et à peine fréquent. Insomnie.

Le 23. Une potion de Rivière arrête momentanément les vomissements, mais le ténesme augmente et n'amène que le rejet d'un peu de mucus sanguinolent. Dans l'après-midi, aggravation subite de tous les symptômes ; signes d'une péritonite secondaire. On remarque dans la fosse iliaque gauche une sorte de tumeur allongée avec apparence de dépression dans la fosse iliaque droite. Ténesme dysentériforme exagéré. Mort à 8 heures du soir.

Autopsie. — Grande émaciation et teinte ictérique très-prononcée. Lésions de la péritonite aiguë avec quelques fausses membranes molles et minces sans épanchement. Invagination iléo-cæcale, occupant le côlon descendant ; tumeur longue de 18 à 20 pouces, aussi grosse que le bras d'un homme adulte. Deux larges perforations gangréneuses du cylindre externe, comprenant le second et même le troisième cylindre. Les deux séreuses adossées, recouvertes de fausses membranes, adhèrent entre elles. Plusieurs érosions de la muqueuse de l'iléon, au-dessus de l'invagination.

(Cette observation se trouve, sans indication de source et avec quelques variantes, dans le mémoire de Buet, *in* Arch. gén. de méd., 1ro série, XIV, p. 230, 1827.)

Obs. XVII.
Horteloup.

Obs. XVII. *Invagination du cæcum, etc., dans les côlons transverse, descendant et l'S iliaque. Péritonite par perforation.* (Résumée. Horteloup ; deuxième obs. du mémoire de Dance, dans le *Répertoire d'anat. et de phys. path. de Breschet*, 1826, tome I, page 441). — Pradier (Jean), 22 ans, reçu à l'Hôtel-Dieu, le 8 août 1825, fait remonter à plusieurs mois l'origine de sa maladie ; il a éprouvé pendant quelque temps, et à des intervalles éloignés, des coliques légères, des envies de vomir et des vomissements suivis de constipation. Vers la fin de mai, augmentation des vomissements, puis aggravation des symptômes à la suite de plusieurs purgatifs. Il put reprendre son travail, après un séjour à l'hôpital de Clermont, mais conserva un état de malaise qui le rendait chagrin et triste.

Au commencement du mois d'août, les nausées, les vomissements et les coliques reparurent.

Au moment de son entrée, maigreur considérable, pâleur générale, face exprimant la souffrance, coliques et constipation, vomissements verdâtres et inodores, douleur vive sur le trajet des côlons transverse et descendant, se prolongeant jusqu'à l'anus, avec ténesme. Sensibilité du ventre à la pression, surtout à gauche, contraction et rigidité des muscles abdominaux; soif vive, mais rejet immédiat des liquides ingérés; pouls peu fréquent; peau sèche et d'une température ordinaire.

Le 12. Aggravation des vomissements et des douleurs de ventre; tuméfaction dure sur le trajet de l'S iliaque et ne se rencontrant point à droite. On rejette le diagnostic de tumeur fécale pour celui d'invagination intestinale.

Le 13. Aucun soulagement, vomissements, constipation, ténesme; lavement purgatif suivi de deux selles de matière dure et noire.

Le 14. Efforts violents, suivis de l'excrétion d'un peu de *matière sanguinolente*.

Le 15. Une péritonite se déclare.

Mort dans la nuit du 18 au 19.

Autopsie. — Péritonite généralisée, sans épanchement; adhérences nombreuses et épaisses. Tumeur de l'invagination du volume du bras, et longue de 10 pouces, dans la fosse iliaque gauche; son extrémité inférieure, d'une forme conoïde, d'une couleur brun foncé, était formée par la muqueuse du cæcum invaginé dans l'S iliaque et faisant saillie dans le bassin à travers une large perforation de 4 pouces de hauteur qui occupait la moitié de la circonférence de la gaîne de l'invagination. Toutes les membranes de l'intestin invaginé étaient épaissies et noirâtres, et il n'existait que de faibles adhérences entre les séreuses adjacentes.

(Cette observation est reproduite, comme la précédente, dans le mémoire de Buet, sans indication de source, et sous le titre de colite terminée par invagination.)

Obs. XVIII. *Intussusception intestinale.* (Résumée. Wilmer Worthington, *American Journ. of med. science*, XVII, p. 97, et *Gazette méd. de Paris*, 1849, 3ᵉ série, t. IV, p. 926.)— Un petit garçon de 3 ans et 4 mois, fut foulé et contusionné par un cheval, en 1847. Pendant deux ans, douleurs fréquentes dans l'abdomen, au voisinage de la partie contuse, puis, en novembre 1848, aggravation considérable de la douleur et vomissements. A la fin de décembre ou au commencement de janvier, un médecin, diagnostiquant la présence de vers intestinaux, institua un traitement dont le résultat fut nul. Six semaines avant la mort, diarrhée avec matières muqueuses et sanguinolentes. La douleur était alors très-vive dans la fosse iliaque gauche; ténesme intense.

Obs. XVIII.
Worthing-
ton.

Rafinesque. 16

Rejet de deux ascarides lombricoïdes. A cette époque survint un *pro-lapsus ani*, toujours facilement réductible. Emaciation considérable ; douleurs de plus en plus intenses.

La mort eut lieu le 10 juillet.

Autopsie. — Traces de phlegmasie péritonéale. Le cæcum entraînant l'iléon et tout le côlon, moins ses 10 ou 12 derniers pouces, était engagé dans la partie inférieure du côlon et dans le rectum, formant ainsi une longueur de plus de 2 pieds d'intestins invaginés. Toutes ces parties étaient profondément altérées.

Obs. XIX.
Davies.

OBS. XIX. *Un cas d'invagination très-étendue. Dix mois de durée.* (Résumée. John Davies ; *London med. Repository*. New series, XXII, 1824, vol. II, p. 469.) — Petite fille de 6 ans, qui tomba malade dans les derniers jours de 1823, après avoir mangé des carottes crues. Début par de fortes douleurs abdominales, surtout aux environs de l'ombilic. Cette douleur continua plus ou moins jusqu'au 25 octobre 1824, jour de sa mort. Il y eut pendant tout ce temps régulièrement trois selles environ par jour, mais toujours claires et aqueuses, et pendant les trois derniers mois, mélangées de mucus et de sang. Le 21 octobre, après un repas copieux, la douleur augmenta et devint très-violente. A partir de ce moment les selles se supprimèrent. Davies ne la vit que le 23. Elle avait alors beaucoup de douleur aux environs de l'ombilic mais peu de sensibilité à la pression. La douleur venait par accès. Fièvre et langue chargée. Un purgatif fut administré sans résultats. Mort quatre jours après.

Autopsie. — Invagination iléo-cæcale occupant le côlon descendant et le rectum ; la valvule de Bauhin était presque contre l'anus. La paroi invaginante était saine ; mais la tunique moyenne était épaisse de plus d'un demi-pouce, dure et comme cartilagineuse ; noire, mais sans apparence de mortification. L'iléon occupant le centre de l'invagination était sain, sauf dans l'étendue d'un pouce au-dessus de la valvule.

Obs. XX.
Lettsom
et
Whately.

OBS. XX. *Histoire et dissection d'une invagination extraordinaire.* (Résumée. John Coakly Lettsom et Thos. Whately ; *Philosophical Transactions*, LXXVI, p. 305, ou dans la réimpression, vol. XVI, p. 119.) — A.... B..., fille de 4 ans, indisposée pour la première fois vers le milieu de septembre 1784.

Le 7 octobre, les symptômes ressemblaient à ceux du choléra. Cependant alors la diarrhée avait cessé, mais la patiente continuait à vomir souvent, surtout après les tentatives d'alimentation.

Le 20. Il se produisit de la dysentérie avec selles muqueuses et sanguines. Au bout de quelques jours cependant sa santé se rétablit presque complètement, et l'enfant fut emmenée à la campagne. On la ramena à la ville en décembre, parce que la dysenterie avait reparu, accompagnée d'un ténesme très-pénible et de beaucoup de fièvre.

Ces souffrances disparaissaient quelquefois complètement pendant quelques jours ; mais ces intervalles de soulagement diminuèrent graduellement de longueur ; les attaques devinrent aussi plus fortes, commençant avec des frissons violents et suivies de fièvre. Pouls de plus en plus faible ; émaciation extrème et mort vers la fin du mois de décembre. après des vomissements répétés d'un liquide foncé semblable à du marc de café.

Autopsie. — Péritonite par places ; une once et demie de pus dans l'abdomen. Invagination iléo-cæcale : tout l'arc du côlon, le cæcum, etc., étaient dans l'S iliaque. Le toucher rectal rencontrait un corps arrondi avec ouverture centrale, tout semblable au museau de tanche. L'anse invaginée était très-malade, enflammée vers le collet, et commençait à se mortifier à son extrémité libre ; ses parois étaient très-épaissies, et l'hypertrophie portait surtout sur les tuniques musculaires. Quelques adhérences seulement entre les séreuses. L'iléon au-dessus de l'invagination avait quatre fois sa largeur normale.

OBS. XXI. *Invagination intestinale.* (Très-résumée. Spaeth, *Wirchow's Jahresb.* 1869, Bd. II, Abth. I, page 138, et in Warren Tay. *Med. chir. Trans.* LVII, p. 31, cas 119.) — Homme de 36 ans ; maladie de six mois de durée. Au bout de deux mois et demi, il y eut des selles sanglantes, et une tumeur fut sentie à gauche dans l'abdomen ; puis il y eut des symptômes de péritonite. On ne put sentir la tumeur par le toucher. Il n'y eut pas de vomissements.

A l'*autopsie*, on trouva une invagination iléo-cæcale faisant hernie dans la cavité abdominale par une large perforation du côlon.

OBS. XXII. *Invagination intestinale.* (Boudou, dans le mémoire d'Hévin : *Recherches histor. sur la gastrot. Mémoires de l'Acad. roy. de chir.*, 1768, IV, p. 225.) — « Un garçon menuisier, âgé de 23 ans, se rendit à l'Hôtel-Dieu de Paris, le 25 juillet 1740, pour une douleur de colique qui le mettoit hors d'état de travailler depuis un mois ; il n'avoit rien perdu de son embonpoint. Il fut saigné trois fois, on lui prescrivit des potions adoucissantes et calmantes, et il fut purgé sans avoir reçu le moindre soulagement de ces remèdes. Il se plaignoit que peu de temps après avoir mangé, il se formoit une tumeur dans la région épigastrique, laquelle disparaissoit bientôt après ; mais pendant tout le temps qu'elle subsistoit, les douleurs étoient beaucoup plus violentes. Ce malade mourut dans le marasme à la suite d'un dévoiement opiniâtre, le 30 août suivant. A l'ouverture du cadavre on trouva le cæcum tout à fait introduit dans le côlon. Voilà un exemple de Volvulus bien caractérisé, qui n'a pas eu les symptômes très-aigus qui ont été remarqués dans les autres observations du même genre. »

<table>
<tr><td style="vertical-align:top; width:18%">

Obs XXIII.
Robin.

</td><td>

Obs. XXIII. *Invagination intestinale.* (Robin, *Mémoires de l'Académie royale de chirurgie*, IV, 223.) — « Un enfant de 3 ans 1/2, souffroit presque continuellement depuis trois mois des douleurs de ventre, souvent accompagnées de vomissements. Le 16 de juillet 1766, il fut attaqué d'un renversement assez considérable du rectum. M. Robin reconnut la chûte du fondement et fit quelques tentatives infructueuses pour la réduction : il attribua le défaut de succès au volume de la tumeur, aux cris et aux efforts de l'enfant .. Le lendemain, on essaya encore inutilement la réduction. M. Robin sentoit, par l'introduction de son doigt, des corps étrangers extraordinaires, comme des excroissances charnues ou des matières fécales accumulées. Le vomissement continuel était un symptôme qui n'est pas l'effet ordinaire de la chûte de l'anus. On appela un autre chirurgien qui, maniant la tumeur extérieure avec moins de ménagement, parvint à la faire rentrer avec une violence que M. Robin n'auroit osé employer. Cette réduction ne le tranquillisoit pas sur le sort de l'enfant, parce que les accidents continuoient ; et qu'il fut impossible de donner un lavement à cause de la résistance qu'il y avoit dans le rectum au-dessus de l'anus. La mort termina les maux du malade, le 20 du mois. A l'ouverture du corps, M. Robin aperçut que l'intestin rectum, à sa partie supérieure, recevoit dans sa cavité les intestins cæcum et côlon ; la pièce fut enlevée pour être présentée à l'Académie. MM. Bordenave, Sue et Sabatier, ayant été chargés d'examiner cette pièce conjointement avec M. Robin ; ils ont vu très-distinctement l'invagination de l'intestin cæcum et de la plus grande partie du côlon, dans l'extrémité inférieure de ce dernier et dans la partie supérieure du rectum. Elle commençoit à plus de 11 pouces de l'anus et finissoit à 5 ou 6 pouces au-dessus. Il n'a pas été possible de retirer la portion qui formoit l'intussusception ; elle avoit contracté de fortes adhérences, au dehors seulement, à l'endroit du repli ; elle étoit libre et flottante intérieurement. »

</td></tr>
<tr><td style="vertical-align:top">

Obs. XXIV.
Hucthinson.

</td><td>

Obs. XXIV. *Gastrotomie pratiquée avec succès pour une invagination intestinale.* (Résumée. J. Hutchinson, *Medico-chirurg. Trans.*, vol. LVII, p. 31, 1874, et *Revue des sciences méd.*, V, p. 729.) — Petite fille de 2 ans, assez délicate, admise en 1871 au London hospital. On constate à son entrée la procidence hors de l'anus d'une anse intestinale longue de 2 pouces terminée par le cæcum avec la valvule iléo-cæcale ; le doigt n'atteint pas la limite supérieure de l'invagination. On trouve sur le trajet de la portion invaginée, s'enfonçant du côté gauche, une tumeur allongée, cylindrique et résistante.

Le début des accidents remontait à un mois ; il y avait eu des vomissements et des selles sanglantes. Le prolapsus qui durait depuis quinze jours avait pu être réduit plusieurs fois et maintenu par une pelote de liége ; mais depuis trois jours la réduction était devenue très-

</td></tr>
</table>

difficile. Pas d'obstruction intestinale réelle, mais constipation temporaire. Etat général très-mauvais.

Le chloroforme fut administré et l'enfant étant tenue par les pieds, la tête en bas, le rectum fut distendu par une injection d'eau chaude. La réduction parut se produire d'abord, mais chaque fois que le rectum se vidait le déplacement se reproduisait.

L'état général de l'enfant qui paraissait devoir succomber légitimait l'intervention chirurgicale ; elle fut chloroformée de nouveau et la gastrotomie fut faite. L'invagination, longue de 15 centimètres, était iléo-cæcale; il n'y avait ni adhérences, ni signes de péritonite ; la réduction fut facile. La guérison se fit rapidement. Les épingles furent enlevées au quatrième jour et l'enfant quitta l'hôpital, trois semaines après l'opération, en parfaite santé.

Obs. XXV. *Intussusception sans symptômes d'étranglement, traitée avec succès par la gastrotomie.* (Résumée. Hilton Fagge, *Medico-chir. Trans.,* 1876, LIX, 85.) — Elizabeth M...., âgée de 33 ans, consulta le Dr Adcock, le 13 juin 1874, pour une douleur « spasmodique » de l'abdomen, siégeant juste au-dessus de l'ombilic. La douleur continua et l'obligea à prendre le lit le 20 juin.

Le 21. On constata dans la fosse iliaque droite une tuméfaction du volume d'un œuf de poule, mal limitée. Il y eut une selle, mais sans diminution de la douleur. Depuis lors son état fut variable ; elle allait tantôt mieux, tantôt plus mal. La tumeur se déplaça graduellement jusqu'à venir occuper la fosse iliaque gauche.

Le 28. M. Fagge la trouva au lit, se plaignant d'une douleur qui revenait par intervalle, et qui avait son maximum vers l'ombilic ; quelques vomissements ne présentèrent rien de remarquable à noter. La tumeur de la fosse iliaque gauche, mal définie, allongée sur le trajet du côlon descendant, offrait tous les caractères d'une intussusception, sauf les mouvements péristaltiques et le durcissement pendant la palpation. Injection d'air à l'aide d'un soufflet, sans résultat apparent.

Le 27. M. Howse appelé en consultation confirma le diagnostic. Nouvelle insufflation, avec un meilleur instrument. Il en résulta beaucoup de douleur et la tumeur devint excessivement dure à ce moment ; elle parut ensuite plus élevée et plus molle qu'avant. Dans la soirée, cependant, elle avait complètement disparu de la fosse iliaque gauche qui pouvait être explorée entièrement et était absolument vide ; la tumeur s'étendait alors derrière l'ombilic et se dirigeait du côté droit.

Le 30. Troisième tentative d'insufflation, mais sans résultat. Etat gégéral meilleur ; température normale. Pas de vomissements depuis la seconde insufflation, mais pas de selles.

Le 1er juillet. Peu de modifications. Comme l'insufflation n'avait donné qu'un succès partiel et avait causé une douleur violente, on craignait qu'une troisième tentative n'amenat la rupture de l'intestin et on se décida à tenter la gastrotomie. L'opération fut pratiquée comme pour l'ovariotomie, et avec toutes les précautions de la méthode antiseptique, pendant l'ansthésie par le chloroforme. Il fallut extraire la tumeur de l'abdomen] et même alors la désinvagination offrit quelques difficultés. On ne l'obtint pas en tirant sur les extrémités, et il fallut employer une sorte de pétrissage, combiné avec une compression circulaire sur la portion la plus avancée de l'intussusception. Dès que la réduction eut commencé à se faire, elle s'effectua facilement, à part une légère résistance, bientôt vaincue, tout à la fin. Plus de 18 pouces furent ainsi tirés, puis rentrés rapidement dans la cavité abdominale. L'intussusception parut être iléo-cæcale; les séreuses en contact n'offraient aucun exsudat et étaient parfaitement lisses et polies.

Il y eut pendant deux jours quelques vomissements qu'on attribua au chloroforme. Puis la convalescence, s'établit rapidement. Toutes les sutures furent enlevées le dixième jour. La malade fut revue en novembre; elle était très-bien portante et approchait du terme d'une grossesse.

Obs. XXVI. *Invagination intestinale de onze mois de durée.* (Très-résumée. Leichtenstern. *Deutsches Archiv. f. Klin. Medicin von. Ziemssen und Zenker*, 1874, vol. XII, p. 381.) — Gottlob Plank, 28 ans, entre à la Clinique le 8 août 1871.

Début le 14 ou le 15 juillet précédent, quelques heures après l'ingestion d'une poignée de cerises avec les noyaux et d'une demi-chope de vin doux, par des douleurs lancinantes dans le ventre. Celles-ci durèrent toute la nuit. Le lendemain, selles mélangées de sang, avec ténesme, et dans lesquelles on trouve plusieurs noyaux de cerises. Les coliques augmentent; des purgatifs administrés trois jours après provoquent une diarrhée tellement douloureuse que l'on est obligé de recourir à la médication antidiarrhéique. Pas de vomissements.

A l'entrée du malade, le ventre est de volume moyen, légèrement douloureux; pas de tumeur abdominale. Sonorité et météorisme vers le niveau du cæcum. Ténesme considérable. Douleur extraordinaire à l'exploration du rectum.

12 août. Légère atténuation des douleurs; diarrhée et ténesme. Selles liquides claires, peu abondantes, d'une couleur rosée, et *sanguinolentes*. Douleur violente à la pression et induration mal limitée dans la largeur de la paume de la main, à droite de l'ombilic.

Le 18. Un peu d'atténuation des douleurs; on voit se développer dans la région mésogastrique latérale droite une tumeur allongée, de consistance moyenne, ou assez dure, indolente à la palpation.

Le 25. Moins de diarrhée et de ténesme. Fèces de couleur à peu près normale, non mélangées de sang. Mêmes coliques, reparaissant à une demi-heure ou une heure d'intervalle, et cessant subitement au bout de quinze à trente minutes de durée. Tumeur sans grand changement, son tympanique à son niveau. Une injection de 1200 c. c. d'eau tiède ne détermina pas de douleur et fut rendue avec de petits fragments de matières fécales mélangées de sang. La tumeur persista.

Le 26. Deux selles abondantes, normales de forme et de consistance.

Le 27. Selles diarrhéiques ; coliques moins fortes depuis le lavement.

Le 28. On lui injecte, à sa demande, 1,600 gr. d'eau tiède avec un peu de sel ; douleur, pas de soulagement ; la tumeur persiste et paraît plus dure qu'auparavant.

Le 29. Diarrhée profuse et coliques violentes durant depuis le dernier lavement. Selles décolorées et mélangées de mucus. Injection de 1,600gr. d'eau froide.

2 septembre. Depuis le dernier clystère, selles quotidiennes, moulées, de consistance normale. La tumeur semble mieux circonscrite et plus nette au palper. Douleurs diminuées d'intensité et de durée, séparées par des intervalles de calme plus longs.

8 novembre. Le malade qui a pu passer un mois dans son pays entre de nouveau à l'hôpital, dans le service de M. Liebermeister.

Depuis le 2 septembre, il a eu deux ou trois accès violents de coliques de une demi-heure à une heure de durée. Des selles, normales d'apparence et moulées, ont eu lieu chaque jour ; cependant, il y a eu plusieurs fois des périodes de constipation de trois jours de durée au maximum, accompagnées d'une augmentation des douleurs abdominales. Le malade croit que pendant tout ce temps la tumeur ne s'est pas modifiée ; il n'a presque pas maigri ; néanmoins, sa peau a pris une pâleur blafarde et ses yeux se sont légèrement excavés.

A l'examen de l'abdomen, on constate qu'il est augmenté de volume ; il présente vers le niveau et un peu à droite de l'ombilic une tuméfaction diffuse, mais qui devient plus dure, mieux limitée, plus facile à circonscrire pendant la palpation. Cette tumeur allongée transversalement, facile à délimiter à ses bords inférieur et supérieur, se dérobe à la palpation à ses extrémités. Ces caractères ne sont donnés que par la palpation profonde et en dehors des accès douloureux.

M. Liebermeister fit une leçon sur ce malade et posa le diagnostic d'invagination intestinale. Celui-ci était assis sur l'explosion subite de la maladie, après l'ingestion de substances indigestes, les selles sanglantes, le ténesme, la tumeur répondant par sa forme à une portion de l'intestin, puis ce caractère de devenir plus appréciable à la suite des paroxysmes douloureux et du palper un peu prolongé, et de diminuer de volume et de netteté dans les périodes de calme.

Deux circonstances semblaient contredire ce diagnostic : d'abord, la durée extraordinairement longue de la maladie, puis l'existence presque constante de selles régulières, moulées et normales.

Le 11. On fit l'insufflation avec une pompe à air comprimé. On vit alors successivement se soulever la région iliaque gauche, le côté gauche de l'arc du côlon, la moitié gauche de l'épigastre ; mais ce soulèvement ne dépassa pas la moitié droite du côlon transverse et il n'y eut aucune modification dans les régions du côlon ascendant et du cæcum. On put constater que, tandis que la région iliaque gauche était gonflée comme une vessie fortement distendue, la région du cæcum, au contraire, restait malléable et cédait facilement à la palpation.

Le 16. On constate toujours pendant l'injection d'air la disparition de la tumeur de la moitié droite de l'épigastre ; mais comme elle reparaît quand on retire la sonde et que l'air s'échappe, on en conclut que cela tient simplement à son refoulement dans l'hypochondre.

Les injections furent faites deux fois par jour pendant la première semaine et, plus tard, une fois par jour ; chacune durait de un quart d'heure à une demi-heure. On interrompait quand l'air refluait à côté de la sonde. Vers ce moment se produisait une douleur vive avec oppression et brièveté de la respiration. Plus tard, le patient était généralement soulagé. 25 insufflations, faites en 19 jours, ne purent vaincre l'invagination, on revint alors aux injections d'eau.

Du 2 au 19 décembre, on injecta chaque jour de 2,400 à 3,200 c. c. d'eau tiède d'abord ; plus tard. d'eau froide. Ces injections étaient beaucoup plus douloureuses que les insufflations, et leur résultat ne fut pas plus heureux. On renonça à tenter la désinvagination à partir du 19 décembre. On eut recours à des moyens palliatifs, opium, alimentation choisie, lavements simples, injections de morphine, espérant la guérison spontanée par gangrène, mais comptant beaucoup plus sur une terminaison fatale.

Au mois de mars, la tumeur qui répondait par sa forme et son siége à l'arc du côlon, se rapprocha de plus en plus du rebord costal gauche. On continua à constater alors et *jusqu'à la fin de la maladie* le *durcissement de la tumeur* pendant la *palpation* et les *paroxysmes* de douleur et sa *mollesse* pendant les intervalles de calme. Les selles étaient quelquefois teintées de noir, mais, en général, de consistance et d'aspect normal. Une seule fois on constata la présence d'un peu de sang mélangé aux matières. L'intensité des coliques fut telle pendant le dernier mois qu'il fallut avoir recours à des doses de morphine énormes.

15 mai. On présenta de nouveau le malade à une clinique et de nouveau on affirma malgré la durée, le diagnostic d'intussusception comme indubitable.

Le 21. Le patient retourna chez lui. Il avait gagné deux kilogrammes en poids pendant son séjour à l'hôpital ; mais, à partir de ce moment, il renonça au régime et se nourrit surtout d'aliments amylacés.

6 juin. Il fut pris de douleurs abdominales continuelles et d'une constipation que rien ne put vaincre. Alors se manifesta un ballonnement énorme.

Le 11. Se produisirent des vomissements abondants, verdâtres, sans odeur.

Le 12, dans l'après-midi, ceux-ci cessèrent, mais le développement de l'abdomen augmenta encore et la mort prit place dans la nuit du 12 au 13.

Autopsie. — Des gaz s'échappent à l'incision de l'abdomen. Toute la surface du péritoine est recouverte de pseudo-membranes verdâtres et rougeâtres. Péritonite généralisée et épanchement de matières fécales.

L'invagination appartient à la variété iléo-cæcale. La tumeur qu'elle forme a 36 centimètres de long et s'étend d'un hypochondre à l'autre. La séreuse du côlon invaginant est d'une coloration verdâtre sale, qui tranche avec la couleur rougeâtre de l'intestin grêle. Celui-ci est très-dilaté au-dessus de l'intussusception et présente plusieurs points colorés en noir dans le diamètre d'un florin à peu près et se laissant déchirer avec une facilité extrême. C'est en ce point qu'a eu lieu la perforation. L'ouverture du cylindre interne admettait l'extrémité du petit doigt et se laissait traverser par une sonde. La moitié terminale, dans une longueur de 18 centimètres, présentait un épaississement considérable, une couleur foncée, une infiltration hémorrhagique et une très-grande friabilité. Il y avait adhérence des séreuses invaginées.

Circonférence externe de la tumeur, 26 centimètres. Epaisseur de la paroi à l'état frais, 5 millimètres ; circonférence de l'intussusception à son extrémité, 17 centimètres ; et près de son orifice, 11 centimètres. Circonférence de l'intestin grêle avant son entrée dans l'invagination, 13 centimètres ; épaisseur de sa paroi, 2 millimètres.

Obs. XXVII.
Howse.

Obs. XXVII. *Invagination intestinale. Gastrotomie.* (Résumée. M. Howse 1876. *Med. chir. Trans.* vol. LX, p. 94, en note). — Enfant de 5 mois, souffrant depuis un mois de symptômes abdominaux et offrant depuis quelques jours une hernie de la valvule iléo-cæcale par l'anus. Du mucus et du sang avaient été rejetés en quantité considérable. — Le médecin qui le soignait avait cru à un simple prolapsus et s'était contenté de faire rentrer la masse procidente dans le rectum.

M. Fagge fut appelé. Il n'y avait pas à songer à l'insufflation et la gastrotomie fut faite d'emblée. Réduction facile d'une grande partie de l'invagination ; mais adhérence et ramollissement des derniers quatre ou cinq pouces, au voisinage de la valvule iléo-cæcale. La traction, quoique faite avec ménagement, détermina deux déchirures considérables par lesquelles les matières fécales s'échappèrent. La masse qui restait invaginée fut séparée complètement et les portions saines d'intestin situées au-dessus et au-dessous furent cousues ensemble. L'enfant ne survécut que quelques heures. — Une terminaison fatale était en fait absolument inévitable, que le malade fut abandonné à lui-même ou soigné par n'importe quel moyen.

Obs. XXVIII. Marsh.

OBS. XXVIII. *Succès de la gastrotomie chez un enfant de 7 mois.* (Résumé. Howard Marsh, *Med. chir. Trans*, LIX, p. 79). — Garçon de 7 mois, malade depuis le 29 mars 1875, de diarrhée, vomissements et tranchées paroxystiques, sans qu'aucun de ces symptômes eut une très-grande gravité. Deux ou trois jours de mieux être, puis retour des accidents; ténesme et excrétion de mucus sanglant.

Après 14 jours du même état, sans grande altération de la santé générale, le 11 avril, la douleur de ventre devint cruelle, les vomissements fréquents, le ténesme violent et presque continu; pâleur et grande agitation. Douze heures plus tard, M. Marsh put constater le prolapsus hors de l'anus de deux pouces d'intestin à l'extrémité duquel on pouvait voir la valvule iléo-cæcale, et offrant une couleur violet foncé et une consistance œdémateuse. Dans l'abdomen était une tumeur cylindrique s'étendant de l'ombilic à la fosse iliaque gauche, en forme de saucisson. — La réduction ne put être obtenue par l'insufflation ni par l'injection d'eau chaude, même sous l'influence du chloroforme.

L'état général était très-grave et atteignait le degré du collapsus; la gastrotomie fut faite, avec anesthésie. Réduction après une traction un peu forte au début.

La guérison de la plaie était complète le 15 avril, et l'enfant était tout-à-fait bien portant en décembre 1875.

L'auteur fait remarquer que ces deux périodes, l'une de quatorze jours de symptômes d'apparence tellement chronique qu'ils ne firent pas soupçonner la nature réelle de l'affection et l'autre de douze heures d'accidents très-aigus, ont dû correspondre aux deux phases : 1º d'invagination, 2º d'inflammation et d'étranglement.

(Le même fait est résumé plus brièvement dans les tomes VII, p. 762 et X, p. 291 de la Rev. des sc. médic.)

Obs. XXIX Perroti.

OBS. XXIX. *Invagination intestinale.* (Résumée. G. Perroti, *Archiv. génér. de med.*, 4º sér., vol. V, p. 222, et *Annal. univ. di med.*, février et mars 1844). — Un laboureur, âgé de 60 ans, adonné à l'ivrognerie, entra à l'hôpital de Plaisance le 21 novembre 1843. Depuis *trois mois*, douleurs de ventre; depuis vingt jours, accroissement de ces douleurs, puis constipation opiniâtre; en même temps, tumeur dans la fosse iliaque gauche. Ventre tendu, pouls fébrile; nausées, et de temps en temps vomissements. Constipation toujours persistante, mais rejet de temps à autre par l'anus de quelques mucosités intestinales légèrement teintes de sang. Par le toucher rectal, Perroti put constater l'existence, à 3 travers de doigt au-dessus de l'anus, d'une tumeur plus grosse qu'un œuf de poule et occupant tout le calibre de l'intestin. A mesure qu'on injectait de l'eau dans le rectum, le liquide des lavements revenait. Les purgatifs n'agirent point. Douleurs de plus en plus vives, pouls plus fréquent, ventre de plus en plus ballonné. Le chirurgien de l'hôpital, Zangrandi, regardant la tumeur rectale comme un polype, se disposait à en pratiquer l'extirpation; mais l'aggravation de tous les symptômes, les vomissements fécaloïdes, le hoquet, l'affaissement général, l'en empêchèrent. Mort le 27 novembre, six jours après son entrée.

Autopsie. — La description de l'invagination, bien qu'un peu obscure, se rapporte évidemment à la variété iléo-cæcale. Dans l'iléon, au-dessus de l'invagination, était une ulcération arrondie de plus d'un demi-pouce de diamètre, par laquelle les matières fécales s'étaient épanchées dans le ventre.

Obs. XXX. *Intussusception.* (Résumée. Alfred Markwick, *The Lancet*, 1846, II, p. 68.) — Enfant âgé de 4 mois, présentant depuis huit jours un écoulement de sang par l'anus et par l'estomac. Le début avait eu lieu brusquement, sans aucun symptôme prémonitoire, et avait continué avec fréquence et abondance depuis lors, surtout par l'intestin. Le sang des selles paraissait pur ; celui des évacuations stomacales était mêlé en très-petite quantité à des matières jaune-verdâtre épaisses. Ces matières étaient rejetées par la bouche sans aucun effort, comme par régurgitation. L'enfant était pâle et exsangue ; pupilles dilatées; pas d'anxiété; pouls faible et fréquent; abdomen un peu tendu et sensible. De temps en temps, cris soudains et violents.

L'enfant avait été continuellement souffrant pendant ses huit ou dix premières semaines ; le méconium n'avait pas été expulsé en temps convenable, et de l'huile de ricin avait dû être administrée pour le faire rejeter. A l'âge de 6 semaines, il avait eu une attaque semblable à celle-ci, mais dont il s'était graduellement guéri. Il était devenu tout à fait robuste depuis lors, et d'après l'expression de sa mère « venait bien », quand l'hémorrhagie se reproduisit soudainement. L'état de l'enfant s'aggrava d'une façon continue, la régurgitation augmenta, et l'abdomen devint de plus en plus douloureux. A la fin, les cris cessèrent : l'écoulement de sang par l'anus passa du rouge vif au brun foncé et prit une odeur gangréneuse très-fétide; il ne cessa qu'avec la mort.

Autopsie. — Invagination du cæcum et de tout le côlon dans la courbure sigmoïde du côlon dont il était impossible de les retirer à cause des fortes adhérences qu'ils y avaient contracté. La portion invaginée

Obs. XXX.
Markwick.

réduite à 3 pouces de long, était complètement gangréneuse, et son canal était presque entièrement oblitéré par des masses ressemblant à des caillots organisés. Ces masses, congestionnées, offrant une cavité centrale, étaient constituées, d'après l'auteur, par des glandes solitaires hypertrophiées et congestionnées.

Il n'est pas douteux pour Markwick, qu'un certain degré d'intussusception existât à la naissance de l'enfant.

Obs. XXXI. *Intussusception*. (M. M'Kidd, cité par Holmes, *Surgical treatment of children diseases*; 2e éd., 1869, p. 569. Observation tirée des *Trans. of the med. chir. Soc. of Edinburgh*.) — Un petit garçon de 7 ans souffrit de douleurs intolérables, siégeant à droite de l'ombilic, revenant par intervalles, pendant un temps considérable. Durant le dernier mois de sa vie, les douleurs furent continuelles. Les selles étaient régulières, et les purgatifs toujours suivis de résultat. Il y avait, vers le cæcum, quelques phénomènes qui portaient à soupçonner une accumulation de matières fécales. Après la mort, on trouva le cæcum et son appendice invaginés dans le côlon.

Obs. XXXII. (Phillips. Cité par J. Gay, *loc. cit.*) — Il s'agit d'un malade qui devint jaune et s'émacia graduellement. Il mourut au bout de *plusieurs mois*. On trouva une invagination très-étendue, comprenant l'iléon, le cæcum et le côlon dans la courbure sigmoïde. Il n'y avait que fort peu d'altération de l'état normal de l'intestin.

Obs. XXXIII. (Monro, cité par Thompson, *Edim. med. and surg. journ.*, 1835, p. 817, et par Rilliet. *Gaz. des Hôp.*, 1852   ). — Petit garçon âgé de 12 ans. Il se plaignit pendant *plus d'un an* de coliques, souvent accompagnées de diarrhée et de selles sanguines. Lorsque l'auteur le vit, il était très-émacié et affaibli; le pouls était fréquent. Deux semaines plus tard, il rendit par les selles un lambeau d'intestin livide, de 13 pouces de long ; les symptômes généraux persistèrent, et la mort arriva au bout de six semaines.

A l'*autopsie*, on trouva : 1° une petite péritonite (probablement chronique); 2° l'union de l'iléon au côlon avec rétrécissement au niveau de la cicatrice.

B. — Invaginations de l'intestin grêle seul ou entériques.

Obs. XXXIV. *Invagination chronique de l'intestin grêle*. (M. Léger, interne des hôpitaux. *Bull. Soc. anat.*, séance du 15 décembre 1876, et *Progrès médical*, 1877, p. 192. Résumé.) — X..., couturière, âgée de 65 ans, a perdu son père et un frère de la poitrine. Sa mère est morte à l'âge de 45 ans de la dysenterie. Elle-même a eu comme affections antérieures la fièvre typhoïde à 18 ans, et ensuite plusisurs pneumonies ; mais jamais elle n'a souffert de l'estomac.

L'affection pour laquelle elle entre à l'hôpital aurait débuté il y a un an par de grandes douleurs dans les côtés, en même temps qu'elle perdait l'appétit, mais sans qu'il y eut alors de vomissements. Cet état amena rapidement une grande faiblesse qui l'a forcée à garder le lit depuis six mois. En même temps ses jambes enflent et deviennent douloureuses. Depuis quatre mois, il est survenu des vomissements après le peu de nourriture qu'elle pouvait prendre, mais jamais ils n'ont contenu de sang.

Les selles étaient assez rares, et n'avaient pas non plus présenté traces de sang. Maigreur, teint d'une pâleur mate, cachectique, qui en impose pour la teinte cancéreuse. Elle éprouve pour le pain et la viande un dégoût insurmontable et dit même qu'elle avale difficilement et rejette les liquides quand elle les prend trop vite. Recherche négative d'un rétrécissement de l'œsophage. Le vin est bien supporté, et malgré que la malade dise avoir des vomissements habituels, elle n'en présente aucun dans les dix premiers jours de son entrée. Les selles sont rares et difficiles. L'amaigrissement rend assez facile l'exploration de l'abdomen. On n'y trouve aucune trace de tumeur, mais la palpation est assez douloureuse du côté droit de l'épigastre. Il n'existe en même temps aucun trouble en dehors du tube digestif. La teinte de la malade, son affaiblissement et sa maigreur, jointe à l'œdème qui a existé aux membres inférieurs, font conclure à l'existence d'une affection organique de l'estomac.

Le 28 octobre a lieu le premier vomissement constaté depuis l'entrée.

24 novembre. On remarque de nouveau un vomissement. Faiblesse toujours croissante ; douleurs vagues, erratiques, pour lesquelles on a recours aux piqûres de morphine.

5 décembre. Outre la douleur qui existait à droite de l'épigastre sous la pression des doigts, on sent aujourd'hui une certaine résistance à ce niveau.

Le 7. A la constipation du début, succède une diarrhée assez abondante, et la malade laisse aller sous elle.

Le 10. La diarrhée bilieuse persiste, quoique diminuée, et ne présente comme coloration ou matières contenues, aucune particularité remarquable. Les vomissements continuent, bien que peu fréquents. La malade supporte toujours très-bien, et prend avec plaisir le vin de Bagnols.

Le 27. L'affaiblissement s'accroît de plus en plus et il survient un délire calme. La diarrhée, plus ou moins abondante suivant les jours, ne change pas de caractères. L'abdomen est toujours aussi plat, sans aucun symptôme de péritonite, et ne présente à la palpation rien autre chose que cette résistance située à droite de l'épigastre.

Les vomissements ont du reste cessé complètement. Les jambes sont œdématiées. Les mains mêmes s'infiltrent légèrement et la malade entre

dans une agonie tranquille qu'avait précédé son délire calme d'inanition.
En résumé, elle avait présenté comme uniques symptômes une faiblesse
croissante avec œdème des jambes, avant son entrée et à la fin de son
séjour à l'hôpital, avec des vomissements peu abondants quelque temps
après l'ingestion des aliments et des boissons, survenus seulement ça
et là dans le cours de sa maladie. A une constipation habituelle avait
succédé de la diarrhée, sans que jamais on ait constaté aucun symptôme péritonéal ; et la mort est survenue par inanition.

Autopsie. — A l'ouverture de l'abdomen, adhérences généralisées,
non vascularisées, paraissant anciennes et sans trace d'épanchement.
Il n'y a aucune lésion de l'estomac, ni du duodénum ; mais à 27 centimètres de la terminaison de cette portion du tube digestif, commence une invagination du jéjunum, longue de 18 centimètres. Une
sonde passe assez facilement dans le canal central. Aucune adhérence
n'unit les deux surfaces séreuses accolées, qui ne sont même pas vascularisées.

Obs. XXXV. *Invagination triple de l'intestin grêle* (Résumée. M. Bucquoy. *Recueil des travaux de la Soc. méd. d'observ. de Paris,* in-8, t. I,
1857-58, p. 192). — Jean R.., 21 ans, entre le 22 avril 1853, dans le service de M. Louis. Depuis trois ans, fréquents excès alcooliques ; il y a
deux ans, plusieurs lombrics dans les selles. Bonne santé habituelle.

Au mois de juillet 1852, il fut pris subitement de coliques violentes
et de vomissements répétés. Après un séjour de trois mois à l'hôpital
Sainte-Marguerite, il sortit incomplétement guéri.

Bien qu'il ait pu reprendre son travail, ses digestions étaient ordinairement pénibles ; coliques et vomissements de temps en temps, diminution des forces et amaigrissement progressif.

A la fin du mois, il apparaît entre la fosse iliaque et l'hypochondre
gauches, une tumeur assez volumineuse faisant saillie au-dessus du niveau de la paroi abdominale. Après une courte amélioration, une re-
crudescence décida le malade à entrer à l'Hôtel-Dieu.

A son entrée, il se roule dans son lit, en proie à des coliques éxtrê-
mement violentes ; habitude extérieure exprimant la souffrance, amaigrissement, teinte terreuse de la peau ; pas de fièvre, nausées continuelles ; hoquet par intervalles : vomissements abondants de matières
verdâtres. Ventre rétracté avec tension des muscles abdominaux. La
palpation, très-douloureuse, fait reconnaître entre l'hypochondre gauche
et la fosse iliaque du même côté, sur le trajet du côlon descendant,
une tumeur régulièrement arrondie, plus large dans son diamètre trans-
versal que de haut en bas ; son extrémité interne avance jusqu'à trois
travers de doigts de la ligne blanche. Résistance et matité à la percussion. Les deux fosses iliaques sont également dépressibles. Constipation opiniâtre habituelle. Depuis près d'un an, il ne mange qu'avec

dégoût, préférant surtout les substances aigres ; soif vive, mais nausées et vomissements chaque fois qu'il cherche à la satisfaire. Langue nette et humide. Aucun symptôme du côté des poumons.

Les jours suivants, pas de modification notable. La constipation fut vaincue par des purgatifs répétés, donnés tant en lavements que par la bouche ; jamais de mucosités sanguinolentes dans les garde-robes. Tumeur plus saillante.

Dans les premiers jours de mai, il y eut de l'amélioration, les vomis-missements et les nausées cessèrent; les coliques ne reparurent plus qu'à de rares intervalles; la tumeur elle-même sembla disparaître; mais dans le point correspondant la résistance et la matité persistèrent. L'amaigrissement continua, le ventre resta toujours rétracté.

Dans la nuit du 13 au 14 mai, tous les accidents reparurent brusque-ment et persistèrent jusqu'au jour de la mort qui arriva le 3 juin. Tumeur saillante comme par le passé. L'amaigrissement ne cessa de faire du progrès, de sorte qu'il mourut dans le dernier degré du ma-rasme. Apyrexie jusqu'à la fin ; refroidissement de toute la surface cutanée pendant les deux derniers jours.

Autopsie. — Invagination descendante et triplée de l'intestin grêle, à sa partie supérieure. — La tumeur commençait à 63 centimètres du pylore et mesurait 29 centimètres dans son plus grand diamètre ; sa circonférence était de 15 centimètres. Dans son épaisseur l'intestin se repliait sept fois sur lui-même, de sorte qu'elle était constituée par *sept couches d'intestin grêle* emboîtées et comprenant environ deux mètres de cet organe. Le bout supérieur de l'intestin invaginé formait un canal central qui permettait encore le passage des matières. A part un peu d'épaississement des deux cylindres les plus internes, dans la partie qui dépassait ceux qui étaient plus extérieurs, on ne trouvait aucune altération notable de l'intestin. Pas de traces d'inflammation ni de gangrène; pas même d'adhérences entre les séreuses en contact. Le mésentère n'avait subi d'autre altération qu'un allongement et un plissement tout mécaniques. Au-dessus de la tumeur, le duodénum était distendu et ses tuniques étaient hypertrophiées.

OBS. XXXVI. *Invagination intestinale ; élimination spontanée ; gué-rison temporaire.* (John Wood et Ward, in *Path. Transact.* 1857. VIII. p. 199). — Femme de 23 ans, sujette depuis *six mois* à des douleurs cruelles dans les reins et l'abdomen, puis à des symptômes de stran-gurie. La maladie avait été prise pour un cancer de l'utérus. Quand M. Ward la vit pour la première fois, elle était malade depuis trois mois et déjà très-émaciée. Le pouls était à 120, à peine per-ceptible et par moments intermittent. Langue sèche et chargée. Ten-dance à la constipation, mais jamais d'arrêt complet des matières ;

Obs.
XXXVI.
Wood
et Ward.

micturition fréquente et douloureuse ; urines légèrement albumineuses et contenant beaucoup d'urates.

Il y avait fréquemment des vomissements alimentaires qui se produisaient ordinairement une heure après les repas. Beaucoup de tranchées. Règles supprimées. Un peu de douleur à la pression dans la région rénale droite. Le toucher ne décèle pas de lésion utérine. Enfin, en novembre 1856, la malade rejeta dans une selle une portion d'intestin grêle.

Celle-ci, longue de 8 pouces, paraissait formée de la partie supérieure de l'iléon et de l'extrémité inférieure du jéjunum.

Un mois plus tard, la malade allait bien ; mais depuis, elle a eu un retour des symptômes d'étranglement interne ; elle a des vomissements continuels et ne rejette par l'anus qu'une petite quantité de liquide.

Obs.
XXXVII.
Peacock.

Obs. **XXXVII.** *Invagination intestinale méconnue.* (Peacock, *Path. soc. of London.* Febr. 10 th. 1873, *Med. Times*, 1873. I, p. 236, et *The Lancet* 1873. I, p. 376). — Jeune personne de 15 ans, soignée par M. Duke. Elle souffrait depuis quelque temps de débilité et d'anémie, et maigrissait beaucoup, bien que les selles fussent régulières. Vers le milieu de janvier, douleurs dans l'abdomen et vomissements, les attaques débutant tout à fait brusquement et cessant aussi soudainement ; il n'y avait rien de particulier dans les matières vomies et aucune connexion entre les heures des repas et les attaques de douleur et de vomissements. Les intestins fonctionnaient régulièrement. On soupçonnait quelque lésion pulmonaire latente. A l'examen de la poitrine, M. Peacock ne trouva rien d'anormal ; rien non plus dans l'abdomen, malgré un examen soigneux. On admit la probabilité de l'existence d'un ulcère de l'estomac et un traitement fut prescrit dans ce sens.

A une amélioration de quelques jours de durée succédèrent, le 31, une cruelle douleur dans l'abdomen et des vomissements répétés. Cela continua sans répit pendant deux jours et deux nuits. Puis survint une période de calme de 36 heures, après laquelle les mêmes symptômes reparurent. La malade mourut, épuisée, le 7 février.

Autopsie. — On ne put examiner que l'abdomen. Il existait une invagination de la partie supérieure du jéjunum. L'anse intestinale invaginée était longue de plus de 6 pouces et très-inflammée. La muqueuse présentait des plaques d'exsudat (*lymphe*) et à l'extrémité, toute l'épaisseur des tuniques était gangrénée et en partie détruite. Pas trace d'inflammation péritonéale.

Obs.
XXXVIII
Hacon.

Obs. **XXXVIII.** *Intussusception. Élimination spontanée d'une longue portion d'intestin. Guérison.* — (Résumé. Hacon ; *Path. Transac.*, t. XV. p. 113). — Mlle J.-H.., âgée de 32 ans, d'une bonne santé habituelle, éprouve à partir du mois d'octobre 1863, des accès de vomissements accompagnés d'une grande douleur dans tout l'abdomen, et revenant toutes les 3 ou 4 semaines sans cause apparente ; il n'y avait pas de constipation. Sa santé générale n'avait pas été atteinte jusqu'au 28 décembre, jour où elle vit pour la première fois M. Hacon. Pendant le mois de décembre, les accès revinrent tous les 3 ou 4 jours ; ils duraient seulement pendant quelques heures, mais étaient accompagnés d'une douleur aiguë spasmodique ayant les caractères de la colique. Les vomissements étaient en même temps alimentaires et bilieux. On ne pouvait découvrir de tumeur ou de dureté à l'examen de l'abdomen ; les selles étaient naturelles en fréquence et en caractère. Vers le 9 janvier 1864, les accès prirent une violence plus grande et la douleur devint plus cruelle. Le 14 janvier, des lavements amenèrent le rejet d'une grande quantité de matières fécales, suivi de la disparition complète des symptômes pendant 3 ou 4 jours : la malade parut guérie. Il y eut une selle le 18, mais le 20, la douleur revint plus cruelle qu'auparavant et s'accompagna de vomissements bilieux et plus tard fécaloïdes. La douleur était rapportée au côté droit de l'abdomen, un peu au-dessus de l'ombilic ; en ce point, une tumeur pouvait être sentie distinctement. Elle était un peu plus large que la main et était formée évidemment par une portion d'intestin soumis à une violente contraction spasmodique. Pas de sensibilité abdominale à la pression ; pouls non accéléré.

Le 21 janvier, les vomissements fécaloïdes continuent ; sommeil pendant quelques minutes à la fois seulement ; tumeur en peu augmentée de volume.

Le 22, un peu de mieux ; les vomissements avaient cessé et la douleur était moins forte. Injection rectale de plus de six pintes de gruau léger. Il y eut à la suite une selle copieuse, consistant surtout en sang coagulé, mélangé à du mucus sanglant et accompagné de gaz en abondance. Il y eut beaucoup de soulagement ; la tumeur cependant ne parut pas modifiée. Le 23 et le 24, pas de vomissements, peu de douleur. Deux selles normales provoquées par des lavements.

Le 25, continuation de la douleur, retour des vomissements, prostration accrue. M. Peacock, appelé en consultation, diagnostique une obstruction, probablement une invagination de l'intestin grêle au voisinage du cæcum. On décida de continuer l'opium et de nourrir la malade *exclusivement* par des lavements alimentaires, après emploi de copieuses injections d'eau chaude. Sous l'influence de ce traitement, les vomissements cessèrent et il y eut plusieurs selles normales.

Le 5 février, sensation de plénitude et de poids au travers de la partie supérieure de l'abdomen et le lendemain l'injection ramena avec des matières fécales une portion d'iléon longue de 35 à 40 pouces. A un pouce et demi d'une des extrémités de cette anse d'intestin était attaché un polype du volume d'une grosse aveline. A partir de ce mo-

ment on ne put plus sentir la tumeur abdominale. La malade se rétablit très-lentement, avec retour irrégulier de quelques accidents parfois, même un jour des vomissements fécaloïdes.

Le 25 mai, les selles avaient lieu sans l'usage des lavements ; mais
divers symptômes semblaient montrer qu'il restait un rétrécissement
de l'intestin produisant parfois des symptômes d'obstruction.

Obs. XXXIX. (John Gay. *Transact. of the med. soc. of London*,
1862 et loc. cit.) — Sexe non donné ; âge : 46 ans ; durée : *quelques mois* ;
l'invagination portait sur l'intestin grêle et présentait un polype ; les
surfaces péritonéales opposées étaient solidement unies. Au-dessus de
l'invagination l'intestin, fortement distendu, présentait une large ulcération.

Obs. XL. (Velpeau ; *Médecine opératoire*, t. IV, p. 19). — Un homme
qui était resté *longtemps* à l'hôpital de Tours pour des vomissements
et une constipation que rien ne put vaincre, finit par succomber. L'intestin grêle, largement dilaté au-dessus, était fermé vers son milieu par
une masse cylindrique, longue de plus d'un pied, en partie libre, en
partie adhérente, qui résultait d'une ancienne invagination dégénérée.

Obs. XLI. (R. Carswell, in *Cyclopedia of pract. medic.*, by Forbes.
vol. III. p. 134, 1834). — Ann Newland, de Emsworth, avait été tenue
au lit par une affection chronique anomale (?) pendant plusieurs années avant l'intussusception. Il n'y eut pas moins de 8 portions d'intestin rejetées par les selles, variant de 11 à 32 pouces de longueur et dont
le total s'élevait à *douze pieds* d'intestin. Chaque portion était complète,
offrant l'apparence d'un bout d'intestin sain qui aurait séjourné quelque temps dans l'alcool. Elles étaient formées par le jéjunum et l'iléon,
les unes ayant leur séreuse et les autres leur muqueuse en dehors.
Le point le plus intéressant de l'observation fut la guérison complète
de la malade, au moins en ce qui touche les conséquences immédiates
de la maladie. La première portion d'intestin fut rejetée en 1826, la dernière en 1829. La malade mourut en mars 1831, âgée de 37 ans. A l'autopsie on ne trouva qu'une zone cicatricielle étroite, sur l'intestin grêle,
avec léger rétrécissement du calibre. La solution de continuité avait
pris place au milieu d'une plaque de Peyer, dont on trouvait une moitié
se terminant à la cicatrice, et l'autre sur une des anses d'intestin éliminées.

C. Invaginations iléo-côliques.

Obs. XLII. *Invagination de la fin de l'intestin grêle dans le cæcum,
avec polype de la muqueuse invaginée.* (Résumée. Fischer ; *Bull. Soc.
Anat.* 1859, p. 205). — S.., âgé de 39 ans, entre le 18 avril 1859 (service

de Chassaignac). Bonne santé habituelle, jamais de maladies intestinales. Il y a trois mois, coliques vives et presque continuelles, siégeant
surtout dans le flanc droit. Selles normales, mais constipation fréquente. Peu à peu l'appétit diminua, l'amaigrissement fit des progrès :
le malade était obligé quelquefois de s'arrêter pendant des journées
entières et de cesser tout travail. La violence des douleurs était telle
qu'elle provoquait des transpirations très-abondantes qui épuisaient
le malade.

Amélioration momentanée pendant le mois de mars, mais les accidents reprennent leur cours avec plus d'intensité à partir des premiers
jours d'avril.

A l'entrée, on constate une faiblesse générale assez marquée; face
amaigrie, grippée, yeux excavés, regards brillants. Abdomen tendu,
sonore ; tympanite considérable remontant jusqu'au rebord des fausses
côtes. Pas de sensibilité à la pression, sauf dans le flanc droit. Pouls
très-petit, non accéléré. Pas de garde-robes solides depuis 8 ou 10 jours
au moins. Soif vive.

Le 19, la nuit a été très-agitée ; des contractions intestinales ont
provoqué des douleurs terribles, incessantes. Insomnie ; vomissements. Pas de déjection alvines.

Du 20 au 22, aggravation de l'état général, pas d'amendement dans
les symptômes.

Le 23, à 9 heures et demie, opération de l'anus artificiel par la méthode de Littre. Le doigt introduit par la plaie dans la fosse iliaque
droite touche une tumeur dure et résistante. Les matières s'écoulent
abondamment ; mais le malade souffre toujours, s'affaiblit de plus en
plus et meurt à 3 heures de l'après-midi.

Autopsie. — Épanchement purulent dans le péritoine. Agglutination
de quelques anses intestinales. L'anus artificiel a été établi à 3 mètres
environ de l'estomac.

L'intestin grêle s'est invaginé dans le cæcum et remonte dans une
longueur de 20 centimètres dans le côlon ascendant. L'étranglement
s'est produit au niveau de la valvule iléo-cæcale. Le double cylindre
invaginé porte à son sommet un pédicule long de 10 centimètres, terminé par un corps olivaire de 2 centimètres et demi de longueur. La
constriction de la valvule iléo-cæcale est très-forte, son diamètre est
de 15 millimètres, un stylet passe cependant par le canal central. Le
premier cylindre est très-injecté, noirâtre, gangréné en plusieurs points.

Obs. XLIII. *Intussusception de huit à neuf mois de durée.* (Résumé. Obs. XLIII.
Samuel Jackson, 1833. *Americ. Journ. of med. science,* vol. XII, Jackson.
p. 372). — M. F..., 55 ans, robuste et sanguin, a eu au mois de juin
1832 une attaque de colique hépatique. C'est du moins ainsi qu'un médecin appela sa maladie. Il put bientôt reprendre son emploi, bien

qu'il continuât à souffrir. Un mois plus tard il eut une seconde attaque ; puis les accès se répétèrent depuis lors à deux ou trois semaines d'intervalles. Il éprouvait de violentes douleurs abdominales jointes à de la constipation. Ses digestions étaient compromises et des éructations gazeuses avaient lieu d'une façon presque constante. Il était généralement constipé, mais les selles étaient entretenues par l'usage journalier de pilules purgatives. Il avait constamment éprouvé dans la partie droite et inférieure de l'abdomen une sensation de malaise et souvent de douleur, avec un sentiment de plénitude et de poids qui était soulagé par la pression et par l'action de soulever cette partie avec les mains. Il y eut une attaque de douleur en février ; une autre débuta le 3 mars 1833.

4 mars. Violentes douleurs pendant la nuit, surtout dans les régions lombaire, iliaque et de l'hypochondre droites. Douleur à la pression. Une selle journalière jusqu'ici. Vomissements fréquents, bilieux, pouls presque naturel, pas de chaleur de la peau ; hoquet le soir.

Le 5. Nuit sans repos ; une évacuation alvine copieuse procurée par un lavement.

Le 6 et le 7. Amélioration.

Le 8. Les douleurs ont reparu la veille au soir. Pas de vomissements, mais des régurgitations liquides.

Le 9. Douleur pendant la nuit ; fièvre légère. Selle copieuse à la suite d'un lavement.

Le 11. Douleur, fièvre, soif extrême ; pas de selle malgré de nombreux purgatifs, parmi lesquels l'huile de croton.

Le 12. Nuit tranquille, absence complète de douleur, abdomen flasque et souple ; pas de selles. Le malade était calme et rien ne faisait prévoir un danger immédiat, quand à 11 heures du soir se produisirent par l'anus des évacuations profuses de sang noir extrêmement fétide. Un grand épuisement en résulta, les évacuations devinrent involontaires, et le malade succomba dans la nuit.

Autopsie. — Inflammation du péritoine pariétal et intestinal, variant de degré selon les régions. Invagination de l'iléon dans le cæcum, dans une longueur de 7 ou 8 pouces. L'anse invaginée a 1 pouce et demi de circonférence et porte à son sommet une petite excroissance du volume d'une muscade. Une grosse masse de lymphe coagulée unit les deux séreuses de l'anse intestinale invaginée.

Obs XLIV.
Sydney
Jones.

Obs. XLIV. *Cas d'intussusception terminé par la mort au bout de neuf semaines.* (Sydney Jones, *Pathol. Transact.*, VIII, p. 179, et *the Lancet*, 1857, I, 66.) — Arthur B..., âgé de 4 mois, d'une belle santé, nourri exclusivement au sein, fut pris soudainement d'obstruction intestinale et de vomissements.

9 octobre. Excrétion par l'anus, avec beaucoup d'efforts, d'une petite

quantité de mucus mélangé de sang. Anxiété profonde et faiblesse extrême.

Le 11. Les fonctions intestinales reprirent leur cours, et les nausées diminuèrent beaucoup.

Le 28. Près de trois semaines après le début de la première attaque, la constipation, le vomissement et les autres symptômes reparurent, pour cesser de nouveau le 31. Cependant les évacuations étaient toujours accompagnées de beaucoup d'efforts.

24 novembre. Une portion de l'intestin fit saillie pour la première fois par l'anus et progressa jusqu'à atteindre 6 pouces de long. La réduction en était difficile et la mortification se produisait rapidement. L'enfant cependant prenait bien le sein et ne vomissait pas.

Cet état dura jusqu'au 11 décembre (neuf semaines depuis le début de l'attaque), jour de la mort de l'enfant.

A l'*autopsie*, on constata que la portion invaginée était formée par l'intestin grèle qui avait été entrainé dans les côlons, ascendant transverse et descendant, et enfin hors de l'anus (1). Une sonde passée dans la portion invaginée montra qu'elle était perméable ; son calibre était cependant fort rétréci, et son canal était occupé par une petite quantité de matière jaune féculente mèlée à du mucus. Les surfaces péritonéales opposées, dans la partie invaginée, étaient réunies sur toute leur étendue par de fortes adhérences fibreuses. L'anse qui faisait hernie par l'anus était en grande partie atteinte de gangrène. L'épaisseur des parois du cylindre moyen variait de un tiers de pouce à un demi-pouce. Le tissu sous-muqueux était infiltré de sérosité et d'exsudat inflammatoire.

Les trois observations suivantes ont trait à des invaginations multiples, iléo-côlique et côliques dans un cas, iléo-côlique et iléo-cœcale dans les autres. Je les ai placées ici à cause du rôle sans doute prédominant du déplacement iléo-côlique dans le mécanisme et la symptomatologie.

Obs. XLV. *Invagination de toute la partie droite du gros intestin et du cœcum dans le côlon transverse.* (Résumé. Sainet ; *Bull. de la Soc. anat.*, 1850, p. 314). — Beuvry (Pierre-Auguste), agè de 9 ans, entre le 9 mai 1850 à l'Hôpital des Enfants-Malades ; n'a jamais fait de maladie longue, mais s'est plaint fréquemment de douleurs de ventre.

Début brusque vers la fin de février par des coliques violentes, répétées à intervalles plus ou moins rapprochés s'accompagnant de vomissements de matières verdàtres, jaunàtres, parfois mèlées d'un peu de

____

(1) En s'en tenant aux termes mèmes de la description, c'est bien une invagination iléo-colique ; diverses considérations cependant, et notamment la rareté de cette variété dans l'enfance, tendraient peut-être à la faire ranger parmi les iléo-cæcales.

sang ; en même temps diarrhée, douleurs abdominales dont le maximum occupa successivement presque toutes les parties du ventre. L'affection fut regardée d'abord comme vermineuse, puis comme inflammatoire.

A son entrée, sa face est un peu amaigrie ; pas de malaise, appétit conservé, pas de diarrhée. Ventre souple dans toute son étendue ; mais au niveau de la fosse iliaque gauche, il existe une tumeur assez superficielle, médiocrement dure, du volume et de la forme d'un œuf, mobile, presque indolente ; cependant la pression de la région iliaque droite et de l'épigastre détermine un peu de douleur. Pouls calme ; peau fraîche.

10 mai. Même état ; on ne trouve plus la tumeur. Du 10 au 21, coliques de temps en temps ; les douleurs augmentent du 21 au 26.

Le 27. Mouvement fébrile (144 puls.).

Le 28. 136 pulsations. Douleur abdominale plus vive à droite qu'à gauche, diminuant pour reprendre un instant après avec plus d'intensité, surtout à la région épigastrique. Ventre assez souple et plat. Au niveau de la fosse iliaque gauche, on sent de nouveau la tumeur avec les caractères déjà indiqués. Vomisssements verdâtres abondants, surtout pendant les exacerbations de la douleur.

Du 29 au 31 mai. Pouls petit, de 126 à 166. Peau médiocrement chaude ; ventre souple, moins douloureux ; soif vive ; puis facies altéré, douleur très-vive à l'épigastre, vomissements verdâtres répétés, ballonnement du ventre, selles liquides, et enfin constipation.

Le 1ᵉʳ juin, l'aggravation a continué, l'amaigrissement est extrême et le malade présente l'aspect d'un cholérique parvenu à la période algide. Il meurt le 2 juin à 8 heure du soir.

Autopsie. — Intestin grêle distendu par des gaz ; sa surface péritonéale est légèrement poisseuse.

L'extrémité inférieure de l'iléon est invaginée dans le cæcum. La partie invaginée, peu considérable, présente une coloration noirâtre.

Le cæcum a abandonné la fosse iliaque et est remonté vers le foie ; il a été entraîné dans ce mouvement par le colon ascendant qui se trouve invaginé dans le colon transverse. Cette seconde invagination, longue de 1 centimètres, est située au niveau de la vésicule biliaire. A ce même niveau, le colon transverse à son tour a subi en sens inverse, c'est-à-dire en remontant, une invagination qu'on peut appeler rétrograde ou ascendante. Ces deux invaginations opposées chevauchent l'une sur l'autre, l'invagination ascendante se plaçant *en dehors* de l'invagination descendante, et forment cinq cylindres emboités. Les surfaces séreuses qui sont en contact ne sont pas adhérentes et ne présentent aucune trace d'inflammation. Muqueuses saines partout, sauf au niveau du cæcum dont la surface ressemble un peu à celle de l'utérus après l'accouchement ; la valvule iléo-cæcale présente la même lésion. Bien que fortement rétréci dans dans le point où il est invaginé, l'intestin grèle permet encore le passage des liquides. Quelques plaques de Peyer gonflées, noirâtres, sont en certains points le siége de petites ulcérations superficielles.

Obs. XLVI. *Cas d'intussusception iléo-colique.* (Résumé. Dr Heaton. *British med. Journ.*, 1873, II. 215. — John Mac-Neil, maçon, âgé de 40 ans, entre à *Leed's infirmary* le 8 janvier; il est un peu émacié et sa physionomie a quelque chose de hagard. Il a joui d'une bonne santé jusqu'en novembre, six semaines avant son admission. Il éprouva alors une attaque de fortes douleurs dans l'abdomen, qu'il attribua à un refroidissement. Il eut des alternatives en bien ou en mal jusqu'au 21 décembre, jour où il fut saisi de violentes douleurs et de vomissements coïncidant avec de la constipation. Son estomac ne tolérait rien sauf le vin de Porto. Pas d'écoulement de sang par l'anus. Il continua à souffrir de douleurs et de vomissements fréquents et la diarrhée succéda à la constipation primitive. On soupçonna une fièvre (?) et on l'envoya à Leeds.

Au moment de son admission, douleurs de degré variable dans l'abdomen ; vomissements de temps en temps, anorexie, tendance à la diarrhée, langue chargée et un peu rouge sur les bords, abdomen tendu, un peu dur, sensible surtout du côté droit. Dans la région iliaque droite et sur le trajet du colon ascendant, on pouvait sentir et limiter assez bien une induration, donnant de la matité. Il y avait un intervalle sonore de deux ou trois pouces de large entre cette induration et le foie.

Pendant son séjour à l'infirmerie, les principaux symptômes furent de la douleur, assez continue, mais de degré variable; des vomissements fréquents, alimentaires et bilieux, mais jamais fécaloïdes ; une diarrhée alternant de temps en temps avec la constipation ; langue rouge et chargée, mais humide. La tuméfaction et la tension de la partie droite de l'abdomen persistaient, bien que variables dans leur degré ; formant quelquefois une élévation visible à travers la paroi abdominale.

Le malade s'émacia graduellement et son facies « hagard » augmenta. La diarrhée était habituelle; les vomissements devinrent plus constants. Les derniers jours furent marqués par des souffrances cruelles. La mort arriva le 8 mars, trois mois et demi après le commencement de la maladie. On avait diagnostiqué un épaississement probablement de nature maligne du côlon ascendant, avec ulcération de la muqueuse.

Autopsie. — Epanchement séro-purulent abondant dans la cavité abdominale.

Il y avait une invagination de l'iléon et du cæcum dans le côlon ascendant, avec perméabilité du canal ; des adhérences considérables existaient entre les séreuses accolées. L'invagination avait selon toute pro-

Obs. XLVI. Heaton.

babilité commencé par la pénétration de l'iléon dans le cæcum. En effet, la valvule iléo-cæcale occupait le milieu de l'invagination, constituée plus loin par l'iléon seul et en arrière par le cæcum retourné, renfermant une portion d'iléon et l'appendice vermiculaire.

Obs. XLVI bis. Chevalier et Chambard.

Obs XLVI bis. *Invagination intestinale terminée par un polype muqueux de l'intestin grêle.* — (MM. Chevalier, (de Segré) et Chambard.*Bull. de la Soc. anat.* 1878). Résumé. — Mesnard, 12 ans ; bonne santé antérieure ; diarrhée dans la première enfance ; un coup reçu à l'école deux mois avant le début du mal. Sept frères et sœurs, tous bien portants.

Il y a sept mois, il fut pris subitement d'accidents d'étranglement interne ; arrêt des matières fécales, vomissements alimentaires et bilieux, douleur dans l'hypochondre droit ; sensation obscure d'une tumeur vers le côlon ascendant. Au bout de trois jours retour de quelques matières fécales, ovinées puis selles sanglantes et glaireuses. Douleurs atroces sous forme de coliques, répétées de 20 à 30 fois par jour et ne cessant que par l'emploi des injections hypodermiques de morphine (jusqu'à 0,50 centigr. par jour). L'enfant accusait parfois des douleurs qui remontaient en boule. La tumeur se déplaçait peu à peu, venant se placer sous le muscle droit du côté droit d'abord, puis plus tard sous le même muscle à gauche ; très sensible à certains moments, beaucoup moins à d'autres. Amaigrissement et affaiblissement graduels : cependant l'appétit persistait. L'enfant sentait « comme deux bosses dans le ventre. » Il y a trois mois, la tumeur ayant atteint l'hypochondre gauche fut pendant un laps de temps difficile à sentir ; elle échappa même quelque temps aux recherches. Il y a six semaines, on retrouvait dans la fosse iliaque gauche un empâtement volumineux très-caractérisé. A ce moment l'enfant eut des vomissements mélanémiques, — noir de café, — abondants, durant une nuit, et à partir de ce jour, le mal étant tombé dans la fosse iliaque droite et très-rapproché du pubis, les grandes douleurs diminuèrent beaucoup. Alors survinrent des difficultés de la miction, et des selles dysentériques, sanglantes et glaireuses, qui durèrent pendant quinze jours à trois semaines ; puis les douleurs « à pousser » reprirent.

Le 31 mars. Apparition dans le rectum, puis bientôt à l'anus, d'une tumeur volumineuse, dure, bosselée, mamelonnée et pédiculée, ayant l'apparence d'un polype fibro-musculaire.

Au toucher rectal, on sentait au-dessus de cette portion herniée une autre partie malade, dure et bosselée ; puis le doigt entrait dans un anneau qui se contractait. En tirant légèrement sur la tumeur herniée, on amena une seconde tumeur : le tout avait la forme d'une courge bilobée au centre. Au-dessus, existait un orifice par lequel le doigt reconnaissait le calibre intestinal diminué ; on pouvait en même temps toucher par l'anus tout autour de la tumeur ; en un mot, on pouvait à la fois pratiquer le toucher dans le rectum et dans l'intestin invaginé.

M. Chevalier songeait à enlever cette tumeur au moyen de l'écraseur quand l'enfant présenta de nouveau des symptômes d'étranglement interne, vomissements bilieux incoercibles, etc. La mort eut lieu trois jours après, le 2 avril 1878.

L'enfant n'eut jamais le teint cachectique jaune paille. On songea au début à un volvulus ou à une invagination. Puis la marche de la maladie dérouta le diagnostic, si bien que l'on ne pouvait s'expliquer le tableau morbide qui se développait. On n'en eut l'explication qu'en sentant le polype, par le toucher, sous le doigt.

Autopsie. — L'invagination mesure bien 30 à 35 centimètres. Une portion du petit intestin, le cæcum, l'appendice cæcal, une portion du côlon ascendant y sont compris, ainsi qu'une notable partie du mésentère qui a suivi l'intestin et s'est invaginé avec lui. Puis au niveau du duodénum, existe une bride formée par l'épiploon et obturant le calibre de l'intestin en l'aplatissant entièrement. C'est à ceci que doivent être attribués les derniers phénomènes d'étranglement. Pas de trace de péritonite.

Il sortait par l'anus 12 centimètres environ et la tumeur ovoïde, bosselée, mesurait 8 centimètres de long. Elle était constituée par un *myxôme* pur; ses vaisseaux participaient à la congestion dont la partie invaginée était le siége.

D. Invaginations du côlon et du rectum (ou côliques et rectales).

OBS. XLVII. — *Intussusception rétrograde.* (Résumé. Harrison, *Dublin quart. Journ* , 1848, vol. VI, p. 183.) — James Cavenagh, entra à l'hôpital de Gervis-street, le 16 juin 1848. Bonne santé antérieure. Six semaines auparavant, il est resté pendant plusieurs heures exposé au froid et à l'humidité, en lavant des moutons à la rivière. Il fut pris le lendemain de violentes douleurs spasmodiques dans l'abdomen et spécialement sur le trajet du côlon. Ses souffrances furent très-intenses, quoique avec des rémissions suffisantes pour lui permettre de temps à autre de reprendre ses travaux pendant un court laps de temps. Trois semaines plus tard, il eut une attaque semblable avec des vomissements bilieux fréquents, des douleurs atroces dans la région lombaire et une suppression d'urine. Il resta plusieurs jours dans cet état de cruelles douleurs spasmodiques abdominales et de violents vomissements, mais de temps en temps il y avait des intermissions complètes de plusieurs heures de durée. Quelques jours avant son entrée une nouvelle attaque eut lieu, avec urines rares et très-colorées. Il y avait en général de la constipation, mais interrompue de temps en temps par de la diarrhée, avec matières aqueuses brunâtres, très-fétides. L'état général avait décliné rapidement pendant les derniers jours.

Lorsque le malade entra à l'hôpital, Harrison découvrit une tumeur située entre l'estomac et l'ombilic, mobile et douloureuse à la pression. Emaciation très-grande et habitus d'un individus atteint d'une affection viscérale maligne. Il y avait quelquefois absence complète de douleur ; soulagement par les évacuations d'air ou de liquide par en bas, le besoin s'en faisant quelquefois sentir d'une façon extrèmement impérieuse avec douleur insupportable tant qu'il n'était pas accompli. L'appétit était quelquefois naturel ou même pressant (*urgent*), mais le malade craignait en dernier lieu de lui obéir, parce que sa satisfaction était, en général, suivie d'une attaque de vomissements et de douleurs. On réussissait chaque jour ou de deux jours l'un à obtenir des évacuations intestinales ; mais celles-ci étaient rares, aqueuses et ne contenaient jamais de matières fécales solides.

Après un séjour d'un mois à l'hôpital, le malade sentant ses forces diminuer d'une manière continue, désira retourner mourir dans sa famille. Il vécut encore là, une quinzaine de jours, ses forces et son état général déclinant très-rapidement. Peu de jours avant sa mort il eut de la diarrhée. Son urine qui avait été abondante, devint rare et cessa d'être sécrétée. Il n'y eut pas de fièvre, le pouls n'ayant jamais dépassé 72 pulsations.

Autopsie. — Aucune trace de péritonite, sauf vers le niveau de l'invagination. Celle-ci, longue de 4 pouces environ, était formée par l'intussusception du côlon descendant dans le côlon transverse; rétrograde par conséquent. Une bougie flexible pouvait traverser sa cavité. Il n'y avait pas trace de gangrène, mais plutôt une tendance à l'élimination de la tumeur par un processus d'ulcération.

Obs.
XLVIII.
Besnier.

Obs. XLVIII. — *Invagination d'une portion de l'S iliaque dans le côlon descendant. Occlusion intestinale. Mort.* (Résumée; 1ʳᵉ obs. de la thèse de M. Besnier, 1857, p. 62.) — D..., âgée de 23 ans, couturière. Service de M. Barth. Santé habituellement bonne. Symptômes fort légers pendant les premières semaines de séjour. Peu à peu la constipation devint le symptôme dominant; le ballonnement augmenta brusquement; des coliques vives, un état fébrile intense et des vomissements bilieux se déclarèrent.

Il y a deux mois, la malade étant assise, ressentit dans l'abdomen, sans aucune cause appréciable, des douleurs vives, qui ne furent pas suivies de diarrhée. Ces douleurs ne reparurent plus avec assez d'intensité pour qu'elle s'en inquiétat. Mais la constipation s'établit dès ce moment: les selles étaient rares, les matières rendues, dures, non effilées et contenant parfois une petite quantité de sang. Dans les jours qui précédèrent l'entrée à l'hôpital les douleurs abdominales reparurent et se manifestèrent par accès ; la constipation devint absolue.

Du 1er au 6 juillet. Les symptômes s'aggravèrent lentement. Résultats négatifs par le toucher rectal et vaginal. Douleurs abdominales très-vives, par accès. Tension de l'abdomen croissant graduellement et atteignant le volume d'une grossesse à terme. Siége principal de la douleur à l'ombilic ; la pression ne l'augmente que fort peu, sonorité générale. On voit pendant les crises douloureuses les anses intestinales faire un relief considérable.

Le 7. Fièvre ; douleur presque incessante, arrachant des cris ; vomissements fécaloïdes.

Le 8. Aggravation continue de l'état général. Robert pratique, le 9, l'opération de l'anus artificiel dans la région iliaque droite. Peu de soulagement ; mort dans la nuit du 10 au 11.

Autopsie. — Péritoine fortement injecté et couvert de fausses membranes ; à peine quelques cuillerées de sérosité trouble. Au niveau de l'union de l'S iliaque avec le côlon, est une invagination rétrograde de 1 centimètre 1/2 à 2 centimètres de longueur formant une sorte de valvule maintenue par des adhérences solides établies entre les points de contact. Trois ulcérations profondes au-dessus de l'invagination.

Obs. XLIX. — *Observation sur un volvulus.* (Reydellet, *Journal de médecine de Sédillot,* t. L, p. 446, et Bibliothèque médicale, février, 1814.) — Un porte-faix, âgé de 41 ans, ressentait depuis deux mois des coliques, dont il ignorait absolument la cause. Ces coliques furent remplacées par une douleur fixe, occupant les régions hypogastrique et iliaque gauches ; il survint aussi une diarrhée qui persista avec la douleur. La face du malade était décharnée et annonçait une lésion de quelque viscère abdominal. Après un traitement peu actif, dirigé dans la seule vue de combattre les symptômes, le malade succomba environ trois mois après l'invasion de la maladie, sans que les douleurs fussent devenues plus vives.

Autopsie. — Péritonite exsudative très-intense, surtout dans la région hypogastrique et du côté gauche. Après avoir rompu les fausses membranes qui unissaient les anses intestinales, on découvrit en ce point un foyer rempli de matières purulentes et stercorales. Au milieu de ce foyer, on voyait les deux bouts de la partie inférieure du côlon, divisés par la suppuration, au-dessus du détroit du bassin, vis à vis la symphyse sacro-iliaque gauche. L'extrémité inférieure était béante et paraissait avoir été dilatée. De l'extrémité supérieure sortait un corps violet, inégal, presque de la grosseur du poing et que l'on reconnut être la membrane interne, extrèmement boursoufflée, d'une partie du gros intestin. M. Reydellet considéra dès lors cette maladie comme

une invagination et put avec quelques efforts, la réduire complètement.

<table>
<tr><td>Obs. L.
Holmes.</td><td>

OBS. L. *Invagination de la courbure sigmoïde du côlon et de la partie
supérieure du rectum.* (Résumé. Holmes ; *Path. Trans.*VIII, p. 177 et *the
Lancet* 1856, II, 652). — Homme de 40 ans, tailleur, souffrant depuis
quelque temps d'alternatives de constipation et de diarrhée. Depuis
plus d'une semaine, constipation complète qui avait succédé à une
attaque de diarrhée. Il semblait très-malade. Le sphincter anal, très-
relâché, permettait l'introduction de plusieurs doigts. A un pouce et
demi au-dessus de l'anus, tumeur cylindrique, molle et de consistance
uniforme, lisse et revêtue par la muqueuse. Le doigt atteignait la
réflexion de la muqueuse de la tumeur sur la paroi intestinale, en
arrière seulement. Ecoulement d'un mélange de sanie et de matières
fécales. Le ventre, peu volumineux, était tendu, sonore, un peu sensi-
ble à la pression. Pas de vomissements. Pouls rapide et faible. Dans
l'après-midi, douleur aiguë dans le ventre et quelque nausées. La dou-
leur s'accrut et devint, le soir, excessivement cruelle. Affaiblissement
rapide. Pouls imperceptible, refroidissement des extrémités. Mort dans
la matinée.

Autopsie. — Epanchement de matières fécales demi-solides dans le
péritoine. Large perforation à bords déchirés vers le milieu du côlon
ascendant. L'invagination mesurait plus de trois pouces de long.

</td></tr>
<tr><td>Obs. LI.
Holmes
et Sims.</td><td>

OBS. LI. *Intussusception du rectum. Extirpation. Mort par infection
purulente.* (Résumé. Holmes et Sims. *Pathol. Trans.* XIX, p. 207, 1868).
— Homme de 37 ans, admis à l'hôpital Saint-Georges, le 9 octobre 1867.
Depuis deux ans, fréquents accès de rétention d'urine et de difficulté de
la miction, dont le premier est survenu à la suite d'un coup de pied au
périnée. Le 2 octobre, il se grisa, et dans la nuit, pendant ses efforts
pour uriner, un prolapsus de trois pouces d'intestin se produisit. Il
put réduire la masse avec le doigt, mais eut une hémorrhagie abon-
dante. Il éprouva depuis de fortes douleurs dans l'abdomen, surtout à
l'hypogastre, et vomit fréquemment ; les selles ont été liquides et san-
glantes et accompagnées de ténesme.

A son entrée, il paraît souffrir cruellement et se plaint de rétention
d'urine. Il est pâle et harassé ; il n'a ni dormi, ni mangé depuis plu-
sieurs jours. A l'examen de l'abdomen, on trouva plus ou moins de
dureté et de matité dans la région iliaque gauche. Presque pas de
sécrétion urinaire. Le doigt introduit dans l'anus sent à environ trois
pouces une grosse masse du volume d'un œuf de dinde environ. Le
doigt pouvait passer librement autour, mais ne pouvait sentir de pédi-
cule. Dépression centrale dans la tumeur, donnant un peu au toucher
la sensation du col de l'utérus, On fit le diagnostic d'intussusception

</td></tr>
</table>

Le 10 octobre. Nuit sans 'repos, vomissements par intervalles. Plusieurs selles de matières fécales liquides avec sang et mucus. Déjeuner pris avec plaisir. Tentative de réduction et examen au spéculum pendant le sommeil chloroformique.

Les 11 et 12. Pas de vomissements. Plusieurs selles muqueuses, puis une matière muco-purulente sourd par l'anus. Soif vive.

Le 15. Mauvaise nuit, plusieurs vomissements brunâtres, évacuations trop fréquentes. L'état reste à peu près le même les jours suivants.

Le 19. Rejet d'un morceau de muqueuse gangrénée. Pas de douleurs usqu'au 29. Appétit. Le 26, diarrhée, selles muqueuses et sanglantes.

Le 29. Une évacuation chaque demi-heure environ, douleurs dans le ventre.

Le 30. Quatre frissons dans la nuit, suivis par des sueurs profuses. Ecoulement semi-purulent constant par le rectum.

Le 31. Après de cruels efforts, il se produisit un prolapsus de la tumeur. On le fixa à l'extérieur.

1er novembre. Pendant l'anesthésie, on tira la masse aussi bas que possible et on sectionna au-dessous d'une ligature le pédicule qui fut trouvé presque entièrement ulcéré.

Il y eut du mieux pendant deux jours, puis le 4 au soir le malade tomba dans le collapsus. Il se releva un peu le 6, mais des frissons se reproduisirent le 7 et le 10, et la mort arriva le 13.

Autopsie. — Poumons et foie farcis d'abcès métastatiques. Pleurésie purulente double. Il y avait destruction ou absence congénitale du cæcum et de son appendice. — Le côlon adhérait en deux points aux parois abdominales, dans la fosse iliaque droite et au niveau de l'S iliaque.

La masse qui avait été enlevée pendant la vie était longue de quatre pouces et évidemment constituée par une invagination. Un bougie passait par le canal central, mais les tuniques de l'intestin ne pouvaient être séparées. Dans l'S iliaque, une cicatrice circulaire marquait le point de son attache.

Obs. LII. *Intussusception du rectum.* (Résumé. Cock, obs. V du Mémoire de Hilton Fagge. *Guy's hosp. Reports* 1868, 3e série, vol. XIV, p. 272). — C. F..., 35 ans, admise le 18 juin 1857, morte le 28. Elle raconta que l'intestin avait commencé à sortir pour la première fois en octobre 1856, mais qu'il était ensuite rentré. Retour du même accident à plusieurs reprises. Trois semaines avant son admission, la procidence ce reproduisit, sans qu'elle pût la réduire. Constipation depuis lors. Au moment de son entrée, elle était en proie à des symptomes d'étranglement; le prolapsus faisait une saillie de plusieurs pouces hors de

Obs. LII.
Cock.

l'anus et sa réduction dans le rectum n'e supprimait pas l'étranglement. Elle se refusa à toute opération.

Autopsie. — Corps amaigri. Péritonite aiguë récente. Invagination de quatre pouces et demi de longueur dont le collet était situé à neuf pouces de l'anus, et renfermant neuf pouces d'intestin invaginé; formée par conséquent surtout par la courbure sigmoïde. La masse invaginée était en train de se mortifier.

Obs. LIII.
Durham.

Obs. LIII. *Intussusception du rectum avec excroissance adénomateuse.* (Résumé. Arthur Durham ; *Pathol., Trans.* 1872, XXIII, p. 116). — Homme de 44 ans. Il avait commencé à souffrir de constipation trois mois avant d'être mis en observation et avait remarqué l'expulsion d'un peu de mucus sanglant de temps en temps avec les selles. Des purgatifs furent administrés à diverses reprises avec peu ou point de bénéfice. Selles graduellement plus rares, moins abondantes et plus petites.

M. Habershon constata l'existence d'une tumeur le 4 mars, et M. Birkett reçut le malade au Guy's hospital le 13 mars.

Il se plaignait alors d'une cruelle douleur dans les reins et l'abdomen. Pas de selles depuis plus d'une quinzaine de jours, mais pas de vomissements. Etat général fort bas. Abdomen tendu, mais peu volumineux et peu sensible à la pression. Dans le rectum était une tumeur volumineuse et allongée, distante de 3 pouces de l'anus, autour de laquelle on pouvait passer le doigt, et offrant un orifice, etc. On diagnostiqua une intussusception de la partie supérieure du rectum dans l'inférieure, probablement associée à un néoplasme.

La colotomie fut faite le 22 mars, dans la région lombaire gauche. Erysipèle à la suite. Mort quatre jours après l'opération.

Autopsie. — Invagination de 4 pouces de la partie supérieure du rectum dans la partie moyenne. Toute la partie inférieure de l'anse invaginée était occupée par une tumeur irrégulièrement annulaire de nature adénomateuse. Un mucus blanchâtre, épais, semblable à de la gelée remplissait la cavité centrale étranglée et presque oblitérée de la partie supérieure de l'invagination. La tunique musculaire de l'intestin paraissait être un peu épaissie.

Obs. LIV.
Bruchet.

Obs. LIV. *Fistule vésico-intestinale, consécutive à une invagination* (Par P. Bruchet, interne des hôpitaux, *Bull. Soc. Anatomique* et *Progrès médical,* 1878, et avec plus de détails dans la *Revue mensuelle de méd. et de chir.,* 1878, t II, p. 255). — L'observation a trait à un malade entré le 6 août et mort le 25 octobre, dans le service de M. Nicaise. Cet homme, âgé de 67 ans, rendit pendant plus de trois mois des matières fécales mélangées à l'urine. On ne trouvait dans ses antécédents que les accidents ordinaires dus aux calculs biliaires dont il rendit une assez grande quantité six ou sept ans avant sa mort. L'état général du malade, à son entrée était assez bon ; toutes les apparences de la santé étaient conservées ; les fonctions digestives s'exécutaient normalement.

L'autopsie montra qu'au niveau de l'étranglement, siégeant sur l'S iliaque, il s'était formé une sorte de canal de dérivation qui, recevant les fèces du bout supérieur, les transmettait d'une part à la vessie, et d'autre part au bout inférieur. Une dissection minutieuse démontra que l'étranglement était formé par l'invagination d'une courte portion d'intestin dans l'S iliaque, invagination dont les divers cylindres avaient formé par leur suture et leur union intime une masse presque inextricable.

Dans l'observation suivante, donnée en quelques mots, la variété de l'invagination n'est pas indiquée.

Obs. LV. *Intussusception chronique.* (John Gay, *Transact. of the medic. Soc. of London*, 1862.) — Malade âgé de 53 ans, dont le sexe n'est pas indiqué. La maladie dura *dix semaines*. A l'autopsie on trouva, pour toute lésion, la muqueuse de la partie invaginée congestionnée.

Obs. LV.
J. Gay.

E. Observations sans autopsie.

Obs. LVI. *Invagination intestinale probable. Guérison.* (Observation personnelle, très-résumée.) — C... (Auguste), âgé de 4 ans, entré le 7 novembre 1877, dans le service de M. Archambault, à l'hôpital des Enfants malades, et couché dans le lit n° 10, salle Saint-Louis.

Obs. LVI
personnelle.

C'est un bel enfant, robuste et d'une bonne santé habituelle. On ne trouve dans ses antécédents qu'une rougeole et une maladie dont la nature est restée obscure et dont les symptômes ont beaucoup ressemblé à ceux qu'il présente actuellement : il y a un an environ, il a été pris brusquement de coliques violentes avec des vomissements et une constipation bientôt remplacée par de la diarrhée. La maladie a duré quatre mois, toujours sans fièvre, et présentant des alternatives d'aggravation et d'amélioration, parfois de plusieurs jours de durée. Sa mère croit se rappeler avoir vu à deux fois quelques stries de sang dans les selles ; elle a aussi constaté à plusieurs reprises une chute du rectum, facile à réduire.

L'enfant s'était parfaitement rétabli et revenait de la campagne, quand il fut pris de quelques coliques. Sa mère, de son autorité privée, lui donna, le 1er novembre, un purgatif qui fut suivi d'un effet déplorable : coliques atroces, vomissements et constipation.

C'est dans cet état qu'il fut amené à l'hôpital. On ne put constater d'autres symptômes, à part un peu de tension, de sensibilité à la pression et de ballonnement du ventre. Un purgatif fut administré, qui amena deux selles et un peu de soulagement après des coliques accrues.

Le lendemain, à la visite, le petit malade ne présentait plus aucun symptôme morbide, était gai et demandait à manger. Cependant quelques coliques et un vomissement se produisirent dans la journée.

Le 10 et le 11, la palpation révéla l'existence d'une tumeur volumimineuse, ayant le siége, la forme et le volume de l'arc du côlon dilaté et résistant. mais ne présentant pas de matité; il y eut des coliques violentes par moments ; des vomissements répétés, alimentaires d'abord, puis muqueux, puis porracés; des selles normales, puis diarrhéiques. L'apyrexie était complète.

Le 12. Tous les symptômes avaient disparu de nouveau, sauf la tuméfaction qu'on trouvait dans l'abdomen ; et sans cela on aurait pu croire l'enfant guéri.

Ces alternatives en bien et en mal ont continué pendant un mois environ ; le 19, il s'y est joint un signe capital, la présence d'une petite quantité de sang dans les selles ; mais cela ne s'est plus reproduit. On constatait à ce moment la présence d'une tumeur allongée, renflée à droite et terminée en pointe vers la gauche : des crises douloureuses fort cruelles eurent lieu à plusieurs reprises, accompagnées de vomissements.

Les jours suivants, les mêmes accidents persistaient et l'enfant qui avait jusqu'alors conservé son embonpoint, refusa de prendre ses aliments et maigrit avec une grande rapidité.

Le 24. Il est pris de bronchite généralisee, qui cède au bout de quelques jours ; mais alors se développe une pleurésie du côté droit.

Pendant la durée de ces accidents thoraciques, l'examen de l'abdomen a été négligé ; il n'y avait du reste plus de vomissements et peu de coliques ; cependant quelques jours de constipation étaient suivis de quelques jours de diarrhée.

Le 27. On ne sentait plus que de l'empàtement dans la région précédemment occupée par la tumeur.

6 décembre. La tumeur avait reparu avec tous ses caractères et présentait en outre une longueur plus grande : elle était coudée au niveau de l'hypochondre gauche et occupait exactement le trajet des côlons transverse et descendant. Mais le lendemain, il était impossible de la retrouver et l'on constatait seulement la développement anormal de l'abdomen.

L'enfant paraissait en voie de guérison quand il fut pris le 17 décembre de tous les symptômes d'une angine diphthérique assez grave. La guérison de cette nouvelle complication eut cependant lieu vers la fin de l'année, et l'enfant put quitter l'hôpital dans les premiers jours de 1878, guéri, au moins en apparence, de tous les accidents.

Obs. LVII. *Invagination probable.* (Résumée, Rillet, *Gaz. des hôp.* 1852, et *Traité des maladies des enfants*, par Rilliet et Barthez, 2e édit.) — Petit garçon de 10 ans, sujet aux indigestions et à la constipation. Début le 31 juillet par des douleurs accompagnées de fièvre. Vomissement des médicaments le quatrième jour. Fièvre (100 puls.).

5 août. Coliques intermittentes, très-douloureuses ; plusieurs petites selles de matières très-noires, excessivement fétides.

Le 6. Persistance des coliques dans le flanc droit, près de la ligne médiane. On commence à sentir une tumeur douloureuse à la pression.

Le 7. Trois selles noires fétides et trois verdâtres. Dysurie très-intense. Les coliques redoublent de vivacité et arrachent des cris aigus ; mais dans leur intervalle, l'enfant a bonne apparence, peut rire et même plaisanter.

Le 8. L'empâtement s'est étendu de la ligne médiane vers la fosse iliaque ; constipation.

Le 9. L'abdomen est en relief à droite, affaissé à gauche ; une petite selle ; tumeur droite plus molle, moins circonscrite.

Le 10. Diarrhée fréquente ; le 11, elle continue et renferme du mucus strié de sang avec des matières verdâtres ; pas de pus. Cette diarrhée avec quelques filets sanguins s'arrête le 14. A partir du 12, diminution graduelle de la tumeur, guérison vers la fin d'août.

Obs. LVIII. *Intussusception chronique. Guérison.* (Résumé, Dr Wilks, *The Lancet*, 1870, vol. I, p. 731.) — Emma K..., âgée de 13 ans, fut admise à Guy's hospital, le 1er février 1870. Sa santé paraissait très-compromise. Elle éprouvait divers symptômes mal définis, mais se plaignait surtout d'une douleur dont elle souffrait dans le côté droit depuis une semaine ou deux. Il n'y avait eu ni nausées, ni constipation. On découvrit du côté droit, au-dessous des côtes, une tumeur globuleuse du volume d'un œuf environ, se déplaçant un peu avec les mouvements respiratoires, mais non adhérente au foie. Elle ne paraissait pas non plus en connexion avec le rein et le diagnostic se posa entre une tumeur du mésentère, une accumulation de scybales ou une intussusception. C'est à cette dernière hypothèse qu'on s'arrêta après l'administration de plusieurs purgatifs qui agirent bien, mais sans modifier la tumeur.

Le 16, il y eut des douleurs fortes dans le côté et des nausées. On trouva une sensibilité vive dans la région de l'hypochondre et l'on ne put délimiter si facilement la tuméfaction, devenue plus diffuse et plus superficielle.

Rafinesque.   18

Le 23, la douleur et la sensibilité étaient moindres, et la tumeur moins volumineuse.

Le 28, elle était revenue au même volume qu'à l'entrée de la malade, qui put quitter son lit.

Le 11 mars, toute trace de la tumeur avait disparu. M. Wilks appuie son diagnostic sur la comparaison de l'histoire de sa malade avec l'observation de M. Fagge, résumée précédemment.

F. — Observations d'invaginations dont la chronicité est douteuse.

Obs. LIX. Dance.

Obs. LIX. *Végétations de la valvule de Bauhin; invagination intestinale.* (Très-résumée. Dance, *Arch. gén. de médecine*, 1832, 1re série, XXVIII, p. 177.) — Il s'agit d'un malade âgé de 42 ans, que Dance en prenant possession de son service, le 21 avril 1831, y trouva couché depuis près de quatre mois. Cet homme avait paru atteint d'une affection du foie. Il avait de l'ictère; douleur, sensibilité à la pression et résistance dans l'hypochondre droit. Alternatives de diarrhée et de constipation avec borborygmes et coliques revenant par invervalles irréguliers, mais surtout la nuit. Vomissements bilieux à la suite des coliques. Gonflement et météorisme léger du ventre habituels. Au bout d'un mois les symptômes étaient au même point, mais depuis quelques jours les efforts de défécation provoquaient le rejet d'un peu de sang. Un purgatif agit bien; un autre détermina une aggravation considérable des symptômes. Les jours suivants, symptômes de péritonite. Mort le 7 mai. Dans les derniers jours on constate la présence d'une tumeur allongée, dure, cylindrique et mate, dans la fosse iliaque et le flanc gauches.

A l'*autopsie*, violente péritonite généralisée. Invagination iléo-cæcale occupant la fin du côlon descendant et l'S iliaque. Adhérences récentes entre les séreuses en contact. Sur la valvule cæcale existaient plusieurs végétation, d'un rouge livide formées par des tumeurs arrondies, dures et comme fibreuses : le doigt indicateur avait peine à s'insinuer dans l'orifice. C'est à ce rétrécissement que Dance attribue tous les symptômes de la maladie, à part les phénomènes ultimes.

Obs. LX. Lafont.

Obs. LX. *Invagination de la partie supérieure du jéjunum dans l'inférieure.* (Très-résumée. Lafont, *Bull. de la Soc. anat.* 1835, p. 78). — Emmanuel (Mélanie), 29 ans, ouvrière en linge, entre le 28 février 1835 à l'hôpital Necker. Coliques et vomissements ayant débuté brusquement dans la matinée et ayant continué avec de courtes rémissions. Des accidents exactement semblables, bien que moins intenses, ont eu lieu à quatre reprises pendant l'année 1834 et ont cédé complètement en sept ou huit jours. Anxiété, pâleur; ventre non ballonné, ni sensible à la pression, muscles abdominaux contractés. Coliques violentes. Sécrétion des urines abondante. Apyrexie. Ces coliques furent prises pour des « coliques nerveuses. »

Le 1ᵉʳ mars. Les accidents continuant, on découvrit une tumeur abdominale ; constipation complète. On diagnostique une invagination (?). Mort le 10 au soir avec tous les symptômes d'une occlusion complète.

Autopsie. — Invagination du jéjunum, longue de 12 pouces environ... L'incision de l'invagination montre que la cavité tapissée par la séreuse renferme un peu de sérosité citrine et est remplie de fausses membranes nombreuses et *très-fortes*, interceptant entre elles « des parties fibrineuses du sang... »

Obs. LXI. Abercrombie, cité par John Gay. (*loc. cit.*) rapporte le cas d'un homme chez lequel une tentative de réduction d'une hernie irréductible fut faite. Il sentit aussitôt après une sensation spéciale (*a working*), dans l'abdomen, suivie bientôt de vomissements. Il fut affecté des mêmes accidents à de nombreuses reprises, jusqu'au jour où il eut enfin une attaque plus violente que d'habitude, et à la suite de laquelle il fut en proie à de l'émaciation et à une consomption graduelle. Il y avait de la constipation, mais une purgation produisait toujours de l'effet. Après la mort, on trouva deux invaginations à la partie inférieure de l'iléon ; mais comme ni l'une ni l'autre ne déterterminait d'occlusion complète, le malade avait pu traîner pendant plusieurs semaines.

L'observation et l'indication suivantes, recueillies pendant l'impression de ce travail, ne figurent pas dans mes statistiques.

Obs. LXII. *Invagination du gros intestin, de quatre mois de durée.* M. Jacquier. (Résumé, *Journal de médecine de l'Ouest.* 2ᵉ série, 1ʳᵉ année, tome XI, 1877, p. 278).— Auguste B..., 65 ans, entré à l'hôpital de Nantes, le 21 octobre 1876. Bonne santé habituelle. Il avait été pris deux mois auparavant, sans cause appréciable, d'une diarrhée assez abondante. Au moment de son entrée, la diarrhée persiste ; maigreur, anorexie. On sent dans la fosse iliaque gauche une tumeur de 5 à 6 centimètres de long donnant la sensation du gros intestin rempli de matières. Un purgatif et un lavement laxatif amènent un peu de soulagement, mais la tumeur ne diminue pas. Les commémoratifs ne permettaient pas d'admettre une dysenterie chronique, le malade n'ayant jamais eu d'affection intestinale avant cette diarrhée, qui ne remontait qu'à deux mois et ne s'était jamais accompagnée de fièvre. MM. Bonamy et Bertin, qui firent successivement le service, s'arrêtèrent à l'idée d'un cancer du gros intestin. La diarrhée, les vomissements qui commencèrent à cette époque, l'état cachectique du sujet s'accordaient bien avec ce diagnostic. Amélioration de 15 jours de durée après l'emploi d'un vésicatoire et de badigeonnages à la teinture d'iode; mais bientôt les accidents reparurent plus intenses. Au commencement de décembre, des douleurs s'irradiant dans tout le ventre empêchèrent le sommeil. La tumeur devenait parfois plus volumineuse; tout le côlon transverse se dessinait sous la peau du ventre; celui-ci, aplati, ayant la forme dite en bateau. Ces symptômes disparaissaient le lendemain.

Le 6 décembre, les vomissements reparurent.

Le 8. Faiblesse extrême; potion au cognac. Chute du rectum pendant une garde-robe; l'intestin qui faisait saillie dans une longueur de 10 centimètres fut réduit facilement. Le malade succomba le 14 décembre.

Autopsie. — On ne sent plus la tumeur dans la fosse iliaque gauche. A l'ouverture de l'abdomen, péritonite généralisée. Intestin grêle diminué de calibre, vide de matières. Estomac très-augmenté de volume. Le gros intestin est injecté et offre en plusieurs endroits un commencement de sphacèle. Il ne mesure pas plus de 50 centimètres. De la colonne vertébrale au fond de la fosse iliaque gauche s'étend une masse dure, rougeâtre, épaisse, cylindrique, de 30 centimètres de long, commençant à droite par un bourrelet qui la rattache au gros intestin, et constituée par une invagination du côlon.

Le cylindre interne était entouré d'une matière blanchâtre, granuleuse, comme on en trouve dans la péritonite. Des adhérences l'unissaient au cylindre externe. A la partie supérieure on trouva un point sphacélé et ne tenant que fort peu au reste de l'intestin. Les membranes du gros intestin étaient très-épaisses.

Obs. LXIII.
Concato.

Obs. LXIII. — *Invaginamento del colon transversum ; colite cronica ; morte per febbre consecutiva.* — (Concato. *Rivista clinica* 1868.

On ne sera pas surpris de ne pas trouver ici l'index bibliographique des invaginations intestinales chroniques. Les éléments suffisants n'en existent pas, et je ne pourrais que répéter ici les noms et les indications des quelques auteurs que j'ai eu soin de citer toutes les fois que j'ai dû leur faire des emprunts.

En ce qui concerne les invaginations en général, on trouvera tous les renseignements bibliographiques utiles dans les mémoires de MM. Besnier, Duchaussoy, Rilliet, Smith, etc., et surtout dans celui de M. Leichtenstern.

II. Documents statistiques.

Tableau XVI. — Étiologie.

(Leichtenstern).

1º Nombre de cas où manquent les renseignements antérieurs
à la maladie... 267
2º Explosion subite des symptômes chez des individus en bonne
santé... 111
3º Polypes de l'intestin... 30
4º Cancers et rétrécissements... 6
5º Diarrhée antérieure... 21
6º Autres troubles des fonctions intestinales (4 fois entérites
chroniques dont 3 avec prolapsus rectal ; 6 fois coliques
antérieures aux autres accidents ; 6 fois irrégularités de la
défécation ; 4 fois tendance à la constipation ; 5 fois dysentérie)... 25
7º Ingesta... 28
8º Contusion de l'abdomen... 14
9º Ebranlement du corps... 12
10º Coïncidence avec la grossesse ou l'accouchement........... 7
11º Refroidissement... 6
12º Invaginations consécutives à diverses maladies aiguës ou
chroniques ; ou se produisant après l'action d'une classe
de causes indifférentes ou douteuses........................... 66

Total.......... 593

Tableau
XVI.

Tableau XVII. — Durée des invaginations selon leurs variétés.

(Leichtenstern).

Tableau XVII.

VARIÉTÉS d'invagination.	TEMPS ÉCOULÉ AVANT LA MORT.									
	1 semaine.	2 semaines.	3 semaines.	4 semaines.	De 5 à 8 semaines.	De 3 à 4 mois.	De 5 à 7 mois.	De 8 à 12 mois.	Plus d'un an.	TOTAUX.
Invagin. iléo-cæcales,	7	6	4	2	10	8	2	4	»	43
— de l'intestin grêle,	10	12	4	2	»	1	1	»	»	30
— du côlon,	3	4	2	2.	2	1	»	3	1	18
— iléo-coliques,	4	7	1	1	1	»	»	»	»	14
Totaux.	24	29	11	7	13	10	3	7	1	105

Tableau XVIII. — Durée des invaginations selon les âges.

(Leichtenstern).

Tableau XVIII.

	AGES.								
	1 an.	2 à 5 ans.	6 à 10 ans.	11 à 20 ans.	21 à 40 ans.	41 à 61 ans.	Au-dessus de 60.	Age inconnu.	TOTAUX.
Mort le 1er jour.	4	»	»	»	1	»	»	»	5
— le 2º —	18	4	2	1	1	»	»	»	26
— le 3º —	26	2	1	2	»	1	»	3	35
— du 4e au 7e jour.	35	10	7	4	3	4	1	4	68
— dans la 2e semaine.	10	6	4	10	13	5	1	2	51
— 3º —	2	2	1	3	8	»	»	2	18
— 4e —	2	1	1	»	5	4	1	1	15
— dans les 2e et 3e mois.	2	1	2	5	8	5	»	4	27
— — 4e et 5e —	1	2	»	»	7	1	»	»	11
— — 6e et 7e —	»	»	»	»	1	»	»	2	3
— — 8e —	»	1	1	»	1	»	»	»	3
— — 9e —	»	»	»	»	1	»	»	»	1
— — 10º ou 11e —	»	»	»	»	2	»	»	1	3
— après un an.	»	»	»	»	»	»	1	1	2
— après 2 ans.	»	»	»	»	»	1	»	»	1
Totaux.	100	29	19	25	51	21	4	20	269

Tableau XIX. — **Durée de la maladie avant l'élimination spontanée.**

(Leichtenstern).

L'élimination spontanée a eu lieu

Au bout de	3 jours dans	1 cas.	(Butscha).
de	4 —	2 —	
de	5 à 7 jours	8 —	
de	8 à 10 —	14 —	
de	11 à 14 —	35 —	
Après la	3e semaine dans	34 —	
—	4e —	12 —	
—	le 2e mois	9 —	
—	4e —	3 —	
—	6e —	3 —	(Focke, Wood, Ward (1).
—	environ 1 an.	3 —	douteux (Dampier, Monro, Backstrom).

Tableau XX. — **Siège de la tumeur et siège de l'invagination.**

(Leichtenstern).

SIÉGE DE L'INVAGINATION.

SIÉGE DE LA TUMEUR.	Iléo-cæcale.	Colique.	De l'intestin grêle.	Iléo-colique.	Siége inconnu.	Totaux.
Région cæcale	9	»	9	4	5	27
Région du côlon ascendant et hypochondre droit	1	2	1	»	3	7
Arc du côlon, épigastre	12	2	4	»	1	19
Hypochondre gauche	12	4	2	1	1	20
Région iliaque gauche et voisinage de l'S iliaque	25	10	3	2	12	52
Dans le rectum	10	10	»	1	10	31
Prolapsus à travers l'anus	20	12	».	1	8	41
Hypogastre	»	»	3	»		
Déplacement de la tumeur du cæcum vers l'arc du côlon	1	»	»	»	»	1
Déplacement de la tumeur de l'arc du côlon vers l'S iliaque	8	»	»	»	»	8
Déplacement du cæcum vers l'S iliaque en traversant la région de l'arc du côlon	2	»	»	»	»	2
Siége inconnu	»	1	4	»	4	9
Totaux	100	41	26	9	46	222

(1) Il me semble que M. Leichtenstern a compté pour deux l'observation unique due à MM. Wood et Ward (obs. XXXVI, recueillie par l'un et présentée par l'autre) et dans laquelle l'élimination a en effet eù lieu au 6e mois. Je n'ai pu vérifier les autres observations.

LÉGENDE

Intestin grêle, cæcum et côlon ascendant invaginés dans le côlon transverse.

(*Voyez page* 223, *Obs. II*).

A. — Iléon.
B. — Côlon transverse.
C. — Côlon descendant.
D. — Face muqueuse du côlon ascendant.
E. — Face muqueuse du cæcum retourné au doigt de gant.
F. — Appendice vermiculaire.
G. — Sonde pénétrant dans la cavité de l'appendice.
H. — Sonde pénétrant dans l'iléon invaginé, par la valvule de Bauhin en partie
   détruite par la mortification.
K. — Section transversale de l'iléon invaginé.

(Extrait du *Bulletin de la Societé clinique*, 1877).

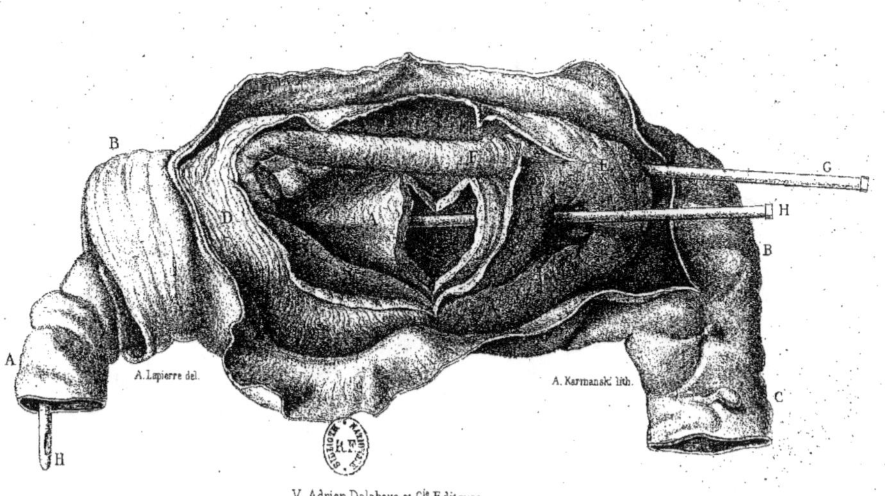

V. Adrien Delahaye et Cie Editeurs.

Imp. Auguste Bry, à Paris.

TABLE DES MATIÈRES

Paris. — A. Parent, imprimeur de la Faculté de médecine, rue Mʳ-le-Prince, 29-31.

JACCOUD. Agonie, Albuminurie, Amyloïde, Angine de poitrine, Apoplexie, Bile, Bronzée (maladie), Diabète, Électricité, Encéphale, Endocarde, Endocardite, Goutte, Méninges, Moelle épinière.

JACQUEMET. Emphysème traumatique.

JAVAL. Emmétropie, Lunettes.

JEANNEL. Copahu, Cubèbe, Dépuratif, Embaumement, Émollients, Éthers, Extraits, Falsifications, Fécule, Ferment, Fumigation, Gelée, Gomme, Huiles, Liniment, Macération, Onguent, etc.

KŒBERLÉ. Aine, Bourses séreuses, Ovaires, Ovariotomie.

LABADIE-LAGRAVE. Goutte, Hydrophobie, Leucocythémie, Méninges, Moelle épinière.

LABAT. Marienbad, Mont-Dor, Manheim, Néris, Niederbronn, Orezza.

LANNELONGUE. Cornée, Gencives, Hématocèle du scrotum, Hémorrhoïdes, Lacrymales (voies) Mamelles.

LAUGIER (St.). Abcès, Anus contre nature, Brûlure, Commotion, Contusion, Cuisse, Encéphale.

LAUGIER (Maurice). Fesse, Hermaphrodisme, Hyoïde (os), Hypopyon, Lèvres, Nævus.

LE DENTU, Caves (veines), Effort, Face, Hernies, Lymphatique (système), Main, Ongle.

LÉPINE (R.). Diphthérie, Inanition.

LIEBREICH. Accommodation, Amaurose, Astigmatisme, Cataracte.

LONGUET. Lymphatique (système) [avec LE DENTU], Os [avec GOSSELIN].

LORAIN (P.). Accouchement (médecine légale), Age, Allaitement, Anémie, Chlorose, Choléra, Diphthérie, Endémie, Épidémie.

LUTON (de Reims). Aorte, Auscultation, Biliaires (voies), Catarrhe, Circulation, Cœur (anat. physiol.), Congestions, Dérivatifs, Dérivations, Dyspepsie, Entozoaires (pathologie), Estomac, Goître, Hématémèse, Indigestion, Intestin, Œsophage.

LUNIER. Crâne, Crétinisme, Folie.

MARCHAND (L.). Baumes, Belladone, Café, Champignons, etc.

MARTINEAU. Aphthes, Céphalalgie, Colique, Coma, Constipation, Crachats, Dermalgie, Émaciation, Épistaxis, Obésité, etc.

MICHEA. Démonomanie, Dynamomètre, Dynamoscopie, Extase.

MOTET. Cauchemar, Hallucinations, Illusions.

NÉLATON (A.). Artères.

OLLIVIER (Aug). Aphonie, Calculs, Cantharides, Caoutchouc.

ORÉ. Aliment, Bains, Bégaiement, Bronches, Déglutition, Moelle épinière, Nasales (fosses), Nerfs (path. chir.), Olfaction.

PAIN (A.). Asiles (asiles d'aliénés, asiles de convalescents, salles d'asile), Douche.

PANAS. Articulations, Cicatrices, Cicatrisation, Épaule, Genou.

POINSOT (de Bordeaux). Nasales (fosses) [avec ORÉ]. Olfaction.

PONCET (F.), Jambe, Lit, Nyctalopie, Ophthalmoscope.

RANVIER. Capillaires (vaisseaux), Épithélium.

RAYNAUD (Maurice). Albinisme, Artères (maladies), Azygos (veine), Cachexies, Caves (veines), Cœur (anomalies, pathologie), Diathèse, Érysipèle [avec GOSSELIN], Gangrène, Hématidrose, Maladie.

REY (H.). Géographie médicale, Mal de mer, Marais, Nostalgie.

RICHET. Anévrysmes, Carotides, Clavicule.

RICORD. Antiaphrodisiaques, Aphrodisiaques.

RIGAL (A.). Exutoires, Habitus extérieur, Langue, Mensuration, Oreillon.

ROCHARD (J.). Acclimatement, Air marin, Béribéri, Climat, Dengue, Drainage chirurgical.

ROUSSIN (Z.). Arsenic, Catalyse, Champignons, Cuivre, Désinfectants, Digitale, Empoisonnement.

SAINT-GERMAIN (L.-A.). Amygdales, Charpie, Circoncision, Crâne, Électricité, Encéphalocèle, Éponge, Hydrocèle, Ombilic.

SARAZIN (Ch.). Ambulances, Appareil, Atrophie, Bandages, Caoutchouc, Caustique, Cautère, Cautérisation, Compression, Compresseur, Cou, Dent, Dentition, Hôpital, Inguinale (région), Injection, Irrigation, Ligature, Oreille.

SÉE (Germain), Asthme.

SIMON (Jules). Atrophie musculaire progressive, Chorée, Contracture, Croup, Foie, Ictère, Muguet.

SIREDEY. Dysménorrhée, Emménagogue, Impuissance, Menstruation.

STOLTZ. Accouchement, Césarienne (opération), Couches, Dystocie, Grossesse, Leucorrhée.

STRAUSS (I.). Hydropisie, Lait, Muqueuses (membranes).

TARDIEU (Amb.). Air, Arsenic, Asphyxie, Avortement, Blessures, Digitale, Eaux minérales, Empoisonnement, Exhumation, Fœtus, Folie, Hermaphrodisme, Identité, Infanticide, Inhumation, Mort, Morve et farcin.

TARNIER (S.). Céphalématome, Cordon ombilical, Embryotomie, Forceps.

TROUSSEAU. Ataxie locomotrice progressive.

VAILLANT (L.). Entozoaires, Éponge, Limaçon, Musc.

VALETTE. Coxalgie, Cystite, Cystocèle, Écrasement linéaire, Fractures, Hanche, Luxation.

VERJON. Eaux minérales, etc.

VOISIN (Aug. Amnésie, Aphasie, Curare, Épilepsie, Hérédité.

VOICI LE BUT, L'ESPRIT ET LA FORME DU *NOUVEAU DICTIONNAIRE*

Son but. C'est de rendre service à tous les praticiens qui ne peuvent se livrer à de longues recherches, faute de temps ou faute de livres, et qui ont besoin de trouver réunis et comme élaborés tous les faits qu'il leur importe de connaître bien ; c'est de leur offrir une exposition, une description détaillée et proportionnée à la nature du sujet et à son rang légitime dans l'ensemble et la subordination des sciences médicales.

Son esprit et sa forme. Le *Nouveau Dictionnaire* est une analyse des travaux des maîtres français et étrangers, empreinte d'un esprit de critique éclairé et élevé ; c'est souvent un livre neuf, par la publication de matériaux inédits qui, mis en œuvre par des hommes spéciaux, ajoutent de l'originalité à la valeur encyclopédique de l'ouvrage ; enfin c'est surtout un livre pratique. Les auteurs ont présent à l'esprit qu'ils écrivent pour des praticiens, en profitant de ce que l'observation a pu recueillir de véritablement applicable : tout ce qui tient à la pratique de l'art, tout ce qui peut contribuer à rendre les opérations de la thérapeutique médicale et chirurgicale plus sûres et plus faciles, y est l'objet de développements étendus. C'est dans cet esprit pratique qu'y sont présentées des notions de physiologie, d'histoire naturelle, de chimie et de pharmacologie. Aucune des branches des connaissances médicales n'est donc négligée.

Nous avons adopté le système des monographies, et nous avons exposé dans un seul chapitre, divisé en plusieurs articles, les diverses parties d'une même question, sans nous préoccuper de l'ordre alphabétique. Nous avons décrit au mot CŒUR, au mot ESTOMAC, au mot FOIE, presque toutes les maladies dont ces organes sont le siége ; nous avons rapporté au mot SENSIBILITÉ toutes les altérations morbides de cette fonction, et nous avons réservé pour le mot FIÈVRE, non-seulement l'étude de la fièvre en général, mais aussi celle des diverses espèces de pyrexies. C'est ainsi qu'à propos d'un organe ou d'une région, l'auteur décrit l'anatomie chirurgicale, les anomalies anatomiques et prépare le lecteur à lire avec fruit l'exposé des diverses lésions.

Ce qui constitue une innovation importante, c'est l'addition de figures dessinées et gravées sur bois et intercalées dans le texte : premier exemple de l'iconographie appliquée à un répertoire encyclopédique des connaissances médicales. L'utilité des représentations figurées dans l'étude des sciences est évidente : la description la plus complète d'un objet ne saurait valoir le commentaire lumineux de son image, qui simplifie et facilite l'exposition, qu'il s'agisse de médecine opératoire, d'anatomie chirurgicale, d'anatomie pathologique, d'appareils, d'instruments, de physiologie, etc.

La publication d'un *Dictionnaire de Médecine et de Chirurgie* réclamait la coopération d'une association de médecins et de chirurgiens dont le nombre fût assez considérable pour que chacun pût y traiter des objets habituels de ses recherches.

Lorsqu'une publication est aussi avancée, le mieux est de signaler quelques-uns des articles avec le nom des auteurs qui les ont rédigés. Ils sont placés à la tête de la pratique dans les grands hôpitaux de Paris, de Strasbourg, de Bordeaux, etc., ou de l'enseignement dans les Facultés et les Écoles secondaires de médecine. C'est de ces efforts réunis qu'est sorti le *Nouveau Dictionnaire de Médecine et de Chirurgie pratiques*, si favorablement jugé dans la presse médicale.

En rendant compte des volumes parus, le rédacteur en chef de l'*Union médicale*, M. Amédée Latour, membre de l'Académie de médecine, qualifiait le Dictionnaire de « publication sérieuse, à laquelle collabore l'élite de nos confrères « de Paris et des départements, expression fidèle de l'état de la science et de l'art « à une époque donnée et par toute une génération. Là se trouvent précisément « le caractère et l'utilité du Dictionnaire, et par là s'explique son succès. »

Après avoir signalé quelques articles, M. Latour ajoute : « Ces monographies « alphabétiques sont rédigées avec concision, présentent fidèlement l'état de la « science, rappellent succinctement le passé et indiquent une bibliographie « suffisante.

« Tels sont les caractères estimables du Dictionnaire édité par J. B. Baillière « et qui lui ont assuré dès le début un succès qui va toujours croissant.

« AMÉDÉE LATOUR. »

(*Union médicale*, 1870.)

Le *Nouveau Dictionnaire de Médecine et de Chirurgie pratiques* se composera d'environ 30 volumes grand in-8 cavalier, de 800 pages. Prix de chaque volume, 10 fr.

Les tomes Ier à XVII sont en vente, et les volumes suivants se succéderont sans interruption de quatre mois en quatre mois.

Les volumes sont envoyés franco par la poste, aussitôt leur publication, aux souscripteurs des départements, sans augmentation sur le prix fixé.

AIDE-MÉMOIRE
DE PHARMACIE
VADE-MECUM DU PHARMACIEN
A L'OFFICINE ET AU LABORATOIRE
Par Eus. FERRAND
Pharmacien à Paris, ex-interne des hôpitaux de Paris.
1873, 1 vol. in-18 jésus de 700 pages avec 280 figures. Cartonné, 6 fr.

AIDE-MÉMOIRE
DE MÉDECINE, DE CHIRURGIE
ET D'ACCOUCHEMENTS
VADE-MECUM DU PRATICIEN
Par A. CORLIEU
Docteur en médecine, lauréat de l'Académie de médecine
TROISIÈME ÉDITION, REVUE, CORRIGÉE ET AUGMENTÉE
1877, 1 vol. in-18 jésus de VIII-466 pages, avec 418 figures. Cartonné, 6 fr.

Envoi FRANCO par la poste contre un mandat